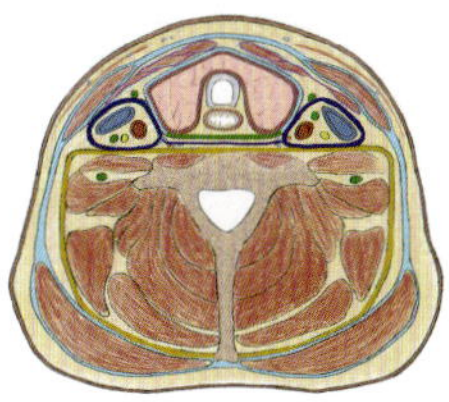

Atlas of
Practical Thyroid Surgery
Essential Techniques and Skills

实用甲状腺手术图解
——操作要领与技巧

主　　编　**吴高松**

副 主 编　**周　瑞**

编　　者　（以姓氏笔画为序）

吴高松　周　瑞　袁芊芊

编者单位　**武汉大学中南医院**

人民卫生出版社

·北　京·

图书在版编目（CIP）数据

实用甲状腺手术图解 ：操作要领与技巧 / 吴高松主编. -- 北京 ：人民卫生出版社，2025. 4（2026. 2 重印）.

ISBN 978-7-117-37763-8

Ⅰ. R653-64

中国国家版本馆 CIP 数据核字第 2025CE6855 号

实用甲状腺手术图解

——操作要领与技巧

Shiyong Jiazhuangxian Shoushu Tujie

——Caozuo Yaoling yu Jiqiao

主　　编：吴高松

出版发行：人民卫生出版社（中继线 010-59780011）

地　　址：北京市朝阳区潘家园南里 19 号

邮　　编：100021

E - mail：pmph @ pmph.com

购书热线：010-59787592　010-59787584　010-65264830

印　　刷：北京华联印刷有限公司

经　　销：新华书店

开　　本：787 × 1092　1/16　　**印张：**11

字　　数：247 千字

版　　次：2025 年 4 月第 1 版

印　　次：2026 年 2 月第 2 次印刷

标准书号：ISBN 978-7-117-37763-8

定　　价：149.00 元

主编简介

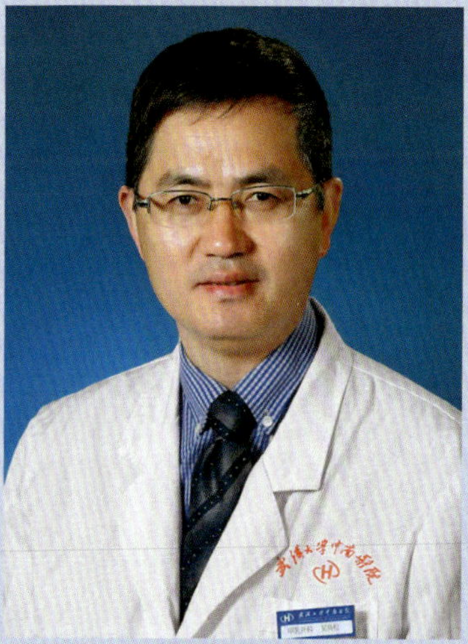

吴高松

武汉大学中南医院甲状腺乳腺外科主任、主任医师/教授、博士研究生导师，武汉大学中南医院肿瘤医院副院长。

学术任职

中国医疗保健国际交流促进会循证医学分会乳腺甲状腺疾病学部主任；

中国抗癌协会甲状腺肿瘤整合康复专业委员会副主任委员；

中国研究型医院学会甲状腺疾病专业委员会甲状腺手术学组副组长；

武汉医学会甲状腺乳腺疾病分会主任委员；

湖北省乳腺甲状腺学会会长兼理事长。

学术成就

卫生部医学视听教材《甲状腺全切术的技术改进及规范》等15部教材/中英文专著主编；发表论文200余篇，原创性研究成果被乳腺/甲状腺/甲状旁腺外科国际权威指南（中国除外）及2022年世界卫生组织《国际疾病分类》引用31篇次，改变了多项乳腺/甲状腺/甲状旁腺外科临床实践。

所获奖项

以第一完成人获湖北省科技进步奖一等奖、中华医学科技奖等多种奖励。

前言

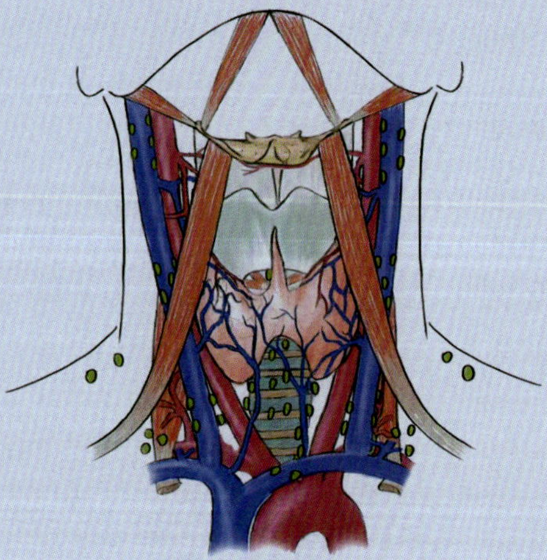

Atlas of
Practical Thyroid Surgery
Essential Techniques and Skills

甲状腺癌是发病率增长最快的恶性肿瘤之一，2020 年全球每年新发病例约 58.6 万例。手术治疗是分化型甲状腺癌的首选治疗方法。然而，甲状腺与毗邻重要组织器官关系紧密且变异较大，手术容易损伤血管、喉上神经、喉返神经、甲状旁腺及胸导管等，可引起术后出血、呼吸困难、窒息、呛咳、发声障碍、声音嘶哑、全身麻木、四肢抽搐及切口延迟不愈等并发症，严重影响患者的生活质量，甚至可能导致死亡。甲状腺癌是预后最好的实体肿瘤之一，分化型甲状腺癌的 5 年生存率在美国已高达 98.2%，在我国北京、上海等地，也超过 90%。因此，提高患者术后生活质量至关重要。术中如何有效保护毗邻重要组织器官的功能完整性，减少术后并发症，一直是甲状腺外科面临的重大难题。甲状腺不仅分泌甲状腺激素，还分泌降钙素等。因此，在治疗疾病的同时，最大限度保留甲状腺本身的功能也是甲状腺外科需要研究的重要课题。

在 20 余年的临床实践中，编者团队构建了甲状腺外科重要组织器官功能保护关键技术体系，将出血引起窒息的死亡率降至 0，术后并发症总发生率从 20.4%~39.1% 降至 8.1%。本书针对甲状腺外科行业难点，结合指南以图解形式从机制研究、技术创新、设备研发及临床应用等方面，将甲状腺外科核心理论及关键技术展示给广大读者。

在取得上述重要临床突破的同时，编者团队在甲状旁腺功能保护领域也实现了重大技术创新，创新带脂肪组织的甲状旁腺自体移植术，将移植甲状旁腺的存活率从 50.8% 提高至 84.5%；研究首次发现，Hürthle 细胞癌复发转移存在新途径——血流转移，以及甲状腺乳头状癌的淋巴转移具有规律分区的特点等，改变了国际权威指南中对淋巴结清扫范围推荐意见，并被 WHO 采纳；基于机制研究，创新 5 种甲状腺外科重要组织器官功能保护关键技术：①颈部生命通道保留技术，使出血引起窒息的死亡率从千分之一降为 0；②喉上神经外支解剖性保护技术，使术后高音发声困难及发声疲劳的发生率从 7.5% 降至 1.2%；③喉返神经功能完整性评估方法，将术后终生声音嘶哑发生率从 1.5% 降至 0.1%、双侧喉返神经损伤导致的窒息死亡发生率降为 0；④个体化甲状旁腺功能保护技术，将终生全身麻木、四肢抽搐发生率从 2.0% 降至 0.2%；⑤胸导管显微修补技术，将乳糜漏发生率从 2.5% 降至 0.4%。为保障甲状腺外科重要组织器官功能保护关键技术的临床应用，团队自主研制了 18 种精细手术器械及集成化低温多功能能量平台。这些器械和平台实现了组织分离、电凝及切割一体化，极大缩短了甲状腺外科重要组织器官功能保护关键技术的学习曲线，提高了手术安全性，使其成为基层适宜技术。同时，本书附有编者团队手术视频和讲解，有助于读者从临床实践中进一步了解甲状腺外科重要组织器官功能保护关键技术。

吴高松

2024 年 7 月

目

录

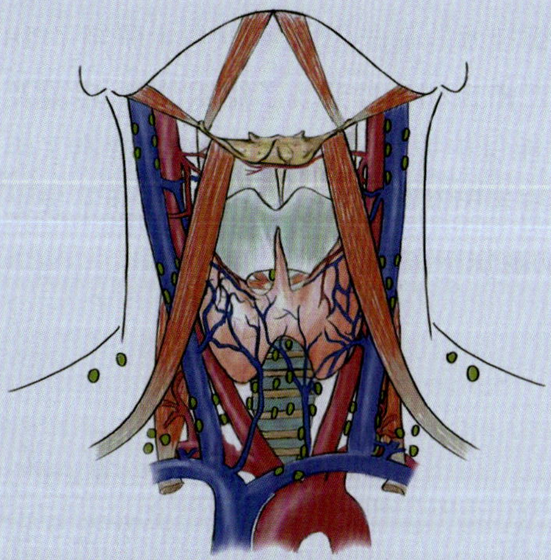

Atlas of
Practical Thyroid Surgery
Essential Techniques and Skills

视频目录

第一章

甲状腺外科历史沿革与发展

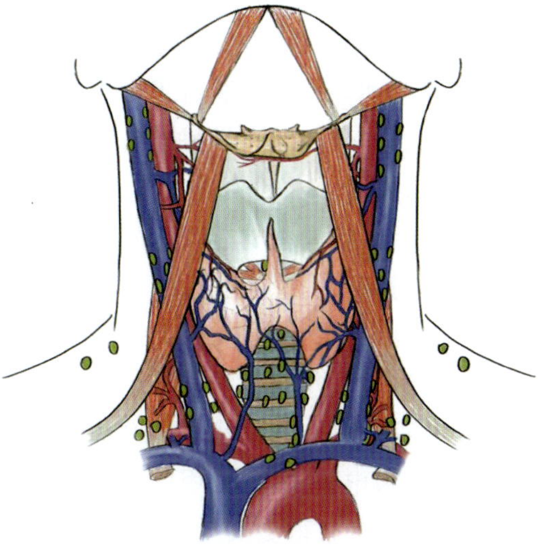

甲状腺外科是外科学的重要组成部分，经历了漫长的历史发展过程。19 世纪中期，甲状腺外科处于相对不成熟阶段，手术死亡率高达 50%。甲状腺手术在欧洲被视为“莽撞的手术”，在美国被称为“可怕的屠杀”。无法控制的手术风险、术后感染及出血让甲状腺手术的必要性备受质疑。被尊称为甲状腺外科之父的 Theodor Kocher，通过改进手术器械及止血方法、采用全身麻醉和无菌技术，将甲状腺切除术的死亡率从 1870 年的 12.6% 降低至 1898 年的 0.2%。Theodor Kocher 不仅在手术层面取得了突破，还系统性阐明了甲状腺的生理功能，并因此获得诺贝尔奖。

20 世纪初，甲状腺外科迎来关键技术创新。1907 年，被尊为“现代外科之父”的 William Stewart Halsted 提出甲状腺包膜解剖技术（capsular dissection）。1973 年 Norman W. Thompson 对该技术进行改进，他所提出的精细被膜解剖法如今在临床得到广泛应用。1926 年，Frank Howard Lahey 成功施行甲状旁腺自体移植术。1937 年，Frank Adair Coller 和 Alfred Worcester Boyden 提出环甲间隙（无血管间隙）这一解剖概念，并提出甲状腺上极分支血管结扎喉上神经保护技术。1938 年，Frank Howard Lahey 进一步提出甲状腺手术常规解剖显露喉返神经保护技术。甲状旁腺自体移植术和常规解剖显露喉返神经保护技术，在甲状腺和甲状旁腺外科手术中发挥着至关重要的作用，不仅奠定了现代甲状腺手术的基础，还提高了手术成功率，极大改善了患者术后的生活质量。

1946 年，被誉为“中国外科之父”的裘法祖从德国留学归来，结合中国国情，率先将大外科细分为普通外科、骨科、胸心外科等，为甲状腺外科的专业化发展奠定了坚实基础。在甲状腺手术方面，他提出并改进了甲状腺手术规范，包括局部麻醉下甲状腺大部分切除术、“上近下远”和“包膜内切除”的神经及甲状旁腺保护原则，以及双侧各保留大拇指末节大小甲状腺组织的甲状腺功能亢进手术治疗原则等。这些原则的制定不仅提高了手术安全性，还为术后快速康复提供了有力支持。他创新了系列手术器械：分离切断带状肌的槽针、分离切断甲状腺峡部的动脉瘤针，以及用于钝性解剖的剥离子（俗称“花生米”），使甲状腺手术更加精细化。

近年来，我国甲状腺外科技术与发达国家保持同步发展态势。随着对颈部解剖的认识不断深入，以及新型手术器械的广泛普及应用，甲状腺外科技术取得了显著进步。手术方法历经演变，从最初的外侧解剖逐步发展为现代的包膜解剖。如今，术中喉返神经、喉上神经外支的妥善处理，以及甲状旁腺的有效保护，已成为甲状腺外科手术的关键关注点。同时，引入并注重保护甲状旁腺及其血供的理念，有助于降低术后甲状旁腺功能减退症的发生风险。这些技术的持续革新使得甲状腺外科手术安全性大幅提升，为患者获得更优质的治疗效果和更高水平的生活质量提供了有力保障。

电生理学的不断发展及术中神经监测在甲状腺外科的广泛应用，为喉返神经和喉上神经的识别和保护提供了有力支持。甲状旁腺负显影技术的应用也为甲状腺切除术提供了安全保障。新设备和器械的引入，如能量平台、超声刀及双极电凝镊等，使甲状腺手术更加便捷高效。这些进步为甲状腺外科带来积极变革，有助于患者获得更安全、更精准的治疗方案。

在过去的数十年间，甲状腺外科技术迅猛发展，促使手术朝着更加精细化与个性化方向迈进，显著提升了治疗效果，改善了患者的生活质量。腔镜甲状腺手术的出现，充分体现了现代外科理念对患者美容需求的重视。国内外学者相继探索了多种径路的腔镜甲状腺手术，如经胸乳入路手术、经乳晕入路手术、经腋窝入路手术及经口腔入路手术等。而达芬奇机器人手术的应用，更进一步提高了手术的精准度和效率，在满足患者对手术治疗效果期望的同时，也更好地满足了其对美容的需求。

未来，甲状腺外科的发展趋势聚焦于多样化和个性化治疗。随着科学技术持续进步，预计会有更多前沿新技术逐步应用于临床实践，为患者带来更优质、精准的医疗服务。

参考文献

[1] 崔雨田，高力．甲状腺外科手术五代划分初探[J]．中华内分泌外科杂志，2018，12(4)：342-344.

[2] 田文，石臣磊，万政．我国甲状腺癌外科治疗近 10 年进展[J]．中国实用外科杂志，2022，42(8)：841-844.

[3] HALSTED W S. Conservation of the parathyroid glands in removal of the thyroid：With report of a case of transplantation of the parathyroid glands [J]. Sur，Gynecol Obstet，1907，5(5)：514-518.

[4] LAHEY F H. Routine dissection and demonstration of the recurrent laryngeal nerve in subtotal thyroidectomy [J]. Surg，Gynecol Obstet，1938，66(6)：775-777.

第二章

甲状腺应用解剖学与生理功能

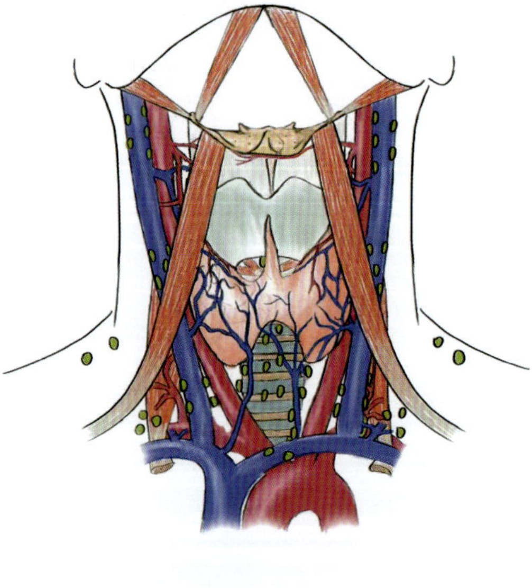

一、甲状腺位置及大体形态

（一）甲状腺位置

教科书描述甲状腺在颈前部呈 H 形（忽略锥状叶），实际上甲状腺呈蝴蝶形分布，分左右两叶，每侧叶大小约 5cm×3cm×2cm，中间以甲状腺峡部相连。两侧叶上端达甲状软骨中点，下极达 5、6 气管软骨环，后方平第 5~7 颈椎。甲状腺峡部位于第 2~4 气管软骨环前方。

甲状腺手术切口多选择于胸骨上切迹上 1.5~2 横指（过高影响美观，过低容易形成瘢痕）或取适当的颈部皮肤皱褶处，切口长度一般 4~5cm，呈弧形，切口对称（图 2-1）。

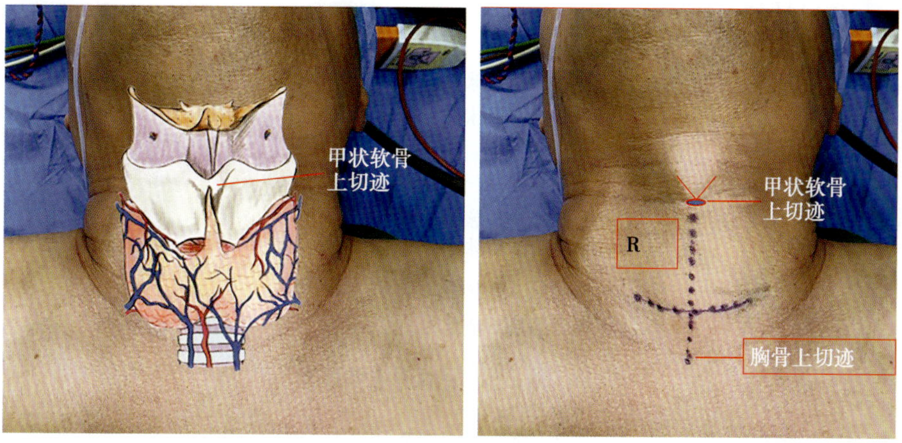

图 2-1　甲状腺位置及切口

颈部手术皮瓣包括皮肤、皮下组织及颈阔肌。在颈阔肌深面、深筋膜浅面分离皮瓣（出血少，术后瘢痕对颈部活动影响小），上皮瓣分离到甲状软骨上切迹，下皮瓣分离到胸骨上切迹。

颈前静脉位于皮下组织层，无瓣膜，沿中线两侧下行进入胸骨上间隙内，左右颈前静脉在胸骨上间隙内有一横行的吻合支称为颈静脉弓（图 2-2）。

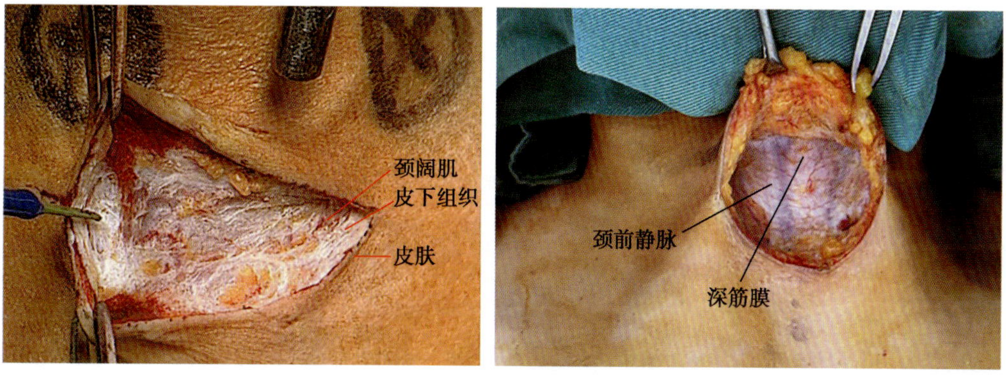

图 2-2　颈部手术层次

手术注意点：颈正中切口过低时易导致颈静脉弓损伤。注意在颈阔肌深面、深筋膜浅面分离皮瓣。当头过伸位时标记切口位置，站立时切口位置下降，易因切口过低引起瘢痕形成，建议患者站立位时标记切口位置。

（二）甲状腺大体形态

甲状腺外形像蝴蝶，由左、右侧叶及锥状叶组成，中间以峡部相连。30%~80% 的人可见锥状叶。锥状叶一般偏向左叶，从峡部向上延伸，长者可达舌骨（图 2-3、图 2-4）。

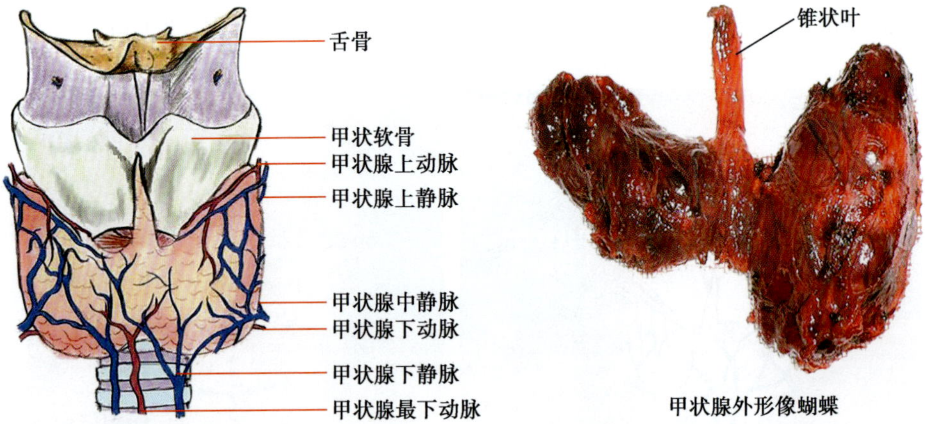

图 2-3 甲状腺大体形态

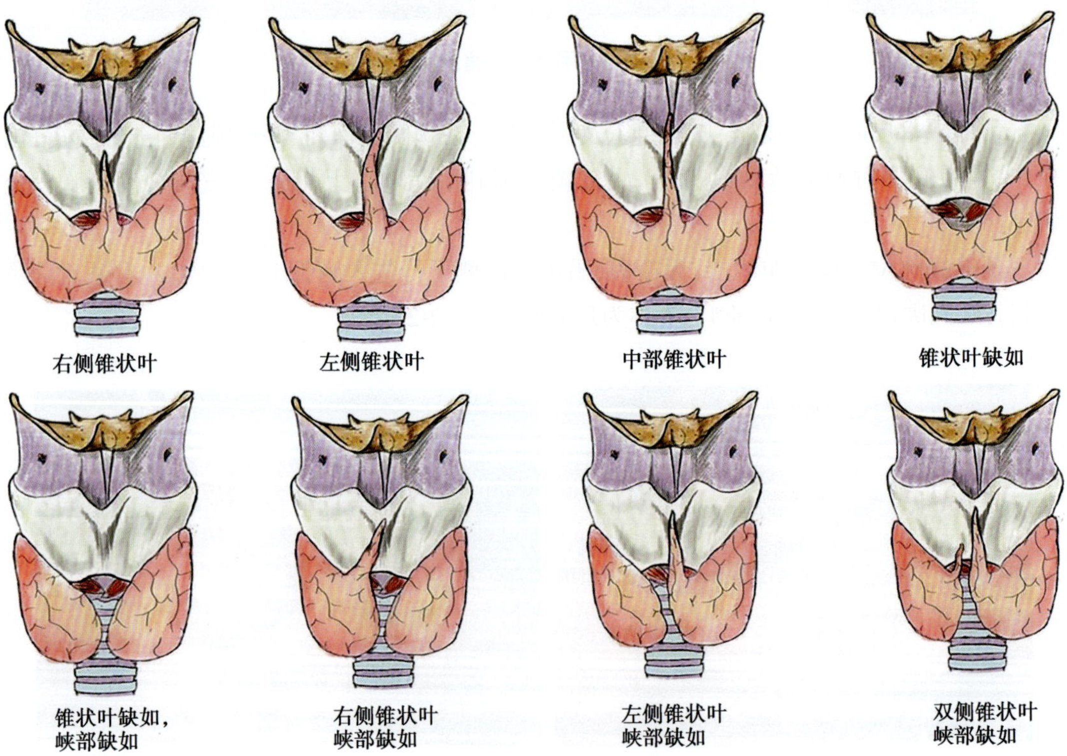

图 2-4 甲状腺锥状叶

手术注意点:锥状叶是胚胎甲状舌管的遗迹,是甲状腺的组成部分。在施行甲状腺全切除术时,遇有锥状叶者,亦应将锥状叶切除,否则可遗留隐匿在锥状叶内的病变及影响后续可能的 ^{131}I 治疗。

二、颈部筋膜

(一) 颈深筋膜

颈部各器官之间的结缔组织统称为颈深筋膜,其包绕颈部肌肉、神经、血管和一些器官,在筋膜之间形成许多潜在间隙。颈深筋膜由浅至深依次分三层:颈深筋膜浅层(封套筋膜)、颈深筋膜中层(内脏筋膜)、颈深筋膜深层(椎前筋膜)(图 2-5)。

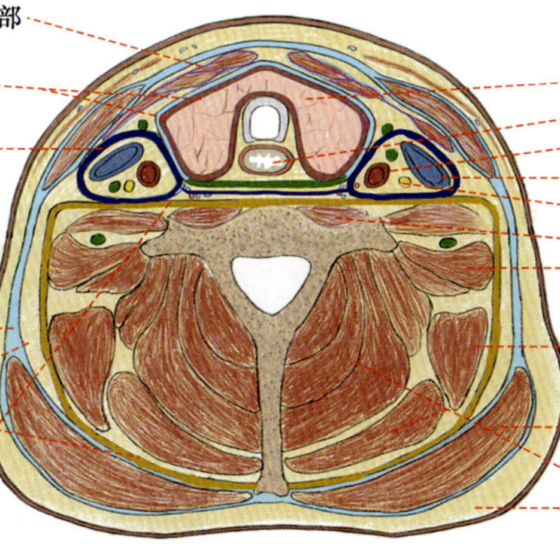

图 2-5　颈深筋膜

颈深筋膜浅层(封套筋膜),在胸骨柄上缘中间凹陷处上方,分为浅、深两层,包绕二肌(斜方肌、胸锁乳突肌)、二腺(腮腺、下颌下腺)、二间隙(胸骨上间隙、锁骨上间隙)。

颈深筋膜浅、中两层在中线结合形成 2~3mm 颈白线。颈深筋膜中层即内脏筋膜又分壁筋膜、脏筋膜两层。脏筋膜包绕咽、喉、食管、气管、甲状腺和甲状旁腺,形成甲状腺假被膜、甲状腺外侧韧带、悬韧带。壁筋膜向外包绕形成颈动脉鞘,包绕颈总动脉、颈内静脉和迷走神经。

颈深筋膜深层(椎前筋膜)覆被椎前肌、前斜角肌、中斜角肌、肩胛提肌、臂丛及锁骨下血管,并向外下方伸展,包被锁骨下血管和臂丛,该筋膜随大血管进入腋腔形成腋鞘(图 2-6)。

手术注意点:从颈白线入路,损伤较小,出血少,术野清晰,术后颈前皮肤肿胀和疼痛较轻,伤口表面平坦。颈深筋膜深层(椎前筋膜)将其浅面的颈深淋巴结、颈动脉鞘内大血管、神经与其深面的膈神经、颈交感干及颈丛隔开,清扫颈部淋巴结时,手术在椎前筋膜的浅面进行,只要不切开此层筋膜,就不至于伤及该筋膜深面重要的神经和血管。

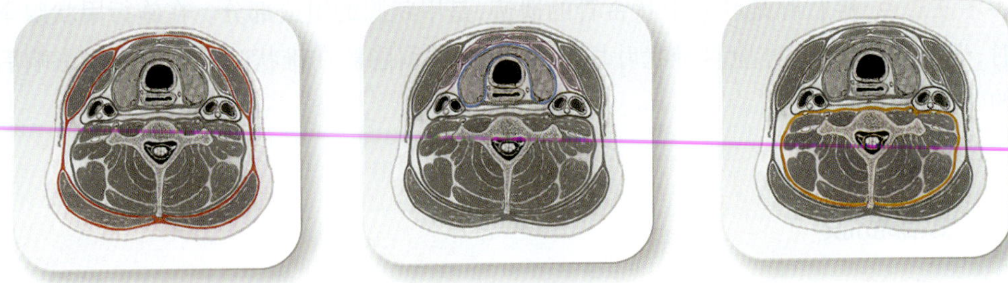

图 2-6 颈深筋膜

(二) 甲状腺被膜

甲状腺被气管前筋膜包裹，该筋膜形成甲状腺假被膜，即甲状腺鞘。甲状腺的外膜称为真被膜，即纤维囊，二者之间形成的间隙为囊鞘间隙，内有疏松结缔组织、血管、神经和甲状旁腺。假被膜内侧增厚形成甲状腺悬韧带，使甲状腺两侧叶内侧和峡部连于甲状软骨、环状软骨和气管软骨环，将甲状腺固定于喉和气管壁上(图 2-7)。

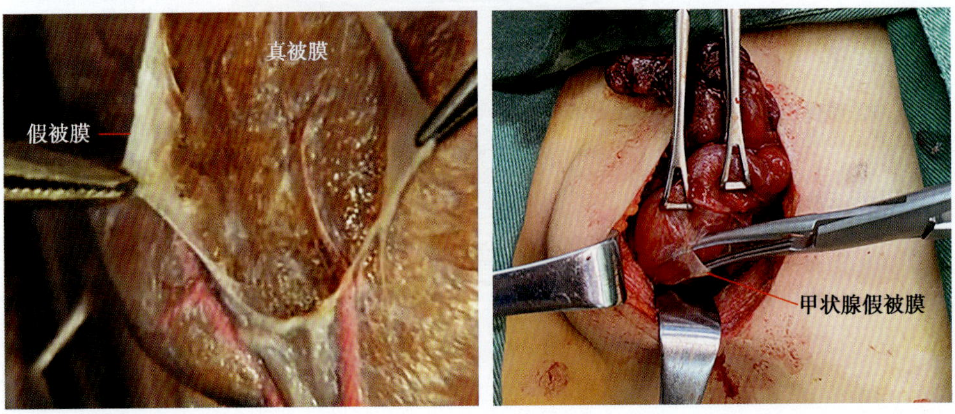

图 2-7 甲状腺被膜

真假被膜间有血管行经其中并吻合成网。假被膜在侧叶内侧和峡部后面，与甲状软骨、环状软骨和气管软骨环的软骨膜汇合，形成甲状腺悬韧带，将甲状腺固定于喉和气管壁上。

手术注意点: 真被膜有丰富血管丛，损伤容易引起出血，因此手术时应在假被膜和肌层之间分离，在真假被膜之间游离解剖甲状旁腺(图 2-8)。此外，注意喉返神经与甲状腺韧带之间的关系，多数喉返神经行走于侧韧带后方，也有时穿过侧韧带，手术时保护喉返神经。

在临床实践中，我们观察到上甲状旁腺位于水囊状结构内，分离时可见少量清亮液体

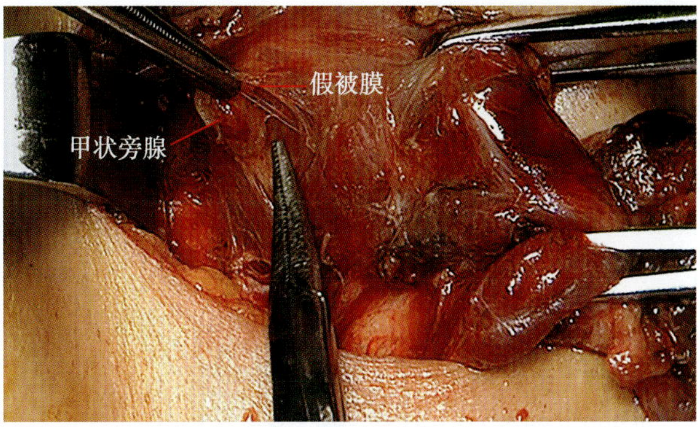

图 2-8　甲状旁腺

流出，我们将这种囊状结构称为甲状旁腺囊。甲状旁腺囊的存在可能与胚胎发育中的咽囊分化过程有关。上甲状旁腺和下甲状旁腺源自不同的咽囊。甲状腺外侧原基源自胚胎的第 4 对咽囊，第 4 对咽囊尾部和第 5 对咽囊的上皮组织一起形成后鳃体，分化发育成甲状旁腺和部分甲状腺。随着甲状腺的下移，第 4 对咽囊的背侧上皮细胞增生并附着在甲状腺的上端背面，形成上甲状旁腺。上甲状旁腺与部分甲状腺源自同一咽囊，并随胚胎的发育一同下移，位置相对甲状腺固定。甲状腺随吞咽动作上下移动，甲状旁腺囊可以润滑上甲状旁腺，减少损伤，功能类似关节囊。下甲状旁腺与胸腺共同起源于第 3 对咽囊。在胚胎发育中，下甲状旁腺与胸腺的胚原基一起下降至颈部甲状腺下极水平后，下甲状旁腺的胚原基即停留在此水平，而胸腺的胚原基与之分离，继续下降至纵隔。下甲状旁腺解剖变异大，并没有囊状结构。

临床意义：甲状旁腺囊是术中识别上甲状旁腺的标志，手术过程中注意避免损伤上甲状旁腺的血供。上甲状旁腺解剖位置恒定，更容易识别，因此术中要确保上甲状旁腺的解剖及功能完整性。下甲状旁腺解剖位置变异大，在中央区淋巴结清扫时容易被误切，要仔细查看清扫后的标本，确认是否有误切的下甲状旁腺样组织，若有并经快速冷冻切片病理学检查确认后即刻行自体移植。

三、甲状腺的神经、血液供应及淋巴回流

甲状腺有比较丰富的血液供应，主要的供血动脉是成对的甲状腺上、下动脉。前者近半数起于颈外动脉；后者大多起于甲状颈干；有时还有甲状腺最下动脉。此外，还有来自气管、食管的小血管经由甲状腺内侧面进入甲状腺。因而当切断、结扎甲状腺的 4 条主要血管进行甲状腺大部分切除术后，残余腺体仍有血液供应（图 2-9）。

（一）甲状腺上动脉与喉上神经

甲状腺上动脉起源于颈外动脉的起始部，沿着喉上神经外支向前下方走行，最终到达甲状腺侧叶。其上极分为前支和后支，分别从甲状腺的前面和后面进入腺体。

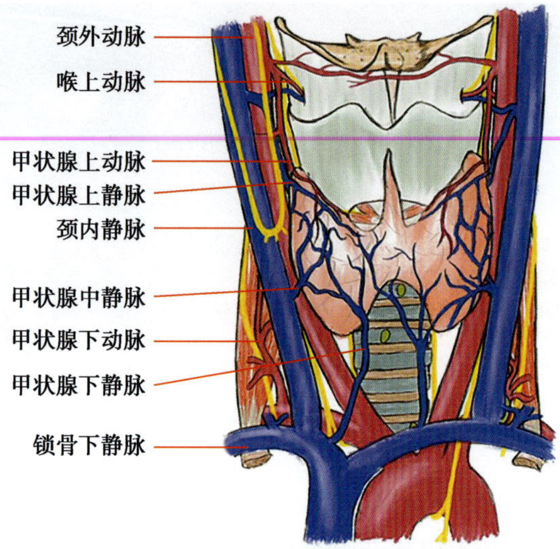

图 2-9 甲状腺血流供应(正面观)

喉上神经是迷走神经的分支,沿咽侧壁下行,于舌骨大角处分为内、外两支。内支与喉上动脉伴行,穿甲状舌骨膜入喉,分布于声门裂以上的喉黏膜及会厌和舌根等处,主管喉部黏膜感觉;外支伴甲状腺上动脉行向前下方,在距甲状腺上极 0.5~1.0cm 处,离开甲状腺上动脉弯向内侧,发出肌支支配环甲肌及咽下缩肌(图 2-10)。

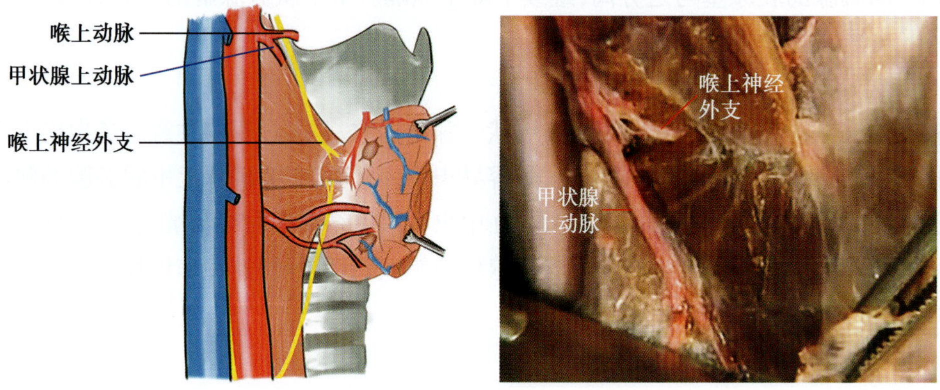

图 2-10 甲状腺上动脉与喉上神经(侧面观)

手术注意点:手术时应特别注意保护喉上神经。临床上,喉上神经内支损伤可导致上喉部黏膜感觉丧失,表现为呛水。喉上神经外支负责支配环甲肌、环咽肌及咽下缩肌的运动功能。如果不慎损伤该神经,可能导致环甲肌等肌肉麻痹,使声襞失去紧张作用,从而出现发声低沉、说话容易疲劳等症状。在进行侧叶上极血管结扎时,应注意避免误伤喉上神经外支。

（二）甲状腺下动脉与喉返神经

甲状腺下动脉是锁骨下动脉甲状颈干的分支，沿前斜角肌内侧缘上升，至第 6 颈椎平面，在颈动脉鞘与椎血管之间弯向内侧，近甲状腺侧叶下分为上、下两支（图 2-11）。

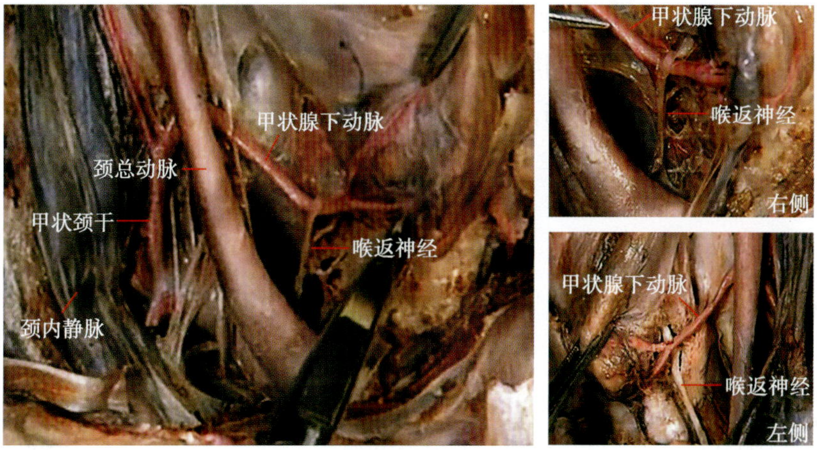

图 2-11　甲状腺下动脉与喉返神经

甲状腺最下动脉在发育过程中可发生退化和消失，仅 10% 左右仍存在甲状腺最下动脉。甲状腺最下动脉多起于头臂干（70% 左右），少数起自主动脉弓（10% 左右），于气管前向上走行，到达甲状腺峡部的下缘，行低位气管切开术或甲状腺大部分切除术时，应注意此点并给予适当处理（图 2-12）。

喉返神经是支配喉肌管理发声的主要神经，为迷走神经胸部的分支。双侧喉返神经的发出部位有所不同，右侧喉返神经在右迷走神经经过右锁骨下动脉处发出，向后勾绕右锁骨下动脉返回颈部；左侧喉返神经在左迷走神经行至主动脉弓处发出，向后勾绕主动脉弓返回颈部（图 2-13）。

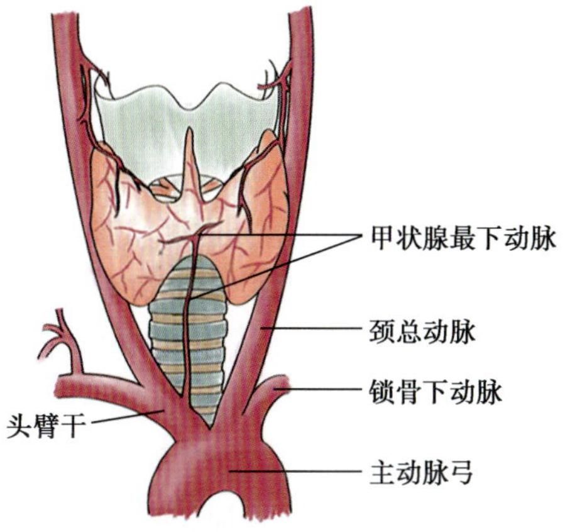

图 2-12　甲状腺最下动脉（正面观）

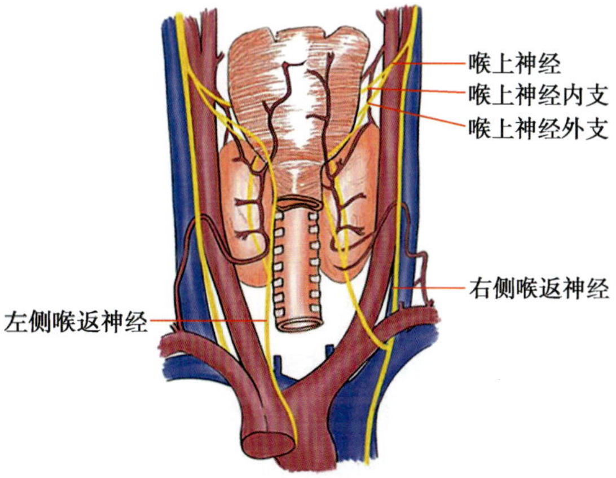

图 2-13　喉返神经（后面观）

喉返神经分两支，前支支配声带内收肌，损伤后会造成内收肌麻痹，声带在外展位。后支支配声带外展肌，损伤后会造成声带外展肌麻痹，声带在内收位。

喉返神经前支损伤：一侧前支损伤引起同侧内收肌麻痹或瘫痪，使声带外展，声音嘶哑。两侧同时损伤即引起失声。

喉返神经后支损伤：一侧后支损伤引起同侧外展肌麻痹或瘫痪，使声带内收，一般可无症状。两侧后支同时损伤，使两侧声带处于内收位，可发生阻塞性呼吸困难。

喉返神经主干损伤：一侧损伤，外展肌和内收肌均麻痹，使声带处于中间位（内收位与外展位之间），声门不能闭合。两侧全支损伤，则两侧声带不动而失声（图 2-14，视频 2-1）。

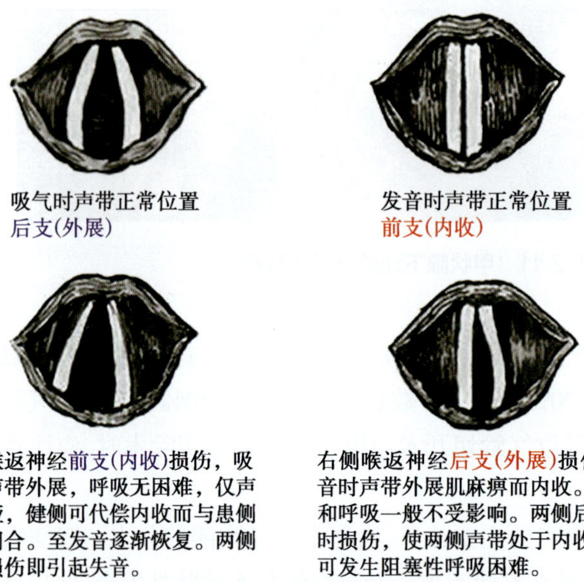

图 2-14　声带位置

视频 2-1
喉返神经损伤

手术注意点：①由于食管多位于气管的左后方，形成右侧食管气管沟较深，而左侧食管气管沟较浅。因此，在进行甲状腺手术时，左侧喉返神经相对于右侧更容易受到损伤，需要更加注意保护。②喉返神经最后穿咽下缩肌入喉。其在外侧韧带处与甲状旁腺、甲状腺下动脉下支最为接近，下支在接近腺体前和喉返神经交叉。喉返神经可能从前方、后方或两分支之间穿过。因此，喉返神经在甲状腺侧叶下极经过外侧韧带的部位，容易在甲状腺手术中受到损伤，术中应给予充分注意。③术中因不同原因可导致喉返神经永久性或暂时性损伤。钳夹、切断或结扎所造成的损伤通常为永久性误伤。轻度损伤可导致声嘶，重度损伤则可能引发阻塞性呼吸困难，甚至窒息。如果处理不及时，严重时可导致死亡。两侧喉返神经主干损伤所致的失声，往往难以恢复。一侧损伤可由健侧声带逐渐向患侧靠拢而代偿，术后数月声音嘶哑症状可望好转。因术中挤压、血肿压迫及术后瘢痕形成牵拉所致神经麻痹，多为暂时性损伤，可能在术后 3~6 个月恢复功能。

（三）甲状腺的静脉

甲状腺的静脉起自腺体表面，汇集成甲状腺上、中、下静脉。甲状腺上静脉，较小，与甲状腺上动脉伴行，注入颈内静脉。甲状腺中静脉无伴行动脉，自甲状腺侧叶注入颈内静脉。甲状腺下静脉由数条静脉构成，不与甲状腺下动脉伴行，被甲状腺下极的韧带所包被，经气管-食管间沟浅层，汇入头臂静脉。甲状腺下静脉常与峡部静脉在气管前吻合，形成甲状腺奇静脉。

手术注意点：甲状腺功能亢进或巨大甲状腺肿的患者，常见表面静脉扩张，并可能与周围组织粘连。在甲状腺手术中，分离腺体侧面时应特别注意避免撕裂表面静脉。若静脉损伤，除了出血难以控制外，还可能导致空气进入颈内静脉，带来潜在的风险。

颈内静脉较颈总动脉粗而壁薄，与颈总动脉伴行，在胸锁关节后与锁骨下静脉汇合形成无名静脉。汇合处形成的夹角称为静脉角。左侧静脉角有胸导管汇入，右侧有淋巴管注入。

手术注意点：进行颈部淋巴结清扫时，容易损伤胸导管或淋巴管形成乳糜漏。

四、甲状腺的生理功能

甲状腺是人体最大的内分泌腺，主要功能是合成、贮存和分泌甲状腺激素。甲状腺激素具有重要的生理作用，对心血管系统、消化系统及内分泌系统等具有重要的生理调节作用。血液中的甲状腺激素水平主要受下丘脑-垂体-甲状腺轴、自身调节机制及自主神经等多方面的调节。甲状腺主要由甲状腺滤泡构成。腺泡腔中充满胶体物质，即甲状腺球蛋白(thyroglobulin，Tg)。甲状腺滤泡旁细胞(C 细胞)分泌降钙素，和甲状旁腺激素共同调节钙的代谢。

（一）甲状腺激素的合成和释放

1. 甲状腺滤泡聚碘　甲状腺滤泡上皮细胞对碘的摄取是逆浓度梯度主动转运过程，这一过程需要依赖由 Na^+-K^+-ATP 酶提供能量的碘泵来完成。甲状腺中的碘化物经过氧化物酶催化可形成活性碘。活性碘可与 Tg 分子中的酪氨酸残基结合，使之碘化成一碘酪氨酸(monoiodotyrosine，MIT)或二碘酪氨酸(diioiodotyrosine，DIT)。在过氧化物酶的催化下，一分子 MIT 和一分子 DIT 可缩合成三碘甲状腺原氨酸(triiodothyronine，T3)，两分子 DIT 则可缩合成甲状腺素(thyroxine，T4)。生成的 T3 和 T4 仍然存在于 Tg 分子中，贮存在腺泡腔内的胶质中。

2. 甲状腺激素的释放和转运　在垂体促甲状腺激素 thyroid-stimulating hormone，TSH)作用下，腺泡上皮通过胞饮作用将 Tg 摄入细胞内，在蛋白水解酶的作用下，水解 Tg 释放出 T3 和 T4，并分泌入血。血中的 T3 和 T4，约 99% 以上和蛋白质结合，只有不足 1% 为游离状态，可发挥生理调节作用。T3 对血浆蛋白的亲和力低，FT3 所占比例高于 FT4。故 T3 作用快而强，作用时间短。

（二）甲状腺激素的作用

1. 促进生长发育 甲状腺激素的主要作用是维持正常生长发育，促进机体代谢并提高交感-肾上腺系统的感受性。甲状腺激素与生长激素具有协同作用，调控幼年期生长发育。当甲状腺激素缺乏时，可患呆小病、黏液性水肿等。呆小病也称克汀病，表现为多发性先天性缺陷和严重不可逆转的智力低下。甲状腺激素刺激骨化中心的发育成熟，使软骨骨化，促进长骨和牙齿生长。甲状腺激素缺乏将导致长骨生长缓慢和骨骺愈合延迟。人类胎儿生长发育 11 周之前的甲状腺不具备浓集碘和合成甲状腺激素的能力，因此这一阶段胎儿生长发育所需要的甲状腺激素必须由母体提供。所以，缺碘地区的孕妇尤其需要适时补充碘，保证足够的甲状腺激素合成，以减少呆小病的发病率。

2. 调节新陈代谢

（1）增强能量代谢：当甲状腺功能亢进时，生热效应增强，产热增加，基础代谢率升高，患者出现怕热多汗、低热；当甲状腺功能减退时，生热效应减低，产热减少，基础代谢率降低，患者出现恶寒、喜热。

（2）调节物质代谢：甲状腺激素对物质代谢的影响广泛，包括合成代谢和分解代谢。生理水平的甲状腺激素对蛋白质、糖、脂肪的合成和分解代谢均有促进作用，而大量的甲状腺激素则对分解代谢的促进作用更为明显。因此，甲状腺功能亢进患者餐后血糖升高，甚至出现糖尿，但随后血糖又能很快降低；脂肪分解加速，患者体重明显减轻，胆固醇和磷脂的降解、排泌作用超过合成作用，甲状腺功能亢进患者血中胆固醇的水平低于正常；蛋白分解加速，负氮平衡，骨蛋白、肌肉蛋白分解增加引起肌无力、骨质疏松。而甲状腺功能减退患者，脂肪合成与分解均降低，体脂比例升高；蛋白质合成障碍，组织间黏蛋白沉积，使水分子滞留皮下，引起黏液性水肿。

参考文献

[1] 卡尔等．人体解剖学及彩色图谱［M］．济南：山东科学技术出版社，2000.

[2] 雷尚通．甲状腺周围筋膜和筋膜间隙的解剖学观察及临床应用［D］．广州：南方医科大学，2014.

[3] CERNEA C R，FERRAZ A R，FURLANI J，et al. Identification of the external branch of the superior laryngeal nerve during thyroidectomy［J］. Am J Surg，1992，164（6）：634-639.

[4] 焦梦思，范宁，石玉琦，等．喉返神经入喉处的精细解剖学研究［J］．中国临床解剖学杂志，2021，39（6）：642-645.

第三章

超声引导下甲状腺细针吸取细胞学检查

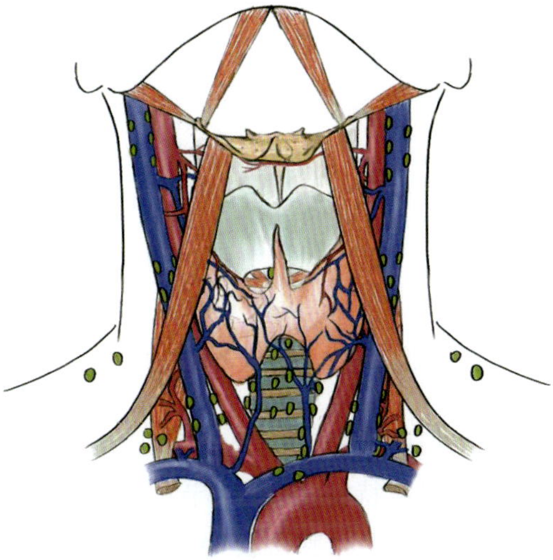

甲状腺细针吸取细胞学检查（fine-needle aspiration cytology，FNAC）是术前评估甲状腺结节敏感度、特异度最高的方法，被美国甲状腺协会（American Thyroid Association，ATA）、欧洲甲状腺学会（European Thyroid Association，ETA）、美国国家综合癌症网络（National Comprehensive Cancer Network，NCCN）和中华医学会等国内外权威机构推荐。

超声引导下甲状腺细针吸取细胞学检查（ultrasound-guided fine needle aspiration cytology，US-FNAC）适用于首诊可疑恶性的甲状腺结节、考虑复发、转移性甲状腺癌的确诊。可在术前鉴别甲状腺结节的性质，为甲状腺疾病的个体化精准治疗提供依据，是甲状腺疾病诊治决策的关键。

一、甲状腺结节 US-FNAC 适应证与禁忌证

《超声引导下甲状腺结节细针穿刺活检专家共识及操作指南（2018 版）》明确了穿刺适应证与禁忌证。

甲状腺结节 US-FNAC 适应证：

（1）直径>1cm 的甲状腺结节，超声检查有恶性征象者应考虑行穿刺活检。

（2）直径≤1cm 的甲状腺结节，不推荐常规行穿刺活检。但如果存在下述情况之一者，可考虑 US-FNAC：①超声检查提示结节有恶性征象；②伴颈部淋巴结超声影像异常；③童年期有颈部放射线照射史或辐射污染接触史；④有甲状腺癌家族史或甲状腺癌综合征病史；⑤^{18}F-氟代脱氧葡萄糖（^{18}F-fluorode-oxyglucose，^{18}F-FDG）正电子发射断层成像（positron emission tomography，PET）阳性；⑥伴血清降钙素水平异常升高。

甲状腺结节 US-FNAC 排除指征：

（1）经甲状腺核素显像证实为有自主摄取功能的“热结节”。

（2）超声检查提示为纯囊性的结节。

甲状腺结节 US-FNAC 禁忌证：

（1）具有出血倾向，出、凝血时间显著延长，凝血酶原活动度明显减低。

（2）穿刺针途径可能损伤邻近重要器官。

（3）长期服用抗凝药。

（4）频繁咳嗽、吞咽等难以配合者。

（5）拒绝有创检查者。

（6）穿刺部位感染，须处理后方可穿刺。

（7）女性行经期为相对禁忌证。

二、穿刺前评估

穿刺前评估结节的大小、位置、内部结构（实性、囊性比例或海绵状）、回声、边缘、钙化类型、形态（纵横比是否>1）及血流情况。根据结节的超声特征，推断结节的恶性风险；结合结节大小，确定是否行 US-FNAC（表 3-1）。2015 年美国甲状腺协会（American Thyroid Association，ATA）《成人甲状腺结节与分化型甲状腺癌诊治指南》的超声部分明确指出了高

度怀疑恶性结节特异性最高的 3 个特征，即微钙化、边缘不规则及纵横比>1。并根据超声特征，提出超声恶性风险分层包括高度可疑恶性、中度可疑恶性、低度可疑恶性、极低度可疑恶性和良性结节。

表 3-1 《成人甲状腺结节与分化型甲状腺癌诊治指南》甲状腺结节穿刺指征

超声征象	恶性风险评估	结节大小范围
高度可疑恶性	>70%~90%	≥1cm（建议初次细胞学结果良性者一年内重复 US-FNAC）
中度可疑恶性	10%~20%	≥1cm
低度可疑恶性	5%~10%	≥1.5cm
极低可疑恶性	<3%	≥2cm 或考虑观察
良性	<1%	无须穿刺

1. 高度可疑恶性（恶性风险 70%~90%）

（1）实性低回声或囊实性结节中的实性成分为低回声的结节。

（2）同时具有以下一项或多项超声特征：①边缘不规则（浸润性、小分叶或毛刺）；②微钙化；③纵横比>1；④边缘钙化中断，低回声突出钙化外；⑤甲状腺被膜受侵。高度可疑恶性的结节≥1cm 时应进行诊断性 US-FNAC，排除或证实为恶性；结节<1cm 时，应密切随访（图 3-1）。

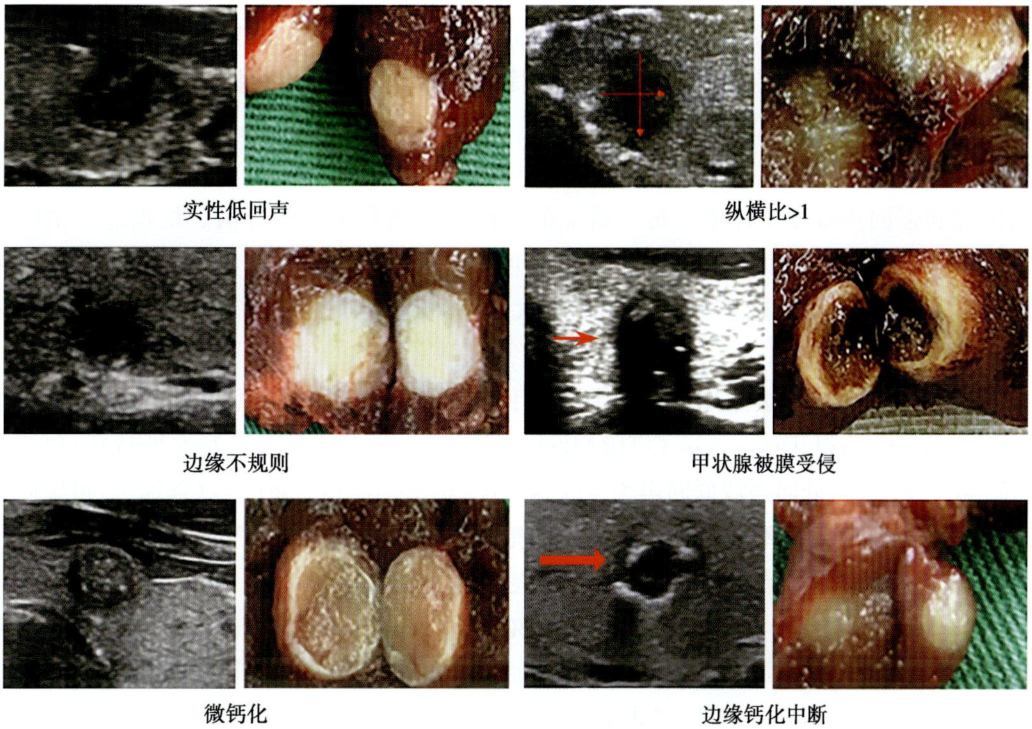

图 3-1　甲状腺结节超声恶性征象

2. 中度可疑恶性(恶性风险 10%~20%) ①实性低回声结节;②边缘光滑、规则;③无微钙化;④无纵横比>1;⑤无被膜外侵犯。结节≥1cm 应进行诊断性 FNAC,排除或证实为恶性。

3. 低度可疑恶性(恶性风险 5%~10%) ①等回声或高回声实性结节;②囊实性结节的实性部分偏心,无微钙化、边缘规则、纵横比≤1 及无腺体外侵犯。低度可疑恶性结节>1.5cm 可行 FNAC。

4. 极低度可疑恶性(恶性风险<3%) ①海绵状结节;②囊实性结节的实性部分不偏心,无微钙化、边缘规则、纵横比≤1 及无腺体外侵犯。此类结节≥2.0cm 可行 FNAC。

5. 良性结节(恶性风险<1%) 良性结节主要为囊性结节,不需要行 FNAC(图 3-2)。

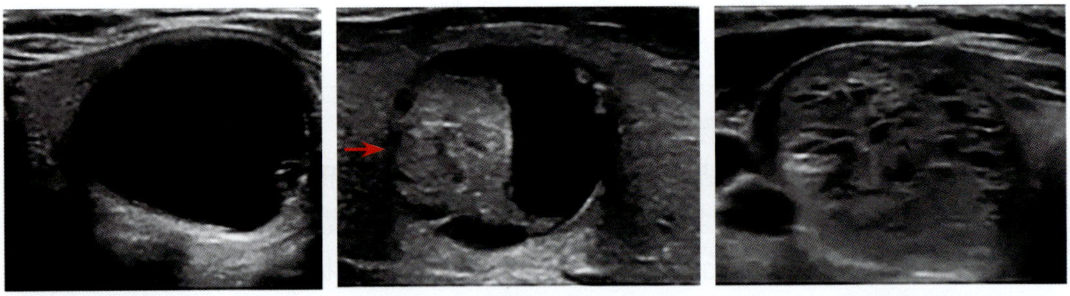

图 3-2 甲状腺结节超声良性征象

美国放射学会(American College of Radiology,ACR)于 2015—2017 年陆续发表了《甲状腺超声报告词典:ACR TI-RADS 委员会白皮书》和《ACR 甲状腺影像报告和数据系统:ACR TI-RADS 委员会白皮书》。ACR 甲状腺影像学报告与数据系统(thyroid imaging reporting and data system,TI-RADS)委员会明确定义了甲状腺结节超声报告范畴,包括成分、回声、形态、边缘和强回声灶 5 个征象。每个特征的不同分类均有不同的分值。根据总分值将结节分类为 5 种风险级别:TR1(良性)、TR2(非可疑恶性)、TR3(轻度可疑恶性)、TR4(中度可疑恶性)和 TR5(高度可疑恶性)。根据结节大小及风险级别,评估结节是否需要 US-FNAC(图 3-3)。

笔者所在的医院主要采用最新版中国版甲状腺影像学报告与数据系统(Chinese thyroid imaging reporting and data system,C-TIRADS)对结节进行评分。结节可疑恶性特征:包括垂直位(+1 分)、实性(低回声或低回声为主时,+1 分)、极低回声(+1 分)、点状强回声(可疑微钙化时,+1 分)、边缘模糊/不规则或甲状腺外侵犯(+1 分);结节良性特征:包括纯囊性、海绵状和伴有彗星尾征伪像的点状强回声(–1 分)(表 3-2)。

对于 C-TIRADS 4A 类(恶性风险 2%~10%)结节,若结节>15mm,建议进行超声引导下细针穿刺抽吸术(fine needle aspiration,FNA);如果是多灶性、被膜下生长或靠近重要结构(如气管、喉返神经)且>10mm,可以考虑 FNA;对于≤10mm 且远离重要结构的单灶结节,可选择定期随访。

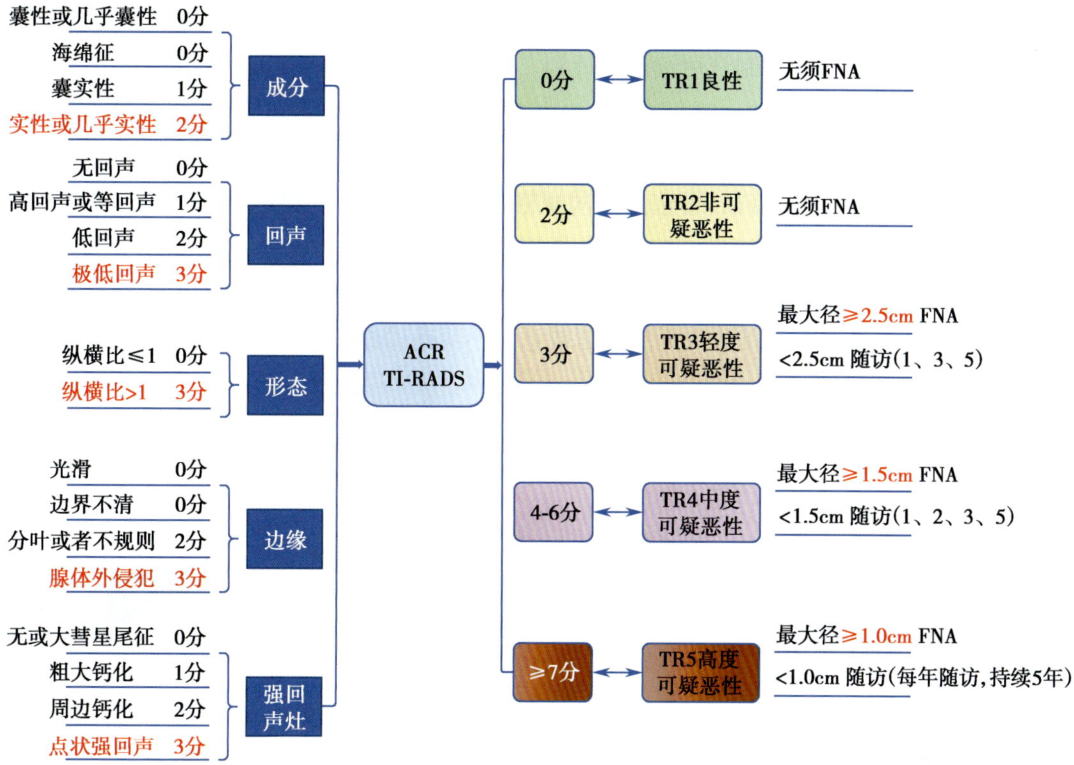

图 3-3　ACR 甲状腺 TI-RADS 分级标准(2017)

表 3-2　基于计数法的 C-TIRADS

结节	分值	恶性率/%	C-TIRADS 分类
无结节	无分值 *	0	1. 无结节
有结节	–1	0	2. 良性
	0	<2	3. 可能良性
	1	2~10	4A. 低度可疑恶性
	2	10~50	4B. 中度可疑恶性
	3~4	50~90	4C. 高度可疑恶性
	5	>90	5. 高度提示恶性
	—	—	6. 活检证实恶性

注:* 无结节,不予赋分。

对于 C-TIRADS 4B 类(恶性风险 10%~50%)结节,若结节>10mm,建议行 FNA;如果结节靠近被膜、气管、喉返神经,或者是多灶性的 4B 类结节,≥5mm 时应考虑 FNA;对于<5mm 的结节,是否活检需根据患者情况和医师判断,≤10mm 且远离重要结构的单灶结节,可选择定期随访。

C-TIRADS 4C 类和 C-TIRADS 5 类结节处理建议与 4B 类类似，强调对高度恶性风险结节进行 FNA，以明确诊断并制订后续治疗计划。

三、穿刺针分类

根据结节的超声影像特征，可选用不同规格（外径 22~25G）的穿刺针（图 3-4）。粗针/空芯针穿刺活检（core needle biopsy，CNB）的灵敏度与 US-FNAC 相比差异无统计学意义，但 US-FNAC 更加安全微创，穿刺后出血的发生率明显低于 CNB，CNB 的优势在于取材量大于 US-FNAC，可能有助于降低首诊中无法诊断或意义不明确诊断的比例。

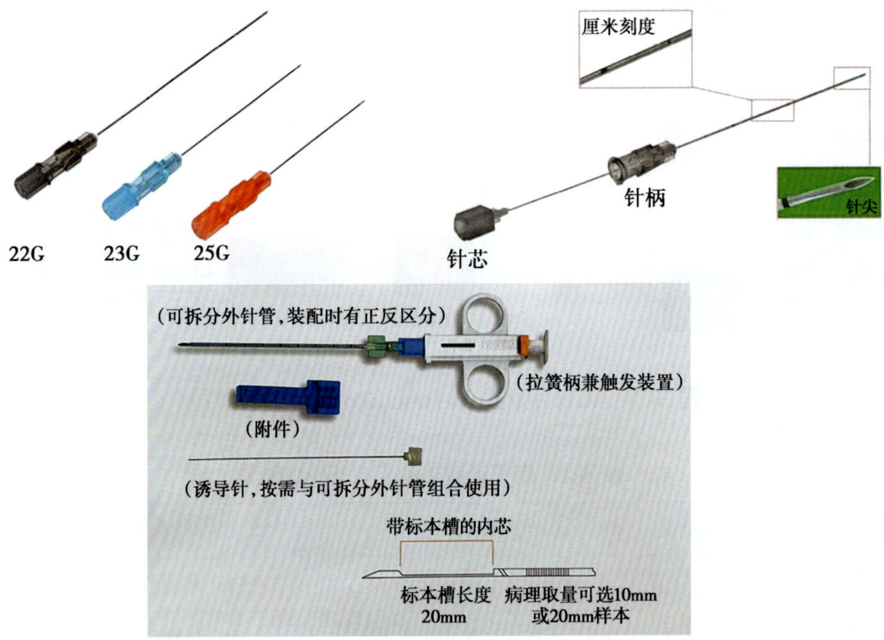

图 3-4 穿刺针

四、操作方法与技巧

（一）穿刺术前准备

1. 签署知情同意书　使用通俗语言向患者及家属介绍穿刺活检技术的风险和注意事项。告知患者穿刺活检技术属于诊断性而非治疗性的操作，存在穿刺标本取材不足或无法诊断的可能性，以及穿刺结果可能出现假阳性和假阴性的情况，其原因可能是多方面的，还有可能需要进行重复穿刺。询问患者是否有麻醉剂及消毒液过敏史，并提醒患者在手术操作过程中不要说话和吞咽。最后，患者应了解操作可能会引起的并发症。所有这些操作须获得患者的充分自愿同意，并由医患双方签署规范且有效的知情同意书。

2. 患者体位　患者仰卧位，颈部垫高过伸位。颈部常规消毒，铺无菌洞巾（图 3-5）。

3. 穿刺操作者站位　可取两种：①穿刺操作者位于患者颈部右侧或左侧，面向患者头

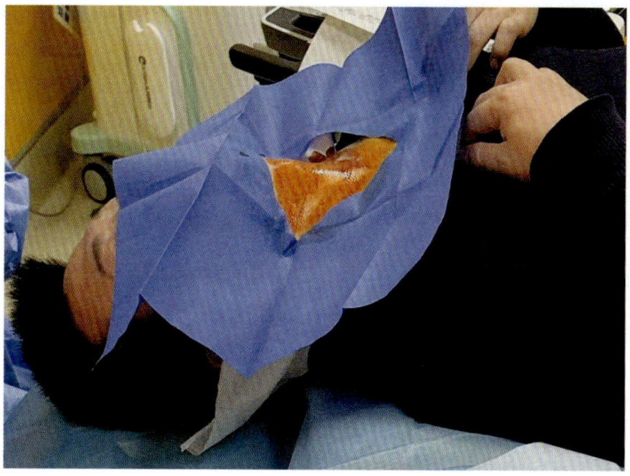

图 3-5 患者体位

侧；②穿刺操作者站位于患者头侧。

4. 超声准备 超声探头无菌处理，超声定位结节，设计穿刺路径。

（二）穿刺流程

1. 穿刺点进针。使用 1% 利多卡因溶液 5ml，行皮肤穿刺点和皮下进针路径局部麻醉。
2. 超声下引导穿刺针进入甲状腺结节，针头在病变内快速反复抽提数次完成取材。
3. 标本立即涂片、固定；观察标本是否满足细胞学诊断要求。
4. 根据需要重复穿刺步骤，通常每个结节穿刺 2~3 次。穿刺完毕，贴敷料。
5. 穿刺点适度压迫止血 20 分钟，向患者交代穿刺后注意事项。

（三）穿刺技巧及注意事项

1. 在目标结节内针尖须行较大幅度来回提插移动，最理想的幅度是从目标结节的近穿刺点 1 达其远穿刺点 2，以获取穿刺针道上最大量的标本（图 3-6）。

2. 穿刺过程中清晰显示针尖实时位置是确定有效穿刺和确保安全穿刺的前提（图 3-7，视频 3-1）。

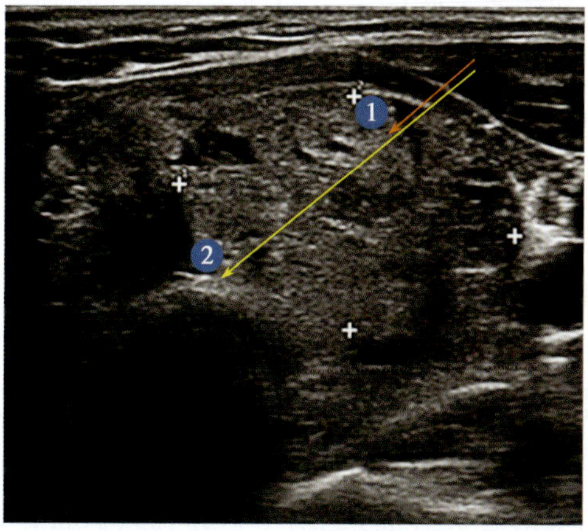

图 3-6 穿刺距离

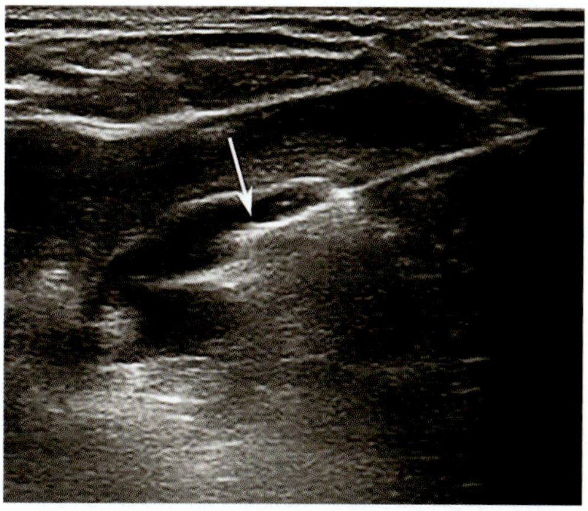

图 3-7 超声下显示针尖位置

3. 邻近血管的结节可采用液体隔离法技术，促使甲状腺结节或甲状腺周围毗邻结构移位，营造安全操作空间。

视频 3-1
穿刺

五、并发症

1. 出血　最常见的并发症，发生率约 8.6%。血肿可出现于甲状腺周围间隙、甲状腺实质内或穿刺路径上的肌肉内，通常症状轻微，吸收较快。在患者无明显呼吸困难的情况下，局部压迫止血 20 分钟，可不做其他处理。

2. 疼痛　部分患者有轻微痛感或放射痛，多可耐受，穿刺后多逐渐消失。一般无须处理。如疼痛较明显可用一般镇痛药。

3. 感染　US-FNAC 导致皮肤穿刺点或穿刺路径感染者较为罕见，轻微感染者无须处理或仅给予口服抗生素处理，感染较明显甚至形成脓肿时需外科处理。

4. 气管损伤　可引起咳嗽或咯血，嘱患者安静休息，避免紧张。

六、诊断报告

诊断报告建议采用甲状腺细胞病理的 Bethesda 报告系统。基于 Bethesda 报告系统，US-FNAC 可将甲状腺结节诊断分为以下几类：

Ⅰ类：标本无法诊断、标本不满意。送检样本因细胞量不足、细胞涂片质量不佳、标本固定不佳、富于血液样本等而未能满足诊断要求，则视为无法诊断或不满意标本。建议超声引导下再次穿刺。

Ⅱ类：良性病变。可进一步细分为良性滤泡性结节、慢性淋巴细胞性甲状腺炎（桥本甲状腺炎）及亚急性肉芽肿性甲状腺炎等。Ⅱ类恶性风险很低，可临床和超声随诊，无须手术干预。

Ⅲ类：意义不明的非典型细胞。适用于细胞或结构异型性较小，不足以归入任何一种恶性或可疑恶性肿瘤的滤泡上皮细胞起源和非滤泡上皮细胞起源的病变，如甲状腺滤泡旁细胞（C 细胞）、淋巴细胞、甲状旁腺细胞、间叶源性细胞等。临床上可建议再次细针穿刺并行分子检测。

Ⅳ类：滤泡状肿瘤［需明确是否为嗜酸性细胞型（曾用名 Hürthle 细胞型）］。若滤泡上皮细胞中嗜酸性细胞占比达到 75%，且不存在甲状腺乳头状癌细胞核的特征，即可诊断为嗜酸性细胞瘤。

Ⅴ类：可疑恶性肿瘤。若部分细胞形态和/或结构特征强烈提示恶性肿瘤，但又不足以明确诊断，则归类为可疑恶性肿瘤。可根据细胞特征细分为可疑甲状腺乳头状癌、可疑甲状腺髓样癌、可疑淋巴瘤、可疑转移性癌等，可根据需要增加相应分子检测和/或免疫细胞化学染色辅助明确诊断。

Ⅵ类：恶性肿瘤。细胞形态和结构特征为明确的恶性肿瘤，包括甲状腺乳头状癌、高级别滤泡细胞起源性癌、甲状腺髓样癌、甲状腺未分化癌、甲状腺鳞状细胞癌、转移性恶性肿瘤、非霍奇金淋巴瘤及其恶性肿瘤。

甲状腺内转移癌需结合原发部位肿瘤的组织学形态及免疫细胞化学特征作出诊断。其他罕见肿瘤包括筛状桑葚型甲状腺癌、副神经节瘤、朗格汉斯细胞组织细胞增生症、黏液表皮样癌、分泌性癌、异位胸腺瘤/癌、显示胸腺样分化的梭形细胞肿瘤、NUT 癌等。

《甲状腺细针穿刺细胞病理学诊断专家共识(2023 版)》中，意义不明确的不典型病变(Ⅲ类)的恶性风险评估为 6%~8%；可疑恶性肿瘤(Ⅴ类)的恶性风险评估为 45%~60%。然而，在实际工作中，Ⅲ类的恶性风险可能高于 6%~8%，这可能与病理诊断医师的水平和穿刺操作中的误差有关。同样，Ⅴ类的恶性风险在实际工作中可能高于 45%~60%。

参考文献

[1] 中国医师协会外科医师分会甲状腺外科医师委员会，中国研究型医院学会甲状腺疾病专业委员会，中国医学装备协会外科装备分会甲状腺外科装备委员会 . 超声引导下甲状腺结节细针穿刺活检专家共识及操作指南(2018 版)[J]. 中国实用外科杂志，2018，38(3)：241-244.

[2] 上海市医学会超声医学分会介入学组，上海市社会医疗机构协会超声医学分会介入与重症超声专业委员会 . 超声引导下甲状腺结节细针穿刺细胞学检查实践指南(2019 版)[J]. 中华超声影像学杂志，2020，29(5)：369-383.

[3] HAUGEN B R，ALEXANDER E K，BIBLE K C，et al. 2015 American Thyroid Association management guidelines for adult patients with thyroid nodules and differentiated thyroid cancer：the American Thyroid Association guidelines task force on thyroid nodules and differentiated thyroid cancer [J]. Thyroid，2016，26(1)：1-133.

[4] 张波，徐景竹，吴琼 .2015 年美国甲状腺学会《成人甲状腺结节与分化型甲状腺癌诊治指南》解读：超声部分[J]. 中国癌症杂志，2016，26(1)：19-24.

[5] 甲状腺细针穿刺细胞病理学诊断专家共识编写组，中华医学会病理学分会细胞病理学组 . 甲状腺细针穿刺细胞病理学诊断专家共识(2023 版)[J]. 中华病理学杂志，2023，52(5)：441-446.

[6] 王慧，周乐，孙辉 . 细针穿刺洗脱液检测在甲状腺和甲状旁腺外科应用进展[J]. 中华内分泌外科杂志，2018，12(2)：163-165.

[7] NA D G，BAEK J H，JUNG S L，et al. Core needle biopsy of the thyroid：2016 consensus statement and recommendations from Korean Society of Thyroid Radiology [J]. Korean J Radiol，2017，18(1)：217-237.

[8] 中华医学会超声医学分会浅表器官和血管学组，中国甲状腺与乳腺超声人工智能联盟 .2020 甲状腺结节超声恶性危险分层中国指南：C-TIRADS [J]. 中华超声影像学杂志，2021，30(3)：185-200.

第四章 甲状腺手术围手术期管理

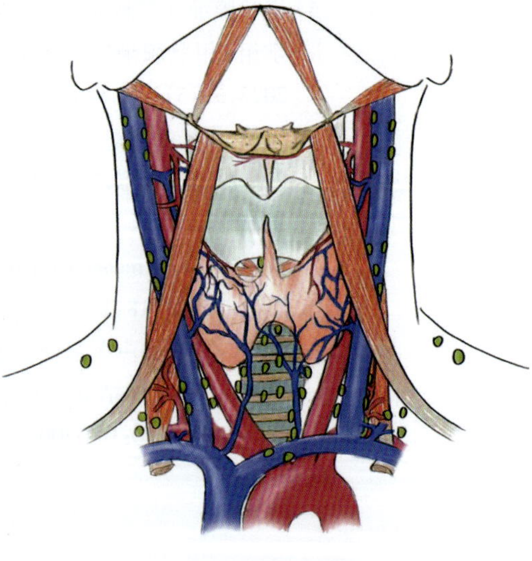

在临床实践中，手术的成功不仅依赖于术者的技术水平，更取决于围手术期的科学管理。陈孝平院士在肝胆胰外科领域耕耘数十年，始终秉持并倡导“严于术前，精于术中，勤于术后”的原则。该原则强调，在手术的各个阶段都需进行有针对性的管理和关怀。这一理念同样适用于甲状腺手术围手术期管理，通过系统化的术前准备、精细的术中操作和全面的术后管理，可以有效提高手术效果，降低并发症发生率。

第一节 甲状腺手术术前管理

临床上甲状腺癌按病理分型分为：乳头状癌、滤泡状癌、髓样癌和未分化癌。其中乳头状癌和滤泡状癌合称为分化型甲状腺癌（differentiated thyroid carcinoma，DTC）。甲状腺手术术前管理的主要内容是明确甲状腺结节良恶性质及制订个体化手术方案。

一、病史采集

患者入院后常规进行病史询问和体格检查。了解是否有甲状腺功能亢进、甲状腺功能减退、颈部疼痛、吞咽困难、呼吸困难、声音嘶哑、咳嗽或窒息等症状，是否有头颈部放射史、甲状腺癌家族史和其他内分泌疾病等。体格检查需要明确结节大小和质地、气管位置，以及颈部淋巴结是否肿大等（图 4-1，表 4-1）。

表 4-1 甲状腺疾病患者术前评估推荐方案
（《中国临床肿瘤学会（CSCO）分化型甲状腺癌诊疗指南 2021》）

评估内容	Ⅰ级推荐	Ⅱ级推荐	Ⅲ级推荐
临床资料	回顾既往颈部放射治疗（放疗）记录；对再次手术患者，回顾既往治疗情况，包括手术记录及病理结果等		
辅助检查	甲状腺及颈部淋巴结超声（1A 类）； 必要时行颈胸部增强 CT 或 MRI 等（2A 类）； 甲状腺、可疑颈部淋巴结行细针穿刺细胞学检查（2A 类）； 必要时电子纤维喉镜检查评估声带功能（2A 类）； 怀疑气管受累时，行电子纤维喉镜或气管镜检查； 怀疑食管受累时，行食管镜、超声内镜或消化道造影	怀疑有颈部血管受累时，行 CT 或 CTA 或 MRA 检查（2A 类） 复发转移患者必要时行 ^{131}I-WBS+SPECT/CT ^{18}F-FDG PET/CT（2A 类）； 必要时行基因检测（2A 类）	
实验室检查	甲状腺功能：再次手术者需检测血钙、磷及 PTH		

注：CTA.computed tomography angiography，CT 血管成像；MRA.magnetic resonance angiography，磁共振血管成像；SPECT.singlephoton emission computed tomography，单光子发射计算机断层成像；^{18}F-FDG .^{18}F-氟代脱氧葡萄糖；PET. 正电子发射断层成像；PTH.parathyroid hormone，甲状旁腺激素；^{131}I-WBS.iodine-131 whole body scan，碘-131 全身扫描。

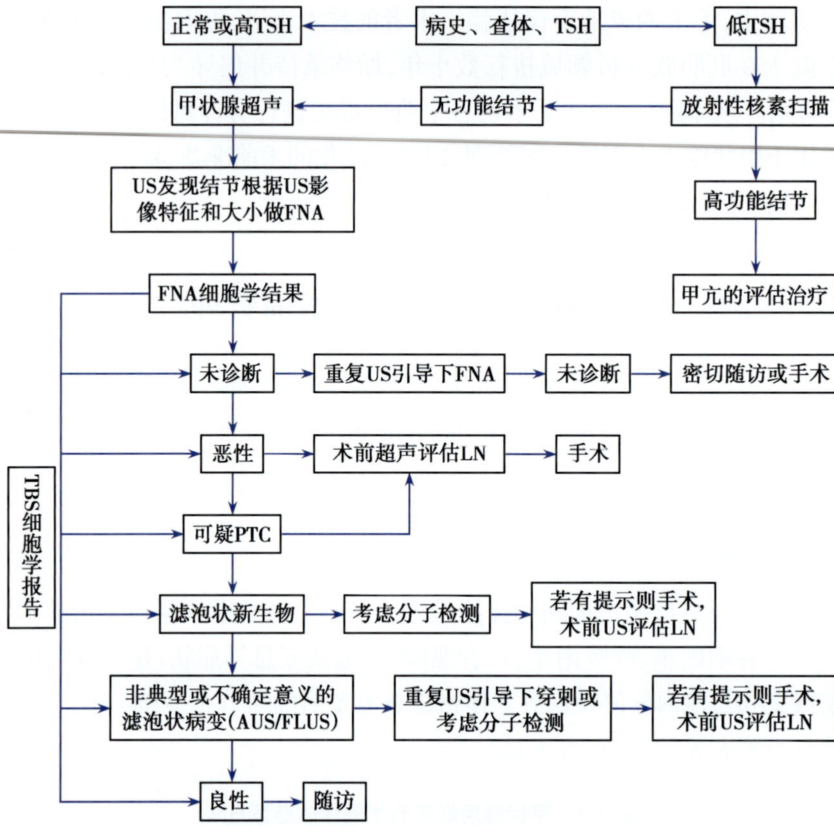

图 4-1 甲状腺结节患者处理流程

FNA. 细针穿刺抽吸术；TBS. Thyroid Bethesda System，甲状腺贝塞斯达系统；AUS. atypia of undetermined significance，意义不明确的非典型病变；FLUS. follicular lesion of undetermined significance，意义不明确的滤泡性病变；LN. 淋巴结；PTC. 甲状腺乳头状癌；TSH. 促甲状腺激素；US. ultrasonic sound，超声。

二、术前超声评估与细针穿刺细胞学检查

彩色多普勒超声是诊断甲状腺结节的重要检查手段之一。ATA、美国临床内分泌学家协会/美国内分泌外科协会、NCCN 等机构，以及中国 2023 年《甲状腺结节和分化型甲状腺癌诊治指南（第二版）》均推荐对甲状腺结节患者进行颈部超声检查，以明确结节及颈部淋巴结大小、位置，以及是否有超声恶性征象。甲状腺超声检查有助于明确以下问题：结节的声像图特征，包括大小、数目、位置、质地（实性或囊性）、方位、回声、钙化、边缘、包膜完整性、血供、有无合并甲状腺弥漫性病变和与周围组织的关系等情况。同时评估颈部区域有无异常淋巴结，淋巴结的大小、数目、位置、质地、形态及结构特点等。

FNAC 是最准确的术前诊断方法。根据 2015 年 ATA《成人甲状腺结节与分化型甲状腺癌诊治指南》，FNAC 用于甲状腺结节时，结节最大径的最小要求由 0.5cm 提高至 1cm。当患者临床表现高度怀疑为甲状腺癌，如伴有吞咽时结节固定不动、疼痛、咳嗽、声音改变、结

节生长，出现颈部可疑淋巴结，或有儿童时期放射线接触史或甲状腺癌家族史时，可适当减小决定穿刺结节的界值大小。该指南要求下一步进行查体或超声检查，检查颈部是否存在异常淋巴结。如果存在，应该对淋巴结本身进行 FNAC，而对可疑的甲状腺结节施行或不施行 FNAC。微钙化在甲状腺乳头状癌诊断中具有较高的特异性。因此，对于所有可见微钙化且结节直径超过 1cm 的病例，建议进行 FNAC。对于那些不具有前述高危因素、异常淋巴结或微钙化的病例，2015 年 ATA《成人甲状腺结节与分化型甲状腺癌诊治指南》建议根据甲状腺结节的内部构成对结节进行分类。将结节分为：完全实性、囊实混合性、海绵状或纯囊性。建议对所有直径超过 1cm 的实性低回声结节进行 FNAC；直径超过 1.5cm 的等回声或高回声结节及实性部分偏心的囊实性结节可以施行 FNAC；对超过 2cm 的实性部分不偏心囊实混合型结节及海绵状结节可施行 FNAC。推荐对于中央区可疑淋巴结短径≥8mm，侧颈区可疑淋巴结短径≥10mm 的患者进行 FNAC 及洗脱液 Tg 检测。《甲状腺结节和分化型甲状腺癌诊治指南(第二版)》中，按照 C-TIRADS 进行分类：①最大径≥1cm C-TIRADS 4B~5 类甲状腺结节，最大径≥1.5cm C-TIRADS 4A 类甲状腺结节，以及最大径≥2cm C-TIRADS 3 类甲状腺结节。②最大径<1cm 的 C-TIRADS 4B~5 类甲状腺结节若存在以下情况之一，需行 FNAC 检查。包括：拟行手术治疗或消融治疗前；可疑结节呈多灶性或紧邻被膜、气管、喉返神经的甲状腺结节；可疑颈部淋巴转移者；血清降钙素水平明显升高者，以及有甲状腺癌家族史或甲状腺癌综合征病史。③定期观察的甲状腺结节实性区域的体积增大 50% 以上或至少有 2 个径线增加超过 20%(且最大径>0.2cm)的患者。

CNB 作为一线诊断工具的效用仍不确定。2016 年 *Ultrasonography Diagnosis and Imaging-Based Management of Thyroid Nodules*：*Revised Korean Society of Thyroid Radiology Consensus Statement and Recommendations* 指出，CNB 可能有助于降低初诊中无法明确诊断或结果不确定的比例。目前 CNB 的适应证包括细胞学诊断为 Bethesda Ⅰ类或Ⅲ类、考虑淋巴瘤或转移癌、需要免疫组织化学方法辅助诊断或不能明确分类的甲状腺病变。

三、实验室检查

甲状腺疾病常用的实验室检查包括：①血中甲状腺激素检测，包括总三碘甲状腺原氨酸(total T3，TT3)、总甲状腺素(total T4，TT4)、游离三碘甲状腺原氨酸(free T3，FT3)、游离甲状腺素(free T4，FT4)、3，3′，5′-三碘甲状腺原氨酸(reverse T3，rT3)，以及 TSH；②甲状腺相关自身抗体和甲状腺蛋白检测，包括甲状腺过氧化物酶抗体(thyroid peroxidase antibody，TPO-Ab)、甲状腺球蛋白抗体(thyroglobulin antibody，TgAb)、促甲状腺激素受体抗体(thyroid stimulating hormone receptor antibody，TRAb)、Tg 等；③与甲状腺素结合的血浆蛋白检测：甲状腺素结合球蛋白(thyroxine-binding globulin，TBG)；④甲状腺髓样癌(medullary thyroid carcinoma，MTC)的相关标志物检测：降钙素(calcitonin，CT)等。

甲状腺结节患者初次评估时需检查 TSH 水平、FT3 及 FT4，明确甲状腺功能是否异常。TSH 增高者需要测定甲状腺自身抗体。TSH 降低者需鉴别是否为具有功能性的结节，应该用锝或 ^{123}I 行核素扫描。

大多数甲状腺疾病都可能导致血清 Tg 水平升高，因此，Tg 并非甲状腺癌特异而敏感的指标。不建议将血清 Tg 检测作为甲状腺结节患者初始评估的例行检查。对于接受甲状腺全切除术并进行“清甲”治疗的患者，术后 Tg 水平对于复发病灶的诊断具有重要的预测价值。在甲状腺癌淋巴转移的诊断中，淋巴结洗脱液 Tg 检测的敏感度和特异度均非常高。因此，在对淋巴结复发病灶存在怀疑的情况下，可以在穿刺细胞学活检的基础上联合进行洗脱液 Tg 检测，以进一步提高术前诊断的准确性。

MTC 源于甲状腺滤泡旁细胞，其特点是大量分泌降钙素。因此，降钙素是 MTC 最敏感的血清学标志物之一，典型病例降钙素>100pg/ml。测定降钙素对于 MTC 的诊断、术前和术后的评估及管理都具有重要意义。术前降钙素水平与肿瘤恶性程度相关，可辅助确定手术范围。在术后随访中监测降钙素可用于预测复发风险，以利于早期发现并及时处理转移灶。《甲状腺结节和分化型甲状腺癌诊治指南(第二版)》推荐，对于细胞学 TBSRTC Ⅲ或Ⅳ类结节的患者，如果血清降钙素水平升高，且有 MTC 家族史或胚系 *RET* 基因激活突变阳性，可考虑检测穿刺洗脱液中的降钙素水平。

四、甲状腺核素显像

甲状腺具有选择性摄取和浓聚碘的功能，其摄取速度、数量以及碘在甲状腺内的滞留时间与甲状腺的功能状态密切相关。^{131}I 是食物中 ^{127}I 的同位素，二者具有相同的理化性质，但 ^{131}I 具有放射性，能够释放 γ 射线。通过将放射性碘引入体内，可以被有功能的甲状腺组织摄取，在体外使用特定的显像装置，如 γ 照相机、SPECT 等，可以探测放射性碘发射的 γ 射线分布情况，从而获取有关甲状腺位置、形态和大小等信息的图像。分化较好的甲状腺转移癌通常保留部分正常甲状腺细胞的特征，因此，相较于其他类型，分化较好的甲状腺转移癌细胞对某些治疗手段(如 ^{131}I 治疗)的敏感性较低。甲状腺组织在接受手术或 ^{131}I 治疗后，仍可能残留转移癌细胞。此时，可借助显像检查在全身范围内寻找甲状腺转移灶。对于直径>1cm、伴有血清 TSH 降低的甲状腺结节，应进行甲状腺 ^{99m}Tc 或 ^{131}I 核素显像，以判断结节是否具有自主摄取功能。通常将甲状腺结节分为四类：①热结节。结节对显像剂的聚集能力高于正常甲状腺组织，常见于自主性高功能性甲状腺腺瘤和结节性甲状腺肿中的自主功能结节。②温结节。结节对显像剂的聚集与周围正常甲状腺组织相似，表示摄碘功能与周围正常组织相近。③冷结节。表示结节完全没有吸碘功能，图像上表现为结节部位的放射性分布缺损，常见于甲状腺囊肿、腺瘤囊性变、甲状腺癌和局部慢性淋巴细胞性甲状腺炎等。④凉结节。表示结节摄碘功能低于其邻近的正常甲状腺组织，但较本底放射性高，其临床意义与冷结节相似。甲状腺癌在同位素扫描图像上通常呈现为冷结节和凉结节，而温结节较为罕见，热结节更为罕见。当患者有单个(或多个)结节伴有血清TSH水平降低时，核素显像热结节，提示为甲状腺自主功能结节，恶性风险低。

五、CT 及 MRI

超声是甲状腺手术首选的影像学检查，但无法准确评估轻微受累的气管、食管等的解剖关系。在这种情况下，通常需要通过增强 CT 或 MRI 进行术前评估。同时，MRI 在判断咽后及颅底淋巴结、椎前及椎旁结构、腹腔、盆腔、胸腔转移及淋巴结侵犯等方面具有一定的价值。对于存在压迫症状的肿物、巨大结节或胸骨后甲状腺结节，2013 年《甲状腺结节和分化型甲状腺癌诊治指南》也建议选择 CT 或 MRI 等影像学检查。

甲状腺 MRI 检查主要用于了解浸润性甲状腺癌的侵犯范围，以及对邻近肌肉、气管、食管的浸润情况。此外，在甲状腺癌切除或放疗后，MRI 还能判断是否存在肿瘤复发，并区分术后纤维化与肿瘤复发。对于核素扫描发现单个冷结节的患者，建议使用 MRI 来探查是否存在其他病变，以了解胸骨后甲状腺肿的确切范围。

六、正电子发射断层成像

正电子发射断层成像（PET）是基于肿瘤细胞摄取 ^{18}F-FDG 的原理显像，^{18}F-FDG PET 能够反映甲状腺结节摄取和代谢状态。目前，PET 在甲状腺疾病中应用较多的是对甲状腺癌的诊断，特别是对吸碘功能差或无吸碘功能的甲状腺癌残留灶、复发灶及转移灶具有较高的诊断价值。并非所有的甲状腺恶性结节都是阳性（敏感性），某些良性结节也会摄取 ^{18}F-FDG（特异性）。因此，仅通过 ^{18}F-FDG PET 不可能准确区分甲状腺结节的良恶性。PET/CT 的特点是能够为临床提供预后信息。肿瘤的分化程度越高，摄取 ^{18}F-FDG 的能力越低，患者的临床预后越好；肿瘤的分化程度越低，摄取 ^{18}F-FDG 的能力越高，患者临床预后越差。复发性 DTC 具有低碘摄取和高 ^{18}F-FDG 摄取的趋势，使 PET/CT 成为 DTC 复发而诊断性全身显像（diagnostic whole-body scan，Dx-WBS）阴性的有价值监测方法。PET/CT 可应用于血 Tg>10μg/L 而 Dx-WBS 阴性的患者，灵敏度随血 Tg 水平的升高而升高，当血 Tg 水平<10μg/L 时，不建议行 PET/CT 检查。对于低危患者，不建议常规 PET/CT 检查。由于感染、炎症、良性肿瘤的摄取和正常淋巴结、肌肉的生理性摄取，PET/CT 的特异性下降。目前临床上行 PET/CT 检查的目的为：①对高危患者进行初步评估和长期随访；②识别可能对放射性碘治疗反应差且在应用外部放疗时可能有效的患者；③监测全身或局部治疗后的治疗效果。

七、诊断性全身显像

诊断性全身显像（Dx-WBS）是甲状腺全切除术后对 DTC 患者进行随访的主要手段。它在超声检查结果阴性但血 Tg 升高的患者中具有积极的诊断价值，尤其在检测纵隔及全身远处转移灶方面表现出更高的价值。Dx-WBS 的优势在于能够发现 PTC 的远处转移灶。

八、气管软化试验

肿大的甲状腺长期直接压迫气管软骨，可能导致软骨退变或坏死。当气管失去应有的软骨硬度和支撑力时，气管腔可能发生不同程度的塌陷。在手术切除甲状腺肿后，由于软化的气管缺乏正常的牵拉和支持，可能引发气管腔塌陷。这种情况会导致气管通气不畅，严重时可能因气管塌陷引起窒息。为了评估气管塌陷的程度并诊断气管软化症，可采用特殊的 X 线拍摄方法进行气管软化试验。通过观察 X 线下气管的形态变化，有助于诊断气管软化症，并可在甲状腺肿大的患者术前明确气管的状态。

九、电子纤维喉镜

甲状腺手术前后是否进行电子纤维喉镜检查目前存在争议。2015 年 ATA《成人甲状腺结节与分化型甲状腺癌诊治指南》和《NCCN 甲状腺癌临床实践指南 2019》建议对存在危险因素的患者应进行术前声带评估。NCCN 指南中明确列举的危险因素包括发声异常、过去可能颈部手术史、侵袭性疾病和颈部巨大肿块。ATA 指南中的危险因素主要涉及异常发声、过去可能损伤喉返神经及迷走神经的颈部手术史、甲状腺癌累及后部和中央区域引起广泛淋巴转移，但未提供具体的参考文献和数据来源。

研究显示，声带麻痹的浸润性甲状腺肿瘤患者中有 67% 未出现声音改变，通过声音改变来判断声带功能的敏感性仅为 20%，特异性为 75%。这意味着，声音正常的患者中也可能存在声带麻痹的情况。因此，在进行甲状腺手术之前，了解声带的确切情况显得非常必要。对于出现声音改变症状的患者、或有迷走神经/喉返神经损伤手术史、卒中史和糖尿病神经病变史、巨大压迫症状、胸骨后甲状腺肿的患者，以及被诊断或怀疑为晚期甲状腺癌的患者，均应行电子纤维喉镜检查，以尽早发现术前存在的声带麻痹，便于调整手术方案，从而避免因选择性检查导致的声带麻痹漏诊风险（约为 0.5%）、不必要的争议，甚至降低双侧声带麻痹的风险。

10 余年前，笔者团队发现并报道了世界第一例特殊类型喉返神经（图 4-2）：从迷走神经发出喉返神经分支后，并不入喉，也就是不支配声带，这类患者是先天性一侧声带麻痹，出生后对侧声带代偿性活动，所以没有声音嘶哑病史，这类患者潜在的手术风险是，如果手术损伤了对侧喉返神经，哪怕是短暂的，也会带来致命的危险：声门关闭、窒息死亡。我们后续临床中又发现一例，说明这种神经变异在临床中可能遇见，因此，我们建议术前常规进行电子纤维喉镜检查。

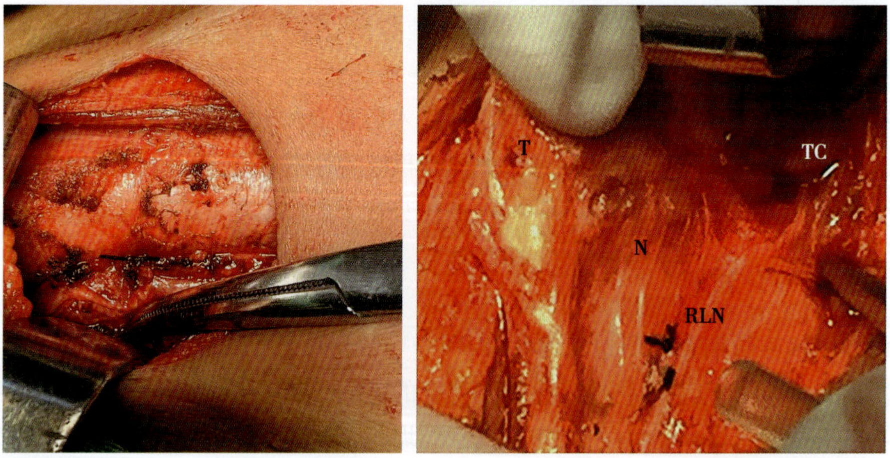

图 4-2 喉返神经不入喉

T. 甲状腺；N. 正常入口；TC. 甲状软骨；RLN. 喉返神经。

参考文献

[1] 中国医师协会外科医师分会甲状腺外科医师委员会，中国研究型医院学会甲状腺疾病专业委员会，中国医学装备协会外科装备分会甲状腺外科装备委员会．超声引导下甲状腺结节细针穿刺活检专家共识及操作指南（2018 版）[J]．中国实用外科杂志，2018，38（3）：241-244.

[2] LEBOULLEUX S，GIRARD E，ROSE M，et al. Ultrasound criteria of malignancy for cervical lymph nodes in patients followed up for differentiated thyroid cancer. J Clin Endocrinol Metab，2007，92（9）：3590-3594.

[3] 高翔，魏兴梅，胡亚，等．甲状腺术前选择性喉镜检查替代常规喉镜检查可行性分析[J]．中国实用外科杂志，2020，40（10）：1202-1206.

[4] 中华医学会内分泌学分会，中华医学会外科学分会甲状腺及代谢外科学组，中国抗癌协会头颈肿瘤专业委员会，等．甲状腺结节和分化型甲状腺癌诊治指南（第二版）[J]．中华内分泌代谢杂志，2023，39（3）：181-226.

第二节 甲状腺手术术后管理

（一）术后一般管理

①生命体征监测、吸氧，常规心电监护；②每天观察负压球的量及颜色，色清及量<20ml/d 予以拔除；③电解质管理：如有低钙血症，予以补钙；④伤口管理：隔日换药，避免切口感染。

（二）术后并发症处理

1. 术后呼吸困难 出血、喉头水肿、双侧喉返神经损伤（特别是双侧喉返神经后支损伤），以及气管塌陷等都会造成急性呼吸困难。处理措施是紧急处理引起呼吸困难的病因，并在必要时实施气管切开，以确保呼吸道通畅。

2. 术后出血 术后甲状腺血管结扎线不牢、脱落，尤其是甲状腺上动脉结扎线脱落，可引起大出血；另外，甲状腺腺体残面的严重渗血及肌肉断端出血，甲状腺下动脉未能妥善结扎，颈前静脉、颈前静脉弓或皮瓣下出血，术后患者颈部活动过多、剧烈咳嗽及呕吐等，易导致出血。还有患者本身疾病的原因：甲状腺功能亢进和毒性结节性甲状腺肿患者因甲状腺血供丰富，比其他甲状腺疾病更易发生术中、术后出血；长期使用抗凝或抗血小板药如肝素、华法林、阿司匹林、氯吡格雷等。

由于颈部解剖学的特点，少量出血也可能引起严重的呼吸困难甚至窒息，压迫致死性出血通常发生在术后 4~6 小时。对于引流通畅、出血速度慢、颈部肿胀较轻且无明显不适者，可给予局部加压（图 4-3），并密切关注患者呼吸情况、颈前区肿胀程度等；若张力进行性增大，压迫感明显，应立即手术探查；若患者出现严重呼吸困难，应立即在床旁敞开切口，清除气管周围血凝块，缓解气道压迫；若患者仍感到呼吸窘迫，应果断行气管切开，待呼吸困难缓解后转至手术室处理。

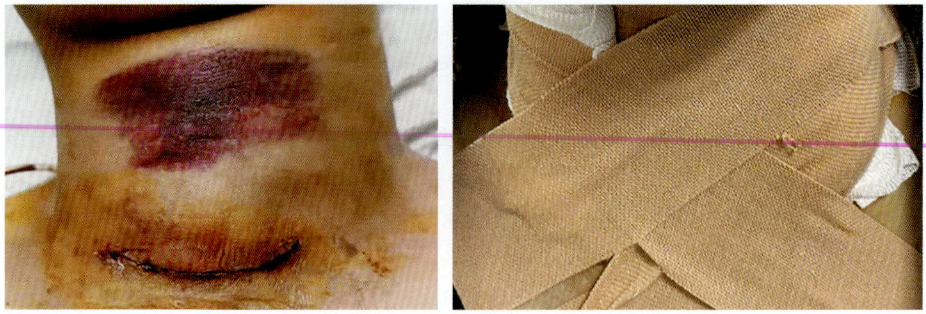

图 4-3 术后出血

3. 术后手足麻木、抽搐　接受甲状腺全切除术的患者，如术后 1~3 天患者出现面部、唇或手足部的针刺感、麻木感或强直感，甚至 Chvostek 征、Trousseau 征阳性，继而手足搐搦等神经肌肉应激性增高的表现，即应考虑有甲状旁腺功能减退症的可能。多数是暂时性，少部分为永久性。治疗方法主要包括补充钙剂、维生素 D 治疗。术后部分患者咽喉部常伴疼痛，口服钙剂对患者是一种负担，可先静脉输液补充钙剂。经口进食方便时再改为钙剂与维生素 D 制剂口服。是否静脉补钙主要由低钙症状决定，低钙症状不明显者，即使血钙明显降低也并非必须静脉补钙，但若低钙症状明显，即便血钙轻度降低也须静脉补钙，2~3g/24h 微泵维持。对于术后永久性甲状旁腺功能亢进症（hyperparathyroidism，HPT），很难通过钙剂和维生素 D 制剂长期维持目标血钙稳定。术后建议监测血钙和/或 PTH 水平，以指导临床补钙。

4. 术后恶心呕吐　年龄<50 岁、女性、全身麻醉苏醒期术后恶心呕吐（postoperative nausea and vomiting，PONV）病史或晕动病、非吸烟者，以及术后给予阿片类药物均为甲状腺手术 PONV 的高危因素。术中颈部过度后仰、颈部水肿、心理因素、麻醉药副作用等均可导致 PONV 的发生。高危患者可通过使用两种或两种以上的镇吐药减少 PONV 的发生，常用的镇吐药包括 5-HT_3 受体拮抗剂、NK-1 受体拮抗剂和抗组胺药等。

5. 术后喉返神经损伤　喉返神经损伤引起的声带麻痹是甲状腺手术后常见并发症之一，可分为暂时性麻痹及永久性麻痹。术后患者出现声嘶，但在短时间内自觉发声完全恢复正常，电子纤维喉镜检查也显示声带活动恢复正常，诊断为暂时性麻痹，通常在数周内会自行恢复。根据临床表现可分为即刻性及迟发性麻痹两种。即刻性喉返神经麻痹多由于术中喉返神经被钳夹、过度牵拉、缝扎，甚至切断等直接机械性损伤所致；迟发性麻痹多表现为术后 1~2 天或 2~3 天后出现声嘶，多因水肿、血肿或瘢痕压迫所致。

6. 术后疼痛　甲状腺手术后，大部分患者因为全身麻醉插管导致咽喉部疼痛或切口疼痛，一般为轻度疼痛，多可耐受。可使用非甾体抗炎药（non steroidal antiinflammatory drug，NSAD）等镇痛药改善症状。

7. 术后乳糜漏　发生乳糜漏时宜先行局部加压包扎，并给予持续负压引流、低脂饮食等保守治疗，必要时可禁食、给予静脉营养支持，乳糜漏经保守治疗多能自愈。

参考文献

[1] 田文，郗洪庆，王冰．重视甲状腺癌术后规范化长期随访[J]．中国实用外科杂志，2017，37(9)：937-940.

[2] GAN T J, DIEMUNSCH P, HABIB A S, et al. Consensus guidelines for the management of postoperative nausea and vomiting[J]. Anesth Analg, 2014, 118(1): 85-113.

[3] 张浩，刘金钢．努力减少甲状腺手术并发症[J]．中国实用外科杂志，2018，38(6)：596-599.

[4] 李磊，郑宏良．甲状腺手术中喉返神经损伤修复术要点与技巧[J]．中国实用外科杂志，2018，38(6)：613-615.

[5] 中国医师协会外科医师分会甲状腺外科医师委员会，中国研究型医院学会甲状腺疾病专业委员会．分化型甲状腺癌术后管理中国专家共识(2020版)[J]．中国实用外科杂志，2020，40(9)：1021-1028.

[6] NETAEL B C, GREBE S K, CARRANZA LEON B G, et al. Thyroglobulin (Tg) testing revisited: Tg assays, TgAb assays, and correlation of results with clinical outcomes[J]. J Clin Endocrinol Metab, 2015, 100(8): 1074-1083.

[7] LEBOULLEUX S, GIRARD E, ROSE M, et al. Ultrasound criteria of malignancy for cervical lymph nodes in patients followed up for differentiated thyroid cancer[J]. J Clin Endocrinol Metab, 2007, 92(9): 3590-3594.

[8] HAUGEN B R, ALEXANDER E K, BIBLE K C, et al. 2015 American Thyroid Association management guidelines for adult patients with thyroid nodules and differentiated thyroid cancer: the American Thyroid Association guidelines task force on thyroid nodules and differentiated thyroid cancer [J]. Thyroid, 2016, 26(1): 1-133.

[9] YOO J Y, STANG M T. Current guidelines for postoperative treatment and follow-up of well-differentiated thyroid cancer[J]. Surg Oncol Clin N Am, 2016, 25(1): 41-59.

[10] FREUDENTHAL B, WILLIAMS G R. Thyroid stimulating hormone suppression in the long-term follow-up of differentiated thyroid cancer[J]. Clin Oncol (R Coll Radiol), 2017, 29(5): 325-328.

[11] 金哲浩，崔晓光．甲状腺术后头痛、恶心呕吐的原因及其防治方法[J]．临床麻醉学杂志，2014，30(7)：719-722.

[12] 徐德全，代文杰．甲状旁腺激素替代疗法治疗甲状旁腺功能减退研究进展[J]．中国实用外科杂志，2014，34(5)：459-461.

[13] LA MARTIN A L, COOPER D S. Radioiodine remnant ablation in low-risk differentiated thyroid cancer: the "con" point of view[J]. Endocrine, 2015, 50(1): 67-71.

第三节 甲状腺功能亢进围手术期管理

甲状腺功能亢进是由于甲状腺素的合成和分泌增加，作用于全身组织和器官，引起以机体神经、循环、消化等各个系统兴奋性增高和代谢亢进为主要临床特征的一类疾病的总称。主要原因有格雷夫斯病（Graves disease，GD，又称毒性弥漫性甲状腺肿）、毒性多结节性甲状腺肿(toxic multinodular goiter,TMNG)、毒性腺瘤(toxic adenoma,TA)、垂体性甲状腺功能亢进症等,其中以格雷夫斯病最为常见,占80%~85%。手术是甲状腺功能亢进的有效治疗手段之一。甲状腺危象是甲状腺功能亢进术后严重的并发症,若不及时治疗,死亡率高。其发生与术前准备不充分,甲状腺功能亢进症状未能很好控制及手术应激等有关。因此,术前服用抗甲状腺药(antithyroid drug,ATD)把甲状腺功能控制在正常范围内可减少甲状腺功能亢进危象的发生;应针对可能的术中出血,进行必要的准备;术后针对甲状腺功能亢进相关并发症采取相应对策。

一、适应证与禁忌证

GD的手术适应证:①伴有压迫症状、中度以上的原发甲状腺功能亢进、胸骨后甲状腺肿;②经内科规范治疗效果不佳者;③对ATD产生严重不良反应者;④不宜行^{131}I治疗或^{131}I治疗效果不佳者;⑤合并甲状腺恶性肿瘤者;⑥伴中重度格雷夫斯眼病者;⑦希望通过手术缩短疗程,快速改善甲状腺功能亢进症状的患者。

GD的手术禁忌证:①全身状况差的患者,如伴有严重的心脏、肝脏、肾脏等器质性疾病,或合并恶性肿瘤晚期等消耗性疾病,无法耐受手术治疗;②妊娠早、晚期。

TMNG及TA均为外科手术治疗的适应证。TMNG及TA的禁忌证同GD。

二、术前检查

甲状腺激素和血清TSH、TRAb、TgAb、TPO-Ab等自身免疫性甲状腺疾病指标,以及甲状腺摄碘率、甲状腺核素显像、甲状腺超声检查、心脏评估的相关检查(心电图、超声心动图及24小时动态心电图等)、血细胞分析、肝功能和血清离子检测、骨密度测量等。

三、术前准备

术前准备的目的是控制甲状腺功能亢进时全身的高代谢状态及减少甲状腺血供,避免甲状腺危象的发生。麻醉前访视患者时,可根据其症状、体征及实验室检查评估其甲状腺功能亢进的严重程度。一般应经过一段时间抗甲状腺药治疗,待病情稳定后再考虑手术,否则,围手术期间易发生甲状腺危象。如果症状得到基本控制,甲状腺功能恢复正常,则可考虑手术,具体标准为:①临床症状缓解或消失,情绪稳定,基础代谢率<+20%。②心脏收缩期杂音减轻,甲状腺功能亢进心率减慢,静息心率100次/min以下,最好能控制在80次/min以下;脉压相对缩小,房颤患者心率>100次/min,经过治疗有明显好转;心力衰竭后心脏代偿功能好转。③患者情绪稳定,睡眠良好,体重增加等;不合并呼吸道感染;T3、T4及TSH在正常范围。

(一)气道评估

甲状腺功能亢进患者往往合并甲状腺肿大,应评估患者是否存在困难气道。胸片及CT对评估甲状腺肿大是否累及气管或纵隔有重要意义。

(二)控制甲状腺功能亢进

术前每天检测患者基础代谢率,基础代谢率(%)=(脉率+脉压)−111。正常范围是(−10%)~

(+15%),甲状腺功能亢进患者基础代谢率会增高,术前基础代谢率宜控制在20%以下,在甲状腺功能正常后拟行手术。为控制甲状腺功能,可组合使用下列药物。①抗甲状腺药:甲巯咪唑或丙硫氧嘧啶;②无机碘剂:碘化钾溶液、饱和碘化钾溶液或无机碘,可减少甲状腺血供及术中出血。复方碘溶液(国内大多医疗机构不可及);③β受体阻滞剂:普萘洛尔或美托洛尔等;④肾上腺激素:泼尼松龙或地塞米松。

(三)甲状腺功能亢进术前碘准备

对甲状腺功能亢进患者术前给予碘剂的目的是阻碍甲状腺激素释放入血,抑制甲状腺激素合成,减少甲状腺血流量,减少术中出血,保持术野清晰,进而降低术后并发症的发生。临床最常用的碘剂是复方碘溶液(Lugol's solution,卢戈液)和饱和碘化钾,其中复方碘溶液每滴含有8mg碘。关于碘剂的应用剂量和用法,不同文献中的报道存在差异。国内教科书建议:复方碘溶液,3次/d,初始每次3滴,之后每天每次增加1滴,至每次16滴维持,共服用2~3周。2015年ATA《成人甲状腺结节与分化型甲状腺癌诊治指南》强烈推荐,复方碘溶液5~10滴,或饱和碘化钾溶液,每次1~2滴,3次/d,连续口服10天。随着ATD的临床应用,许多国家对碘剂已不常规推荐。笔者单位常规使用ATD将甲状腺功能控制正常范围后再行手术。

对于结节性甲状腺肿继发甲状腺功能亢进和高功能腺瘤患者,2015年ATA《成人甲状腺结节与分化型甲状腺癌诊治指南》强烈推荐,不使用碘剂进行术前准备,可以用ATD和β受体阻滞剂。

对于没有条件服用碘剂的患者,可用ATD与左旋甲状腺素合用的方法进行术前准备;或者应用普萘洛尔将术前心率控制在100次/min以下,术中应用氢化可的松200mg。

某些甲状腺功能亢进患者对ATD不能耐受或需在较短时间内接受手术而术前甲状腺功能未能控制正常的情况下,国内有学者提出可联合碘剂、糖皮质激素、β受体阻滞剂行7天手术准备。具体用法是:复方碘溶液口服7天,3次/d,每次0.75ml(15滴);第4天起加用地塞米松针剂20mg静脉滴注,1次/d,连用3天后手术,术前1天开始口服普萘洛尔将心率控制在90次/min以下(《中国甲状腺功能亢进症和其他原因所致甲状腺毒症诊治指南》)。

四、手术方式选择

目前,甲状腺切除范围存在争议。常用的手术方式有:双侧甲状腺次全切除术(裘法祖院士建议甲状腺次全切除术应该切除腺体的80%~90%和甲状腺峡部,每侧保留成人拇指末节大小,3~4g)、一侧腺叶切除+对侧次全切除术、双侧甲状腺近全切除术(甲状腺近全切除术是去除所有肉眼可见的甲状腺组织,仅保留少量毗邻<1g组织,用于保护喉返神经入喉部位及甲状旁腺组织)、甲状腺全切除术。

毒性多结节性甲状腺肿(toxic multinodular goiter,TMNG)比格雷夫斯病(Graves disease,GD,又称毒性弥漫性甲状腺肿)更容易在术后出现结节复发。《甲状腺功能亢进症外科治疗中国专家共识(2020版)》及《中国甲状腺功能亢进症和其他原因所致甲状腺毒症诊治指南》建议GD及TMNG患者的手术方式首选甲状腺近全或全切除术;TA患者应根据腺瘤的部位首选同侧腺叶切除术或峡部切除术;甲状腺功能亢进合并甲状腺癌患者的手术方式首选甲状腺近全或全切除术加同侧中央区淋巴结清扫术(推荐级别:A)。

五、术后管理原则

关于术后碘剂的应用,甲状腺全切除术或甲状腺近全切除术后不需要继续服用碘剂,甲状腺大部分切除术后则需要继续服用复方碘溶液,每次 10 滴,3 次/d,共 1 周左右;或者从每次 16 滴开始,3 次/d,逐日每次减少 1 滴,减至 3 滴停用。有研究表明,甲状腺功能亢进患者术后即使不服用碘剂,或给予糖皮质激素治疗 2~3 天,术后也不会发生甲状腺危象。其理论依据是,由于术前大量使用碘剂,术后患者处于碘的不应期,服用碘剂难以有效抑制甲状腺激素的合成与分泌。此外,手术过程中大部分甲状腺腺体已被切除,剩余甲状腺组织有限,即使术后不再服用碘剂,甲状腺激素的释放量仍然受到限制。预防甲状腺危象的关键是术前充分准备,把甲状腺功能控制在正常范围。

六、甲状腺危象

甲状腺危象,又称甲状腺毒症危象,临床表现为甲状腺功能亢进症状和体征加重,并伴有多器官、系统功能的失代偿改变。甲状腺危象可发生于术前、术中、术后,是甲状腺功能亢进患者术后的严重并发症,多发生于术后 12~36 小时,起病急、发展快,以多系统受累为特点,病死率高达 8%~25%。甲状腺危象重在预防,其发生与术前未能纠正甲状腺功能、基础代谢率高、手术应激反应、特殊状态下肾上腺皮质激素效能不足(重度甲状腺功能亢进时,肾上腺皮质对促肾上腺皮质激素刺激反应能力下降,意味着重度甲状腺功能亢进患者肾上腺皮质的应激能力降低)有关,充分术前准备和轻柔手术操作是预防的关键。术前可联合应用 Burch-Wartofsky 评分量表(Burch-Wartofsky point scale,BWPS)诊断甲状腺危象,以提高临床诊断准确性(表 4-2)。

表 4-2　伯奇-沃托斯基点量表(Burch-Wartofsky Point Scale,BWPS)

<table>
<tr><th>项目</th><th>临床表现</th><th>计分</th><th colspan="2">项目</th><th>临床表现</th><th>计分</th></tr>
<tr><td rowspan="6">体温/℃</td><td>37.2~37.7</td><td>5</td><td rowspan="11">心血管系统</td><td rowspan="5">心率/(次/min)</td><td>90~100</td><td>5</td></tr>
<tr><td>37.8~38.2</td><td>10</td><td>110~119</td><td>10</td></tr>
<tr><td>38.3~38.8</td><td>15</td><td>120~129</td><td>15</td></tr>
<tr><td>38.9~39.3</td><td>20</td><td>130~139</td><td>20</td></tr>
<tr><td>39.4~39.9</td><td>25</td><td>≥140</td><td>25</td></tr>
<tr><td>≥40</td><td>30</td><td rowspan="4">充血性心力衰竭</td><td>无</td><td>0</td></tr>
<tr><td rowspan="4">中枢神经系统</td><td>无</td><td>0</td><td>轻度(水肿)</td><td>5</td></tr>
<tr><td>烦躁不安</td><td>10</td><td>中度(双侧肺底湿啰音)</td><td>10</td></tr>
<tr><td>谵妄、昏睡、精神错乱</td><td>20</td><td>重度肺水肿</td><td>15</td></tr>
<tr><td>癫痫、昏迷</td><td>30</td><td rowspan="2">房颤</td><td>无</td><td>0</td></tr>
<tr><td rowspan="3">消化系统</td><td>无</td><td>0</td><td>有</td><td>10</td></tr>
<tr><td>腹泻、恶心、呕吐、腹痛</td><td>10</td><td colspan="2" rowspan="2">诱因</td><td>无</td><td>0</td></tr>
<tr><td>黄疸</td><td>20</td><td>有</td><td>10</td></tr>
</table>

注:分数≥45 为甲状腺功能亢进危象;分数 25~45 为危象前期;分数<25 为无危象。

（一）临床表现

1. 高代谢率及高肾上腺素能反应症状　高热（体温升高，一般都在40℃左右，常规退热措施难以收效），心悸（心率显著加快，一般在160次/min以上，脉压显著增宽，常有心律失常如心房颤动、心动过速，抗心律失常药往往不奏效，有时可出现心力衰竭），气短，全身多汗、面色潮红、皮肤潮热。

2. 消化系统症状　食欲减退，恶心呕吐，腹泻，严重时可出现黄疸，多以直接胆红素增高为主。

3. 神经系统症状　极度乏力，烦躁不安，最后可因脑细胞代谢障碍而谵妄，甚至昏迷。

（二）治疗

甲状腺危象的治疗目标是降低甲状腺激素分泌和合成、减小甲状腺激素的外周效应、改善全身失代偿症状、去除诱因及治疗并发疾病。

甲状腺危象的药物治疗主要包括抗甲状腺药、无机碘化物、糖皮质激素和β受体阻滞剂，其目的是减少甲状腺激素的合成和分泌，拮抗甲状腺激素的外周作用，以及逆转系统性失代偿。

1. 降低血液甲状腺素浓度

（1）抑制T4合成：首选丙硫氧嘧啶（propylthiouracil，PTU），ATD治疗甲状腺危象的剂量可根据个人情况进行调整，日本甲状腺协会的数据显示治疗甲状腺危象的甲巯咪唑（methimazole，MMI）给药中位剂量为30mg（5~120mg），而PTU的中位剂量为450mg（150~1 500mg）。格雷夫斯病引起的甲状腺危象，口服MMI的推荐剂量为60mg/d，PTU的推荐剂量为600mg/d。使用ATD时，应密切监测潜在不良反应，如粒细胞缺乏、肝功能损害、皮疹等。

（2）抑制T4释放：复方碘溶液和碘化物（碘化钾的剂量为200mg/d，碘过敏者改用碳酸锂）。抗甲状腺药只是阻滞新的甲状腺激素合成，对已合成贮存在甲状腺内的甲状腺激素无效，故在服用抗甲状腺药1小时后使用碘剂，如复方碘溶液4~8滴，每6~8小时一次。

（3）抑制外周T4向T3转化：PTU、碘剂、普萘洛尔及糖皮质激素（氢化可的松100mg/8h，地塞米松2mg/6h）。在应用糖皮质激素期间，应密切监测和预防潜在的不良反应，如高血糖、消化性溃疡和感染等。甲状腺危象患者出现心动过速时，建议应用β受体阻滞剂控制心率，如普萘洛尔60~80mg，每4~6小时口服1次。静脉注射艾司洛尔能够获得更快的效果，以0.25~0.5mg/kg作为负荷剂量，随后以0.05~0.1mg/(kg·min)的速度持续输注。

（4）血液净化降低甲状腺激素浓度：如果甲状腺危象患者经过ATD、无机碘化物、糖皮质激素或β受体阻滞剂的初始治疗，以及针对诱因和并发症的治疗后，24~48小时内临床症状未改善，则应考虑血浆置换治疗。

2. 支持/对症治疗

（1）迅速纠正水电解质酸碱平衡紊乱，补充足够糖、热量及维生素。

（2）监测心、脑、肾功能并治疗心、脑、肾并发症。对高热，ATA、美国临床内分泌学会和日本甲状腺协会相关指南推荐，乙酰氨基酚是治疗甲状腺危象发热的首选退热药。应避免使用水杨酸盐，因为水杨酸盐类药物会竞争性地与 Tg 结合，导致游离甲状腺激素水平升高。体表降温措施，如冰袋、冰毯或乙醇擦浴等，可视情况使用。笔者团队用 4℃糖盐水替换常温糖盐水静脉滴注，可达到很好的降温效果。

参考文献

[1] BURCH H B，COOPER D S. Management of Graves' disease：a review [J]. JAMA，2015，314（23）：2544-2554.

[2] 中国医师协会外科医师分会甲状腺外科医师委员会，中国研究型医院学会甲状腺疾病专业委员会，中国医疗保健国际交流促进会临床实用技术分会．甲状腺功能亢进症外科治疗中国专家共识（2020 版）[J]. 中国实用外科杂志，2020，40（11）：1229-1233.

[3] 中华医学会急诊医学分会，中国医药教育协会急诊专业委员会，中国医师协会急诊医师分会，等．甲状腺危象急诊诊治专家共识[J]. 中华急诊医学杂志，2021，30（6）：663-670.

[4] 刘光辉．甲状腺危象的识别和治疗[J]. 医师在线，2019，9（31）：32-33.

[5] CHIHA M，SAMARASINGHE S，KABAKER A S. Thyroid storm：an updated review [J]. J Intensive Care Med，2015，30（3）：131-140.

[6] SATOH T，ISOZAKI O，SUZUKI A，et al. 2016 guidelines for the management of thyroid storm from the Japan Thyroid Association and Japan Endocrine Society（First edition）[J]. Endocr J，2016，63（12）：1025-1064.

[7] 廖二元．内分泌代谢病[M]. 3 版．北京：人民卫生出版社，2024：451-477.

[8] 中华医学会内分泌学分会，中国医师协会内分泌代谢科医师分会，中华医学会核医学分会，等．中国甲状腺功能亢进症和其他原因所致甲状腺毒症诊治指南[J]. 国际内分泌代谢杂志，2022，42（5）：401-450.

第五章

甲状腺手术

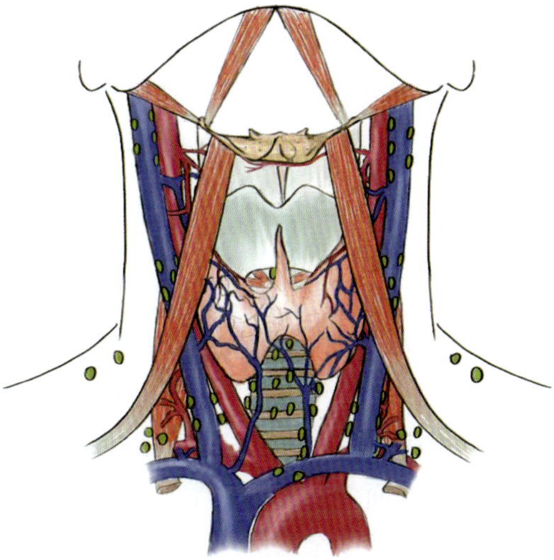

第一节　甲状腺手术范围

一、良性甲状腺结节手术范围

（一）手术指征

结合2015年ATA《成人甲状腺结节与分化型甲状腺癌诊治指南》及中国2023年《甲状腺结节和分化型甲状腺癌诊治指南（第二版）》建议，良性甲状腺结节手术指征包括：①出现与结节相关的局部压迫症状；②胸骨后或纵隔内甲状腺肿；③自主性高功能性甲状腺腺瘤或TMNG；④患者因结节出现难以控制的焦虑症状。

（二）手术范围

目前我国良性甲状腺结节手术范围存在争议，手术方式有：甲状腺结节剜除术、甲状腺部分切除术、甲状腺大部分切除术、甲状腺叶切除术、甲状腺近全切除术，以及甲状腺全切除术等。笔者认为良性结节的手术目的是解除心理或生理症状，提高生活质量。在解除症状的前提下应尽量保留正常甲状腺组织，手术范围的选择要充分尊重患者意愿采用个体化原则。自主性高功能性甲状腺腺瘤因病变局限，手术完整切除腺瘤即可。TMNG因病变范围广泛，常用的手术方式有甲状腺双侧腺叶次全切除术、一侧腺叶切除+对侧腺叶次全切除术及甲状腺近全/全切除术等。

二、分化型甲状腺癌手术范围

分化型甲状腺癌（DTC）包括甲状腺乳头状癌及滤泡状癌。2015年ATA《成人甲状腺结节与分化型甲状腺癌诊治指南》对DTC的手术范围建议：癌灶<1cm、没有腺体外侵犯且cN_0的患者，应采取腺叶切除术；癌灶1~4cm、无腺体外侵犯且cN_0的患者可以采取腺体全切除术、近全切除术或单侧腺叶切除术；满足以下任何一项者推荐甲状腺全切除术或近全切除术：肿瘤直径>4cm；肿瘤直径>1cm且位于峡部；阳性切缘；肉眼可见的甲状腺外侵犯；血管浸润；双侧多灶性；临床淋巴转移（数目≥5枚或直径≥3cm）；远处转移；青少年时期头颈部放疗史；明确的非髓样甲状腺癌家族史；其他预后不良的PTC亚型；风险分层属于高危；任何其他因素需要术后行^{131}I治疗。

三、特殊类型甲状腺癌手术范围

甲状腺髓样癌（medullary thyroid cancer，MTC）患者至少行甲状腺切除术及中央区淋巴结清扫，而侧颈区淋巴结清扫的适应证及范围仍存在争议。2015年ATA《成人甲状腺结节与分化型甲状腺癌诊治指南》推荐MTC的标准治疗是甲状腺全切除术。有研究表明，甲状腺全切除术或甲状腺单侧叶切除术，在患者的生化治愈率方面差异无统计学意义。无家族史、单发病灶、淋巴结局限转移、有意愿保留对侧腺体及对甲状腺全切除术后并发症比较顾虑的患者，也可行单侧甲状腺切除，但应充分告知对侧有复发可能。

甲状腺未分化癌（anaplastic thyroid cancer，ATC）又称甲状腺间变癌，其全球发病率仅占整个甲状腺癌的 1.3%~9.8%（中位发病率 3.6%），但是患者的中位生存期仅有 5 个月，1 年生存率仅达 20%，是甲状腺癌中少见但恶性程度最高、预后最差的病理类型。根据美国癌症联合委员会（American Joint Committee on Cancer，AJCC）第 8 版甲状腺癌 TNM 分期，所有 ATC 都属于Ⅳ期。ⅣA 期：肿瘤病灶局限在甲状腺内，且没有淋巴转移和远处转移；ⅣB 期：肿瘤原发病灶侵犯至甲状腺外或穿透甲状腺包膜，和/或存在局灶性淋巴转移，但不存在远处转移；ⅣC 期：肿瘤存在远处转移。2021 年 ATA 推荐对ⅣA/ⅣB 期并可预期 R0/R1 切除的患者，行甲状腺全切除术或近全切除术 + 治疗性中央区和侧颈区淋巴结清扫。研究表明，对有气管或食管侵袭的患者，接受手术切除具有更明显的生存优势，指南推荐行局部区域性切除术以获得姑息性治疗；不推荐行根治性切除（包括喉切除、气管切除、食管切除和/或主要的大血管或纵隔切除），完全切除病灶的生存优势并不明确，可能和大多数患者会发生局部复发或远处转移有关。

四、笔者观点——甲状腺功能保护

甲状腺分泌的甲状腺素是人体重要的代谢调节激素，能够调节机体的生长发育、新陈代谢，同时对心血管系统、消化系统、神经系统及电解质的代谢都有一定的调节作用，甲状腺切除术后可用人工合成药物替代。但作为复杂的内分泌腺，甲状腺不仅分泌甲状腺素，还分泌降钙素等激素。此外，寒冷等环境因素也可影响下丘脑-垂体-甲状腺轴，调节甲状腺素的分泌。药物能否完全替代甲状腺分泌的所有激素功能，以及是否能适应环境因素改变而动态调节甲状腺素分泌是一个需要深入研究的课题。1995 年西班牙学者的一项动物实验研究表明，药物替代治疗不能确保所有组织中的甲状腺功能正常，即使血液中的 T3 和 T4 浓度正常也不能保证大脑等组织中甲状腺激素水平。2021 年，英国的一项研究显示，药物无法完全替代甲状腺激素，77.6% 的患者对长期服药感到不满，整体生活质量有所下降。因此，甲状腺不能“一切了之”，应在治疗疾病的同时，最大程度保留甲状腺本身的功能。

症状型良性甲状腺结节的手术范围存在争议。手术范围的选择应以“解除症状、减少复发、保留功能”为目标。甲状腺乳头状癌被称为惰性癌，微小乳头状癌（直径<10mm）常常进展缓慢，2020 年 *American Association of Endocrine Surgeons Guidelines for the Definitive Surgical Management of Thyroid Disease* 建议，对知情同意且符合下列要求的甲状腺微小乳头状癌患者可行随访观察：彩超无腺外侵犯及淋巴转移；>60 岁；距离甲状腺包膜≥2mm；不位于甲状腺后包膜的孤立性结节。甲状腺热消融术是一项近年来兴起的新技术，在彩超引导下，采用局部麻醉进行穿刺灭活结节。该技术具有损伤小、恢复快、良好美容效果及保护甲状腺功能等优点。主要适用于良性甲状腺结节，近年来也有研究应用于微小乳头状癌。“少即是多”，在保障患者生存及不增加复发风险的前提下，甲状腺外科要合理减少干预及干预程度，保证患者最大获益。按照严于术前、精于术中、勤于术后的外科手术要求，遵循功能保护性甲状腺外科理念，治疗甲状腺疾病的同时，尽可能保留甲状腺自身功能，保障甲状腺周围组织器官的功能完整，降低术后并发症，提高患者生存质量。

参考文献

[1] ITO Y, MIYAUCHI A, KIHARA M, et al. Patient age is significantly related to the progression of papillary microcarcinoma of the thyroid under observation[J]. Thyroid, 2014, 24(1): 27-34.

[2] 秦元,张浩. 国内外指南中甲状腺癌颈淋巴结清扫手术范围及指征变迁[J]. 中国实用外科杂志, 2020, 40(6): 639-643.

[3] 赵敬柱,王桂林,高明,等. 甲状腺髓样癌手术切除范围及预后影响因素研究[J]. 中国实用外科杂志, 2020, 40(9): 1069-1073.

[4] 中国临床肿瘤学会指南工作委员会. 中国临床肿瘤学会(CSCO)分化型甲状腺癌诊疗指南 2021 [J]. 肿瘤预防与治疗, 2021, 34(12): 1164-1200.

[5] 高明. 甲状腺结节和分化型甲状腺癌诊治指南[J]. 中国肿瘤临床, 2012, 29(17): 1249-1272.

[6] HAUGEN B R, ALEXANDER E K, BIBLE K C, et al. 2015 American Thyroid Association management guidelines for adult patients with thyroid nodules and differentiated thyroid cancer: the American Thyroid Association guidelines task force on thyroid nodules and differentiated thyroid cancer[J]. Thyroid, 2016, 26(1): 1-133.

[7] KIM J, BAEK J H, LIM H K, et al. 2017 Thyroid radiofrequency ablation guideline: Korean Society of Thyroid Radiology[J]. Korean J Radiol, 2018, 19(4): 632-655.

[8] 中华医学会内分泌学分会,中华医学会外科学分会甲状腺及代谢外科学组,中国抗癌协会头颈肿瘤专业委员会,等. 甲状腺结节和分化型甲状腺癌诊治指南(第二版)[J]. 中华内分泌代谢杂志, 2023, 39(3): 181-226.

[9] 陈隽,王卓颖,陈立波. 甲状腺未分化癌诊疗专家共识 2023 [J]. 中华转移性肿瘤杂志, 2023, 6(3): 197-206.

第二节 峡部分化型甲状腺癌特点与手术范围

甲状腺乳头状癌(PTC)是起源于甲状腺滤泡上皮细胞的恶性肿瘤,通常被认为具有低生物侵袭性,预后良好。其中峡部 PTC 的发生率为 1%~9.2%,目前峡部 PTC 的手术范围业内尚未达成共识。

一、峡部甲状腺乳头状癌的特点

在外科解剖学中,将连接左、右侧甲状腺叶的带状结构组织称为峡部,该结构位于气管前方,但其两侧没有明确的外部划分。在超声学中,峡部被定义为双侧气管最外侧线在甲状腺上垂直投影之间的组织。如果肿瘤的中心点(即其最长和最短径的交点)位于该位置,且术后病理证实为甲状腺乳头状癌,那么这种情况被定义为峡部甲状腺乳头状癌(papillary thyroid carcinoma of the isthmus, PTCI)(图 5-1)。甲状腺峡部体积相对较小,长约 20mm,宽 2~6mm,被颈部中间的带状肌肉、筋膜和皮肤所覆盖。甲状腺峡部的恶性肿瘤因易突破包膜向腺体外浸润生长,常导致较高的局部复发风险、远处转移及肿瘤相关死亡率,故 PTCI 通常

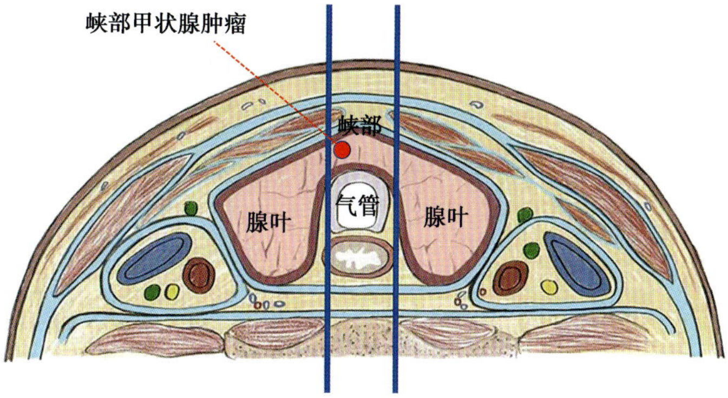

图 5-1 峡部甲状腺乳头状癌

恶性程度更高,预后相对较差。甲状腺峡部位于气管前方,覆盖在颈部气管环上,容易发生双侧淋巴转移。因此,PTCI 增加了肿瘤侵袭性和淋巴转移的风险。此外,与非峡部甲状腺乳头状癌相比,PTCI 更容易呈现多灶性肿瘤,这可能预示着较差的预后。

由于峡部的位置特殊,其手术范围未达成共识。部分学者主张单纯行峡部切除术,尽可能保留两侧腺体(保证术后甲状腺功能),部分则主张采取甲状腺全切除术联合中央区淋巴结清扫,以减少术后肿瘤复发。根据文献资料显示,峡部分化型甲状腺癌主要的手术方式有三种:①甲状腺全切除术 + 双侧中央区淋巴结清扫术;②甲状腺峡部切除 + 双侧中央区淋巴结清扫术;③甲状腺峡部扩大切除(范围包括峡部及左右两侧各部分腺叶或肿瘤偏侧甲状腺叶 + 峡部 + 对侧腺叶部分切除)+ 双侧中央区淋巴结清扫术。

二、峡部甲状腺乳头状癌的手术范围

(一) 甲状腺全切除术

部分学者认为这是 PTCI 的理想手术方式,理由是:①PTCI 具有更强的侵袭性,包括更高概率的淋巴转移、多病灶和包膜侵袭,此外,还可侵犯邻近组织等;②峡部甲状腺乳头状癌比非峡部甲状腺乳头状癌出现肿瘤多灶性的概率更大,残留腺体有遗留病灶可能,全切除术可降低术后复发和再手术的风险;③全切除术能为 ^{131}I 治疗创造良好条件;④手术技巧的娴熟和精准实用技术的普及,提高了全切除术的安全性。Lim 等回顾性研究认为对肿瘤直径>1cm 的 PTCI,甲状腺全切除术可能会取得较好的效果。Wang 等通过回顾 73 例 cN_0 的孤立性峡部甲状腺乳头状癌患者,发现甲状腺峡部切除术加喉前及气管前淋巴结清扫的治疗方案可能不足以治疗气管旁的隐匿性淋巴转移,因此提出对于肿瘤直径>0.6cm、≤38 岁或男性的孤立性峡部甲状腺乳头状癌患者,应行甲状腺全切除术加双侧中央区淋巴结清扫术。

目前对于 cN_1 峡部 PTC 患者行甲状腺全切除术 + 双侧中央区淋巴结清扫术,基本达成共识。《甲状腺结节和分化型甲状腺癌诊治指南(第二版)》推荐对于最大径>1cm 的峡部癌行甲状腺全切除术。对于甲状腺峡部肿瘤直径>1cm,有多个肿瘤病灶、腺外浸润的患者,部分学者建议行甲状腺全切除术,理由为峡部甲状腺乳头状癌具有强侵袭性,包括更高概率的淋巴转移、多病灶和包膜侵袭,此外,还可侵犯邻近组织等。

（二）肿瘤偏侧甲状腺叶 + 峡部 + 对侧腺叶部分切除术

主要适用于病灶位于峡部偏一侧腺叶者。研究发现对于早期、淋巴结阴性的峡部微小癌，该术式与全切除术在预后方面差异无统计学意义。故对病灶偏向峡部一侧，对侧无病灶，且无其他高危因素者，基于手术安全性、术后并发症考虑，可能更适合采用该术式（图 5-2）。

（三）双侧部分甲状腺 + 峡部切除术

部分学者提出这种手术方式，认为该术式可减少术后严重并发症，如双侧喉返神经损伤、甲状旁腺损伤等。若 PTCI 为微小癌，非多灶癌，无包膜侵犯，且双侧腺体内无结节，可尝试选择该术式。Sugenoya 等报道了 19 例分化型甲状腺峡部癌，4 例仅行甲状腺峡部切除术者的无复发生存期在 20 年以上，因此提出，包含足够周围腺体组织的峡部切除术可作为分化型甲状腺峡部癌的手术方式之一（图 5-3）。

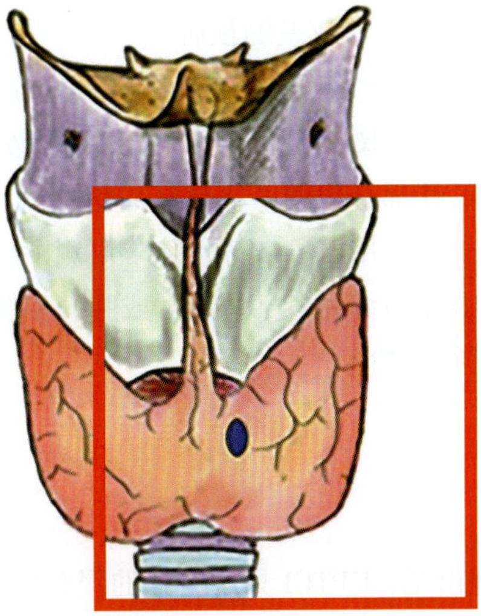

图 5-2 肿瘤偏侧甲状腺叶 + 峡部 + 对侧腺叶部分切除术

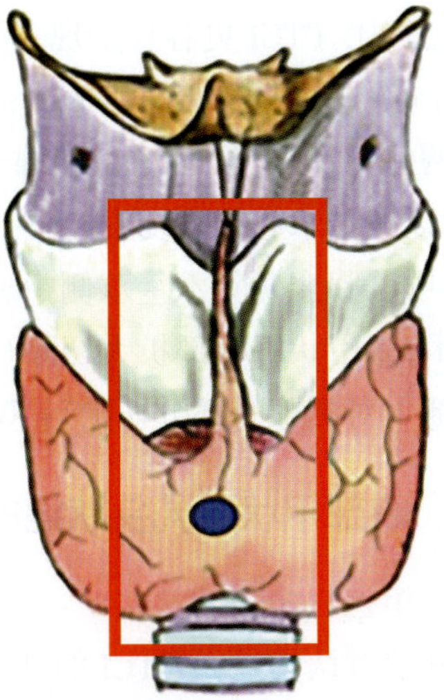

图 5-3 双侧部分甲状腺 + 峡部切除术

笔者团队排除了存在多灶性肿瘤、甲状腺癌家族史、既往放射暴露、术后放射性碘治疗或远处转移的患者，共纳入 389 例单发肿瘤位于峡部且无颈部淋巴转移的患者。将所有患者分为三组。119 例（30.6%）患者行切缘距离肿瘤边缘<1.0cm 的峡部扩大切除术（Ⅰ组），190 例（48.8%）患者行切缘距离肿瘤边缘≥1.0cm 的峡部扩大切除术（Ⅱ组），80 例（20.6%）患者行甲状腺全切除术（Ⅲ组）。术后，患者的 TSH 维持在参考范围（0.5~2mU/L）内，并进行复发监测。在 TSH 维持在这一目标范围时，患者无须接受甲状腺激素治疗。经过平均 37 个月的随访，Ⅰ组 119 例患者中有 80 例（67.2%）和Ⅱ组 190 例患者中有 125 例（65.8%）未服用药物。Ⅰ组 22 例（18.5%）、Ⅱ组 16 例（8.4%）、Ⅲ组 4 例（5.0%）患者出现局部复发。总并发症发生率Ⅰ组为 6 例（5.0%），Ⅱ组为 14 例（7.4%），Ⅲ组为 21 例（26.3%）。Ⅱ组和Ⅲ组的无病生存期明显高于Ⅰ组。本研究中，三组淋巴结清扫率相似，但两组峡部切除术后低钙血症发生

率明显低于Ⅲ组。与甲状腺全切除术相比，峡部扩大切除术不需要对气管食管沟和 Berry 韧带进行完整的探查，以确定喉返神经的整个路线，峡部扩大切除术可显著降低喉返神经损伤的风险。研究发现对于局限于峡部的 PTC 患者，距离肿瘤边缘 1.0cm 范围的峡部扩大切除术可能是一种有效的治疗方法。

（四）甲状腺峡部切除术

单纯甲状腺切除术无须处理甲状腺叶背膜，无须探查食管气管沟，避免了喉返神经和甲状旁腺的损伤，术后并发症少。对于肿瘤直径<1cm、无腺外侵犯及淋巴转移的影像学证据、双侧腺叶内均无可疑结节的患者，有学者推荐行单纯甲状腺峡部切除术或甲状腺峡部扩大切除术，术中确保肿瘤切除的安全界限，并清扫喉前与气管前淋巴结（图 5-4）。Nixon 等对 1 811 例患者进行回顾性研究，发现有 19 例峡部分化型甲状腺癌患者仅行单纯甲状腺峡部切除术，而这些患者 10 年无复发生存率为 100%，提出对于单发的峡部甲状腺乳头状癌，且无腺外侵犯的患者，可行单纯甲状腺峡部切除术或甲状腺峡部扩大切除术；Park 等从 6 259 例患者中筛选出 220 例符合美国甲状腺协会中低风险分期且无淋巴转移的峡部甲状腺乳头状癌患者，进行回顾性分析发现，接受甲状腺峡部切除术患者与甲状腺全切除术患者的 10 年无复发生存率分别为 93.0% 和 94.6%，差异无统计学意义，因此认为对于中低风险单纯峡部甲状腺乳头状癌的患者，单纯甲状腺峡部切除术是一个适宜的治疗方案。

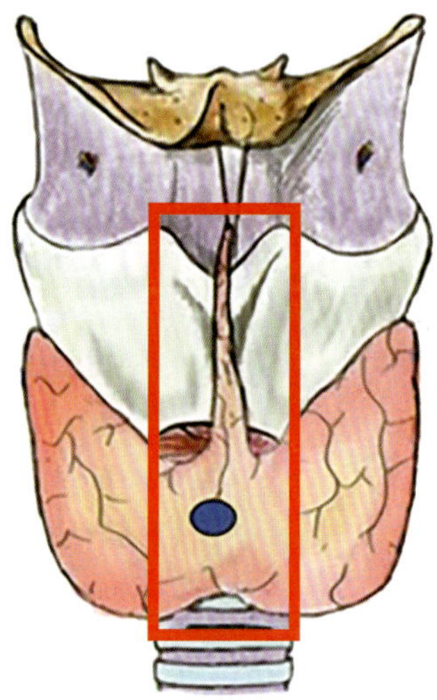

图 5-4 甲状腺峡部切除术

对于肿瘤直径<1cm、无腺外侵犯及淋巴转移影像学证据、双侧腺叶内均无可疑结节的患者，可实施单纯甲状腺峡部切除术或甲状腺峡部扩大切除术，术中确保肿瘤切除的安全界限，并清扫喉前与气管前淋巴结。

三、中央区淋巴结清扫

甲状腺的淋巴系统与静脉引流系统平行，峡部的淋巴管可引流到气管前、喉前和双侧中央区淋巴结；喉前淋巴结主要接受峡部及上 1/3 腺叶的淋巴回流，因此，峡部 PTC 更易发生喉前淋巴转移。由于位置原因，峡部 PTC 较腺叶 PTC 具有更高的中央区淋巴转移率及喉前淋巴转移率，故对峡部 PTC 患者在淋巴结清扫过程中更应规范喉前淋巴结清扫。

（一）双侧中央区淋巴结清扫术

对于术前发现中央区淋巴结有转移的患者，行甲状腺全切除术加中央区淋巴结清扫术，目前已达成共识。但是对于术前影像学检查未发现淋巴转移的峡部甲状腺乳头状癌，是否行预防性中央区淋巴结清扫术还存在争议。有学者提出，PTCI 患者出现中央区淋巴转移较为多见，应考虑行预防性中央区淋巴结清扫术，气管前和双侧气管旁淋巴转移发生率较高，建议行双侧中央区淋巴结清扫术。Goldfarb 等则推荐 PTCI 肿瘤直径>1cm 时，建议行甲状腺全切除术和可能的中央区淋巴结清扫术。

笔者团队研究发现峡部肿瘤容易出现双侧中央区淋巴转移，所以建议行双侧中央区淋巴结清扫术。

（二）肿瘤偏侧中央区淋巴结清扫术

峡部肿瘤的中心很少位于峡部的中线，常位于左侧或右侧，有学者建议行肿瘤偏侧中央区淋巴结清扫术。Lim 等报道单侧中央区淋巴转移率为 0.8%，建议对肿瘤直径≤1cm，临床淋巴结阴性者行单侧中央区淋巴结清扫术。Machens 等建议将肿瘤偏侧中央区淋巴结切除后进行快速冷冻切片病理学检查，如结果显示肿瘤偏侧中央区淋巴结有转移，则进行双侧中央区淋巴结清扫术。

参考文献

[1] HUGHES D T, ROSEN J E, EVANS D B, et al. Prophylactic central compartment neck dissection in papillary thyroid cancer and effect on locoregional recurrence [J]. Ann Surg Oncol, 2018, 25(9): 2526-2534.

[2] ZHANG C, LI B J, LIU Z, et al. Predicting the factors associated with central lymph node metastasis in clinical node-negative (cN_0) papillary thyroid microcarcinoma [J]. Eur Arch Otorhinolaryngol, 2020, 277(4): 1191-1198.

[3] PONTIERI G, URSELLI F, PESCHI L, et al. Is the isthmus location an additional risk factor for indeterminate thyroid nodules? Case report and review of the literature [J]. Front Endocrinol (Lausanne), 2018, 9: 750.

[4] 孙芸，陈亮，沈亦斌，等．峡部甲状腺微小乳头状癌临床病理特征及淋巴结转移危险因素分析[J]. 中华内分泌外科杂志，2021，15(3):278-282.

[5] JASIM S, BARANSKI T J, TEEFEY S, et al. Investigating the effect of thyroid nodule location on the risk of thyroid cancer [J]. Thyroid, 2020, 30(3): 401-407.

[6] 中华人民共和国国家卫生健康委员会．甲状腺癌诊疗规范(2018 年版)[J]. 中华普通外科学文献(电子版)，2019，13(1):1-15.

[7] 王玉坤，喻庆安，代文杰．甲状腺峡部乳头状癌诊治进展[J]. 中国实用外科杂志，2021，41(8):945-948.

[8] WANG J B, SUN H L, GAO L, et al. Evaluation of thyroid isthmusectomy as a potential treatment for papillary thyroid carcinoma limited to the isthmus: a clinical study of 73 patients [J]. Head Neck, 2016, 38: E1510-E1514.

[9] SUGENOYAL A, SHINGU K, KOBAYASHI S, et al. Surgical strategies for differentiated carcinoma of the thyroid isthmus [J]. Head Neck, 1993, 15(2): 158-160.

[10] PARK H, HARRIES V, MCGILL M R, et al. Isthmusectomy in selected patients with well-differentiated thyroid carcinoma [J]. Head Neck, 2020, 42(1): 43-49.

[11] CHANG Y W, LEE H Y, KIM H S, et al. Extent of central lymph node dissection for papillary thyroid carcinoma in the isthmus [J]. Ann Surg Treat Res, 2018, 94(5): 229-234.

第三节　甲状腺手术流程与准备技巧

一、适应证

（一）良性甲状腺结节手术适应证

良性甲状腺结节手术适应证：①出现与结节相关的局部压迫症状；②胸骨后或纵隔内甲状腺肿；③自主性高功能性甲状腺腺瘤或 TMNG；④患者因结节出现难以控制的焦虑症状。常采用甲状腺部分切除术、单侧甲状腺叶切除术、甲状腺次全切除术、甲状腺近全切除术及甲状腺全切除术等手术方式（表 5-1）。

表 5-1　良性甲状腺结节切除方式

手术方式	切除范围
甲状腺部分切除术	切除范围 <一侧腺叶的 50%
单侧甲状腺叶切除术	切除一侧腺叶
甲状腺次全切除术	切除范围≥一侧腺叶的 50% 且剩余甲状腺组织≥1g
甲状腺近全切除术	切除几乎所有甲状腺组织，仅保留<1g 的非肿瘤性甲状腺组织，如喉返神经入喉处或甲状旁腺处的非肿瘤性甲状腺组织，用于保护喉返神经和甲状旁腺
甲状腺全切除术	切除所有甲状腺组织

注：甲状腺部分切除术和甲状腺次全切除术的切除范围在国内外文献中尚无统一标准。为了便于同行之间的交流，笔者建议将这两种手术方式分别按左右侧叶进行描述。

（二）甲状腺恶性肿瘤手术适应证（以 DTC 为例）

DTC 手术治疗不同术式的适应证见表 5-2，对于癌灶直径 1~4cm、无腺体外侵犯且 cN_0 的患者，可以采取甲状腺全切除术、甲状腺近全切除术或单侧甲状腺叶切除术。

表 5-2　DTC 不同术式适应证

术式	适应证
甲状腺全切除术、近全切除术	肿瘤直径>4cm； 多癌灶，尤其是双侧癌灶； 不良病理亚型，低分化甲状腺癌； 有远处转移，需行术后 ^{131}I 治疗； 伴双侧颈部淋巴结转移； 伴腺外侵犯； 童年头颈部放射线照射史或放射性尘埃接触史
甲状腺叶切除术	复发危险度低； 局限于一侧腺叶内的单发 DTC； 肿瘤小于或等于 1cm； 无童年头颈部放射线照射史； 无颈部淋巴结转移； 对侧腺叶无结节

二、术前准备

(一) 主要手术设备和器材

笔者单位除了常规甲状腺手术器械包以外(图 5-5),另备用血管处理及神经吻合器械包(图 5-6)。

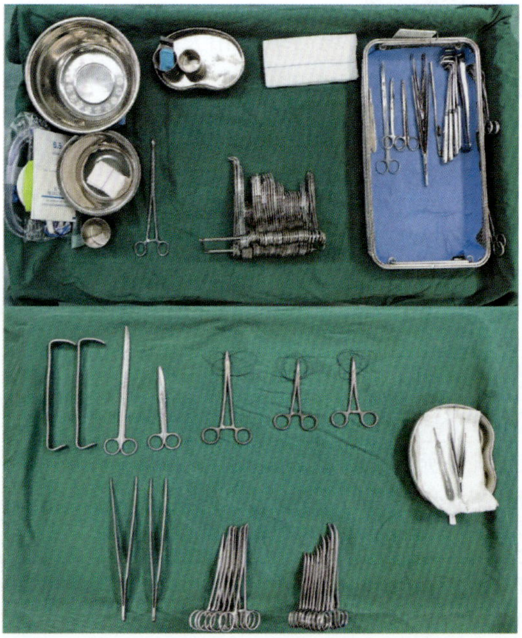

图 5-5　基础器械

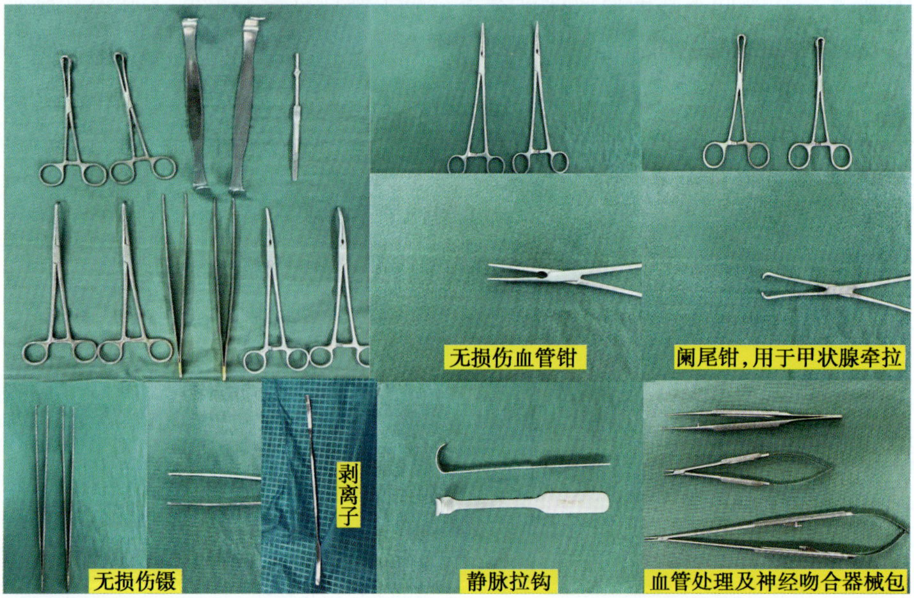

图 5-6　甲状腺手术器械包及备用血管处理和神经吻合器械包

（二）仪器设备

甲状腺是个血供丰富的器官，能量器械在甲状腺外科的应用提高了甲状腺手术的安全性和精细化程度，综合应用能量器械可以明显减少术中出血，缩短手术时间，进行精细化操作。超声刀具有抓持、分离、切割、凝血等功能，可有效减少术中出血，保持术野清晰，缩短手术时间。神经监测技术如同术中“探雷器”，利用神经电生理原理，术中快速辨认、识别喉返神经，可降低手术风险。

能量器械工作温度超过 60℃时，可造成神经及甲状旁腺永久性损伤。传统手术使用的单极电刀刀头容易出现火花，瞬间温度可达 300℃；双极电凝镊功能单一，仅有凝血功能，无切割功能；双极电能量器械电极尖端较为尖细，便于精细解剖、精准切除（镊尖<1mm）、温度精控（工作温度<60℃），可有效凝闭直径<3mm 的血管出血，可紧贴甲状腺真被膜凝断进出甲状腺的三级血管分支。双极电凝只在镊尖的两个电极之间放电，仅对钳夹的组织起凝闭作用，其作用局限、安全。因此，可用于处理靠近喉返神经和甲状旁腺周围的细小血管，避免对神经、甲状旁腺等组织的热损伤（图 5-7）。

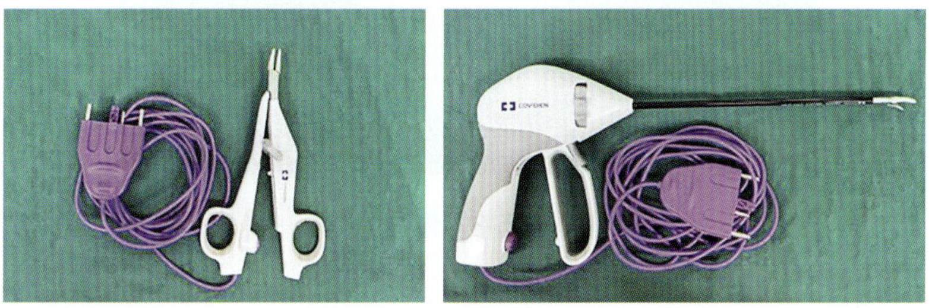

能量器械

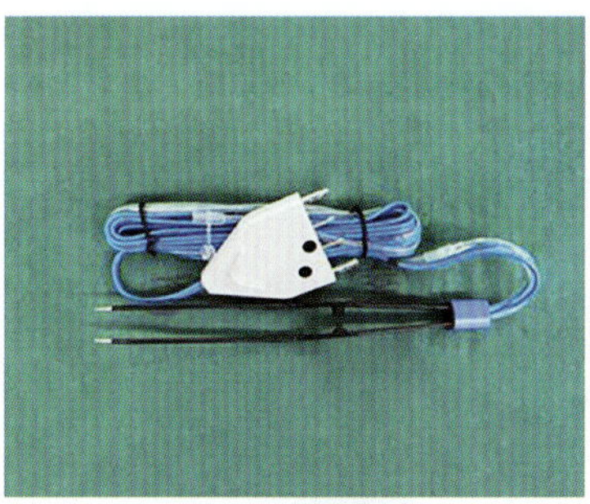

双极电凝镊

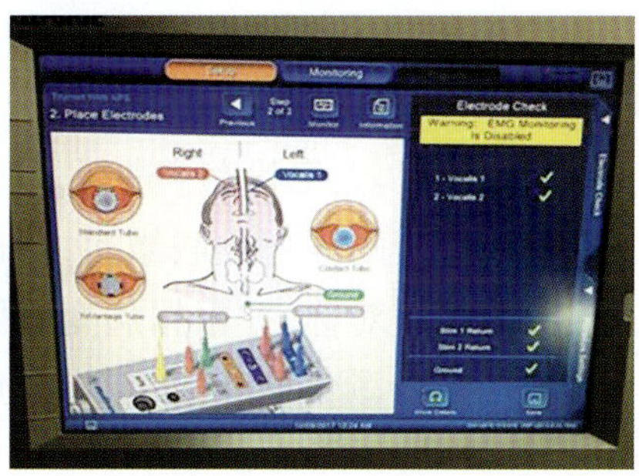

神经监测仪

图 5-7　仪器设备

三、知情同意重点涉及内容

1. 重点强调喉返神经损伤造成术后窒息。
2. 术后出血须再次手术。
3. 声音嘶哑。
4. 甲状腺功能减退。
5. 甲状旁腺功能减退症。

6. 术中快速冷冻切片病理学检查与术后常规病理诊断不一致，必要时须再次手术治疗。

四、单侧甲状腺叶切除术手术步骤

（一）患者体位及消毒范围

平卧头过伸位，肩部下方放置肩下垫，使头部后仰 15°~30°，为避免颈部悬空，可放置头圈（图 5-8）。

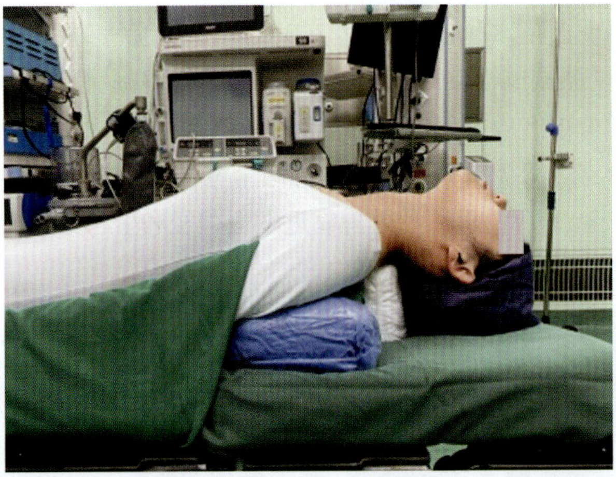

图 5-8 体位

消毒范围：上界至下颌骨，侧界由上至下为乳突、斜方肌前缘、肩峰、腋前线，下界为乳头连线。

（二）切口选择

切口划线在患者清醒、立位状态下进行，取胸骨上切迹上 1.5~2cm 或取适当的颈部皮肤皱褶，切口长度一般 4~5cm，成弧形，切口对称，并根据病变或甲状腺大小来确定切口大小。沿颈部自然皮纹切口，愈合后切口更隐蔽，有美容效果，颈部第 2 自然皮纹切口处张力更小，术后可以明显减轻瘢痕形成（图 5-9）。

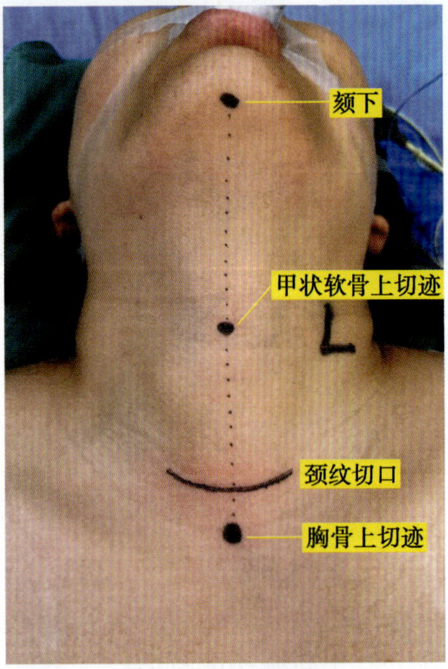

图 5-9 切口位置

（三）游离皮瓣

术前皮内注射地塞米松 5mg+0.75% 罗哌卡因 5ml，术后镇痛及预防术后皮肤瘢痕增生（图 5-10）。

在颈阔肌深面、深筋膜浅面分离皮瓣（无血管区域），皮瓣向上分离到甲状软骨上切迹，向下分离到胸骨上切迹；颈前静脉位于皮下组织层，无瓣膜，沿中线两侧下行进入胸骨上间隙内，左右颈前静脉在胸骨上间隙内有一横行的吻合支称为颈静脉弓。

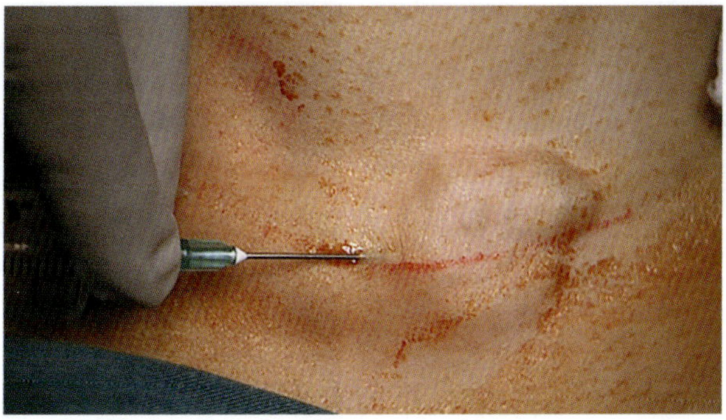

图 5-10 瘢痕预防皮内注射

注意事项:因颈阔肌在颈前正中区缺失,切开时注意防止伤及颈前带状肌或颈前静脉。颈正中切口过低时易导致颈静脉弓损伤。

颈白线在胸骨柄处较宽。可以先在近胸骨柄的位置找到颈白线,然后向上延伸至甲状软骨,最终完全打开颈白线,显露甲状腺峡部(图 5-11)。

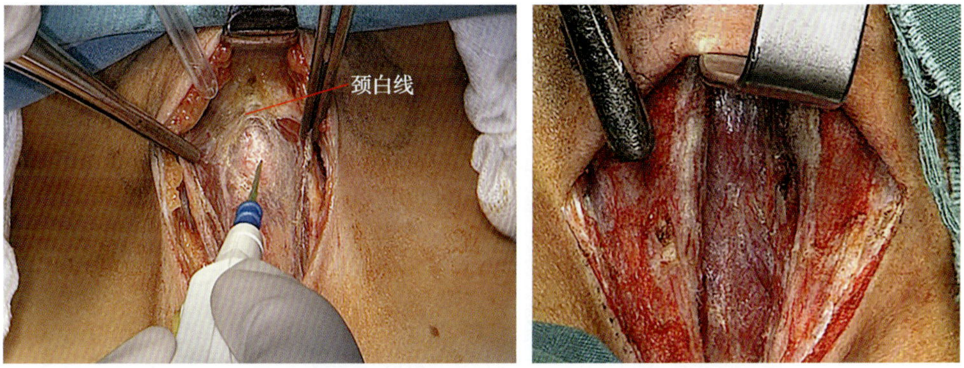

图 5-11 切开颈白线,分离带状肌,显露甲状腺

利用无损伤血管钳分离胸骨舌骨肌、胸骨甲状肌与甲状腺之间的疏松组织(钝性分离甲状腺被膜和固有被膜之间的疏松组织),利用甲状腺拉钩向两侧牵开舌骨下肌群,充分显露甲状腺(图 5-12)。

(四) 分离结扎甲状腺中静脉、显露颈动脉鞘

使用无损伤精密器械紧靠甲状腺真被膜解剖,切断甲状腺中静脉后继续分离,直至显露颈总动脉(图 5-13)。当显露颈总动脉后,操作须仔细,因为甲状腺背侧和颈总动脉之间有喉返神经、甲状旁腺等重要结构,左侧还可见食管前壁。

注意事项:甲状腺中静脉短而脆,切勿暴力牵拉甲状腺,造成甲状腺中静脉撕拉出血。须注意部分患者甲状腺中静脉缺如。

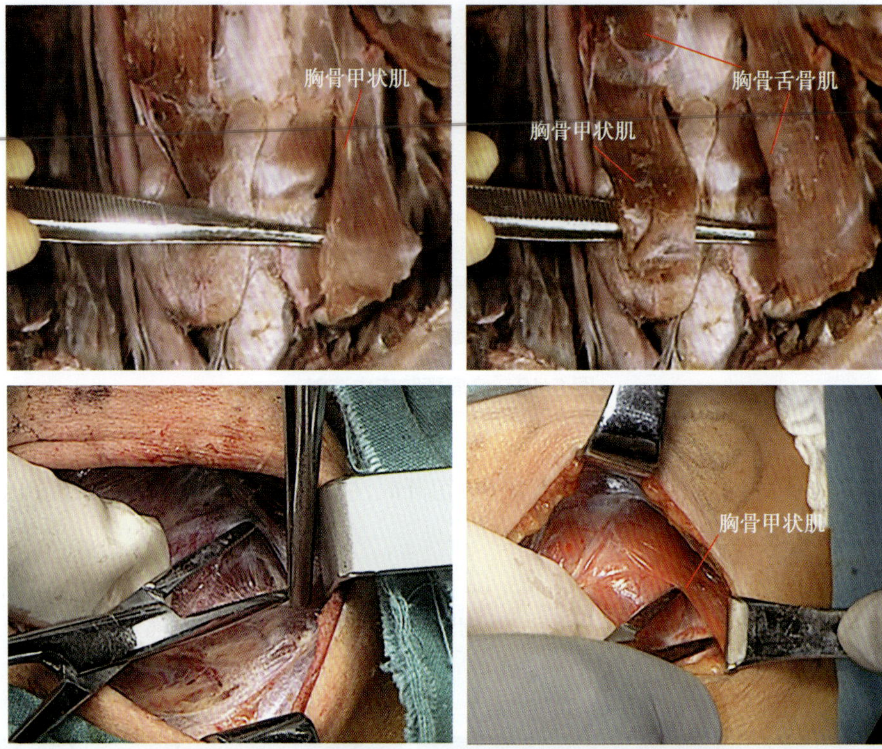

图 5-12　显露甲状腺

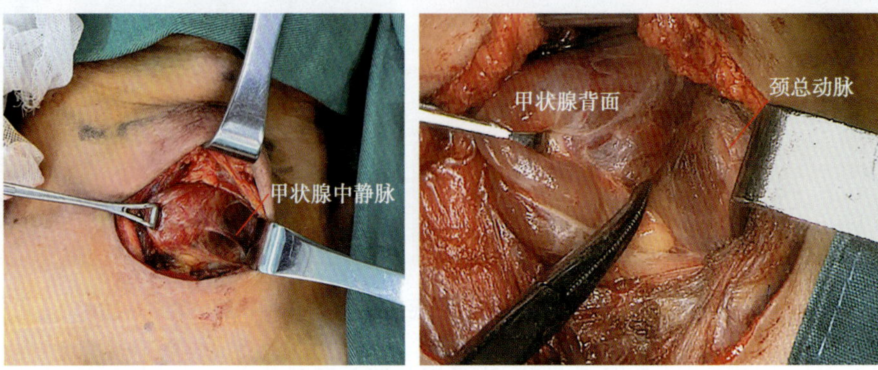

图 5-13　分离甲状腺中静脉

（五）离断峡部

峡部的切开分离可以在任何时候进行，有的医师先切断峡部显露气管，分离游离上极血管，找出上甲状旁腺，断甲状腺上极，然后找喉返神经及下甲状旁腺，最后断甲状腺下极；有的医师喜欢游离甲状腺下部，找出下甲状旁腺和喉返神经，随后找出上甲状旁腺，最后游离上极血管，最后一步断开峡部，这跟每个医师手术习惯有关（图 5-14，视频 5-1）。

注意事项：若良性结节行单侧甲状腺叶切除术，则靠近患侧切断峡部；若恶性结节则靠近对侧切断峡部。

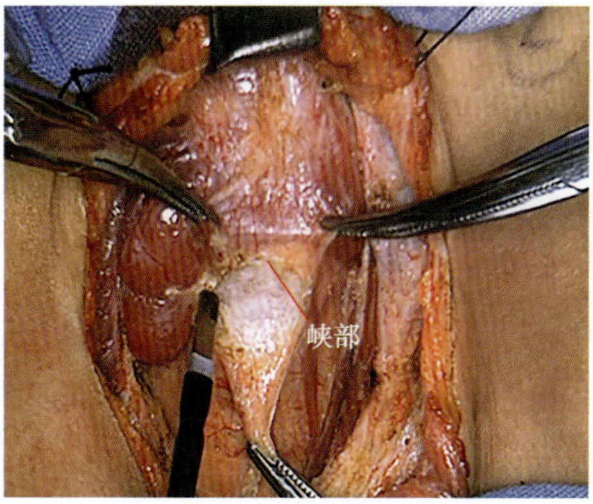

图 5-14　离断峡部

视频 5-1
单侧甲状腺叶切除术

（六）甲状腺上极处理——分离环甲间隙

环状软骨与甲状腺上极之间的无血管区称为环甲间隙，尽量采用钝性分离（图 5-15）。

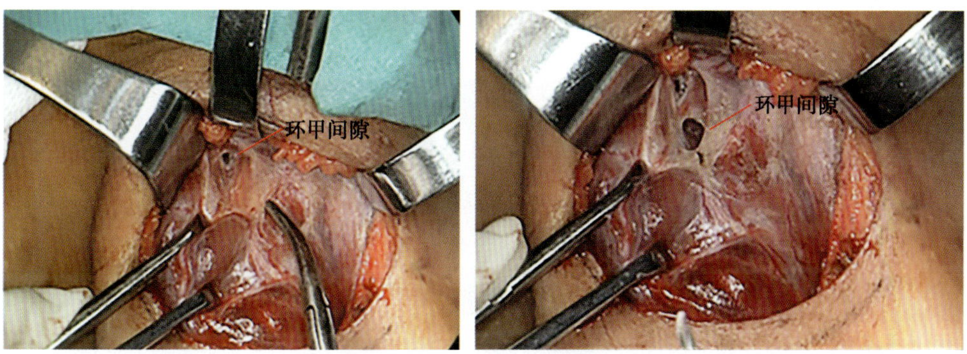

图 5-15　分离环甲间隙

（七）甲状腺上极处理——保护喉上神经外支，保护上甲状旁腺

上甲状旁腺常为椭圆形、水滴状或球状，直径 3~6mm，呈黄褐色。紧贴甲状腺真被膜分离，上甲状旁腺位于真假被膜之间的囊状结构内，显露甲状旁腺后，用剪刀将甲状旁腺从甲状腺真被膜上锐性分离；采用定点精确双极电凝止血法止血，保留甲状腺下动脉血管蒂以确保甲状旁腺的血供（图 5-16）。

上甲状旁腺位于甲状腺后被膜上 2/3 水平，通常位于入喉点上外侧 1cm 范围内，与甲状腺组织分离时注意保留甲状腺上极血管向后的分支，以保护上甲状旁腺的血运。上甲状旁腺位置较固定，其原位保留和功能完好是减少术后甲状旁腺功能低下的关键点。充分解剖显露喉上神经，断开结扎甲状腺上极血管时，一般不会损伤喉上神经外支。有些喉上神经外支与甲状腺上极血管并行，在较低位置进入环甲肌，此种情况易受损伤。应用术中神经监测技术可有效降低神经损伤率。甲状腺上极血管的结扎采取双人负责制，由两名医师分别对上极血管进行结扎（图 5-17）。

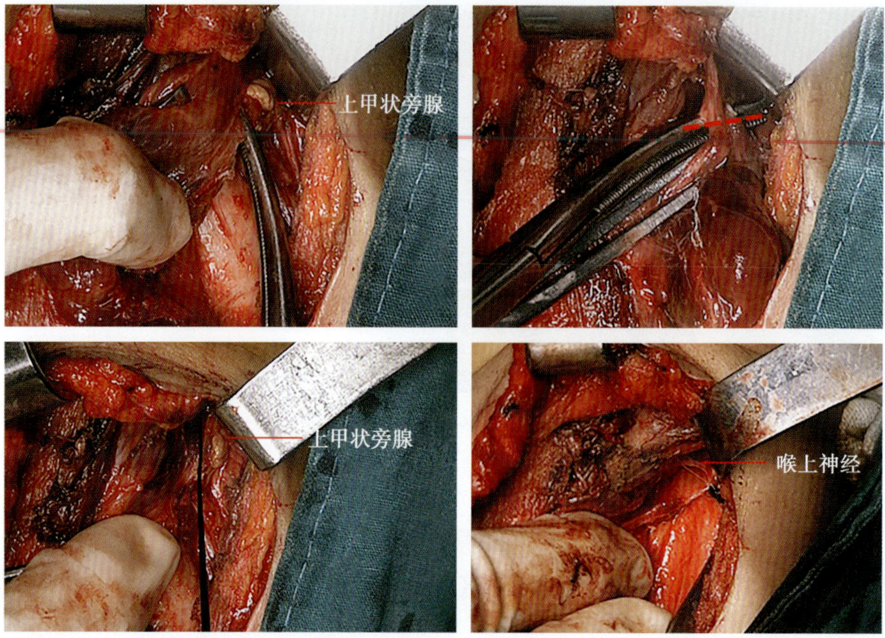

图 5-16 保护上甲状旁腺

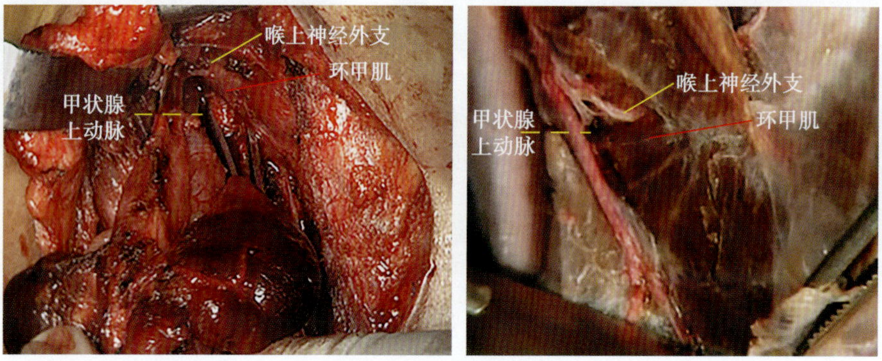

图 5-17 喉上神经外支

（八）切断下极血管，保护下甲状旁腺及喉返神经

采用精细被膜解剖法分离下甲状旁腺，若下甲状旁腺的血运无法保留，则切除后行自体移植。甲状腺手术中不损伤喉返神经的最安全方式是常规解剖显露喉返神经，然后沿着神经表面分离直至入喉点；喉返神经的有效保护是甲状腺手术中重要的环节；熟悉 Berry 韧带、Zuckerkandl 结节与喉返神经的关系，沿甲状腺被膜小心剥离、显露、识别喉返神经；Berry 韧带与甲状腺腺体间有纵行的血管穿支，切断时注意止血。确认、显露及分离喉返神经，切断 Berry 韧带，切除腺叶（图 5-18）。

（九）标记病灶，送病理检查

对于超声显示直径很小的结节，沿腺体冠状面剖开标本，找出病变的部位（图 5-19），观察病灶数量、大小、完整性等。以丝线标记病灶部位，常规送病理检查。

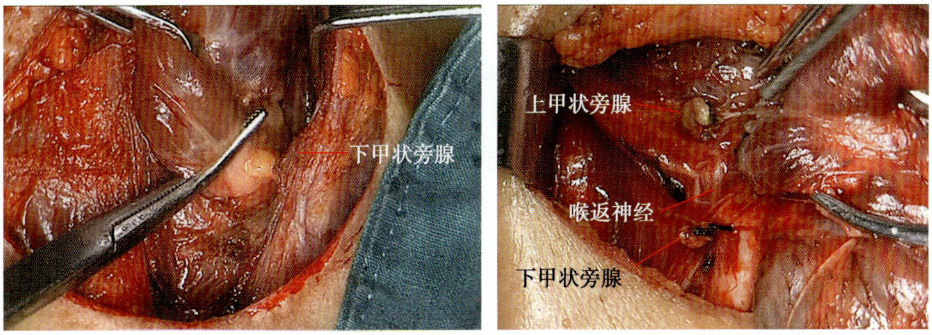

图 5-18 下甲状旁腺及喉返神经

(十) 关闭切口和压迫包扎

检查术野,仔细止血,近喉返神经处的出血点可用双极电凝止血或压迫止血;3-0 丝线间断一针缝合颈白线(图 5-20),4-0 可吸收缝线缝合颈阔肌,采用皮内缝合方式缝合皮肤,最后利用纱布卷压迫法包扎颈部甲状腺区,术后 24 小时后解除压迫(图 5-21)。

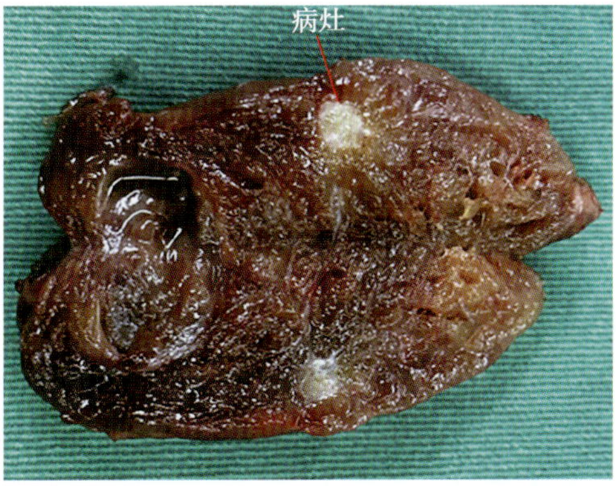

图 5-19 标记病灶

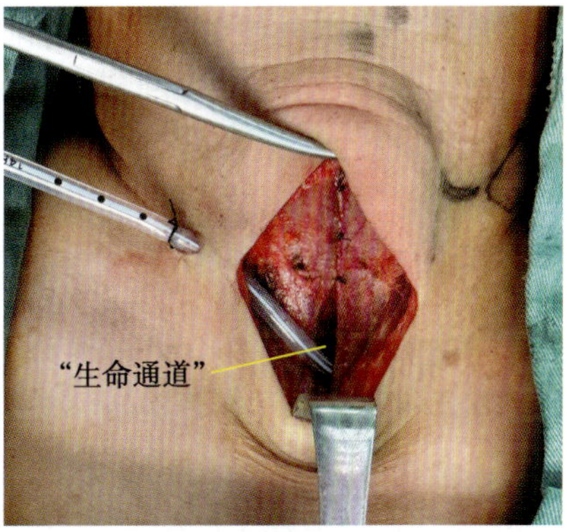

图 5-20 生命通道

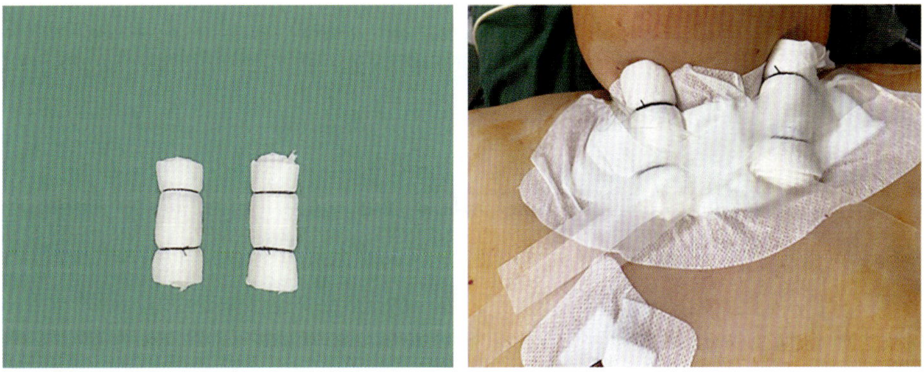

图 5-21 纱布卷压迫法

颈部生命通道保留技术(图 5-20):传统甲状腺手术术毕缝合伤口时完全缝闭颈白线,因颈白线组织致密,当术后出血引流不畅时,血液可积聚在气管周围,从而压迫气管导致患者呼吸困难、窒息死亡,是甲状腺手术死亡最主要原因。笔者团队提出颈部生命通道保留技术:甲状腺手术术毕缝合伤口时,保留颈白线下段 3cm 敞开不缝闭,保证气管前至颈部皮下疏松组织之间的通道通畅。即使术后出血,血液可由此处流入颈部皮下疏松组织,既便于早期发现及时处理,又可避免压迫气管引起窒息死亡。该技术将甲状腺术后因出血压迫气管窒息导致的死亡率从千分之一降为 0。

第四节 甲状腺全切除术

甲状腺全切除术是治疗甲状腺疾病的一种重要术式,主要适应证是甲状腺癌。甲状腺癌占人体恶性肿瘤的 1%,其中 90% 以上为分化型甲状腺癌,手术是分化型甲状腺癌唯一有效的治疗手段。甲状腺全切除术易导致甲状旁腺和喉返神经损伤。这些并发症一旦发生,将严重影响患者的生活质量。甲状腺全切除术的操作技巧性极强,术者的经验与这些并发症的发生有着密切的关系,改进手术操作技术可极大减少甚至避免上述并发症的发生。

在遵循无瘤原则与微创原则的基础上,甲状腺全切除术的系列技术改进与规范包括:①血管处理技术;②甲状腺解剖技术;③整块切除技术;④甲状旁腺保护技术;⑤喉返神经和喉上神经保护技术。

一、适应证与禁忌证

甲状腺全切除术适应证:甲状腺癌、复发性及双侧多发性结节、格雷夫斯病及桥本甲状腺炎伴压迫症状等。

甲状腺全切除术禁忌证:①甲状腺癌与气管、颈部大血管或喉返神经粘连者,不做根治性切除;②有全身性疾病不能耐受甲状腺全切除术者。

二、手术步骤

(一) 体位及切口选择

平卧头过伸位,肩部下方放置肩下垫,使头部后仰 15°~30°。切口取胸骨柄上切迹上 1.5~2cm 或取适当的颈部皮肤皱褶处。

(二) 游离皮瓣

在颈阔肌深面、深筋膜浅面分离皮瓣(无血管区域),皮瓣向上分离到甲状软骨上切迹,向下分离到胸骨上切迹。

(三) 显露甲状腺

利用无损伤血管钳分离胸骨舌骨肌、胸骨甲状肌与甲状腺之间的疏松组织(钝性分离甲状腺被膜和固有被膜之间的疏松组织),利用甲状腺拉钩向两侧牵开舌骨下肌群,充分显露甲状腺。

（四）分离结扎甲状腺中静脉、显露颈动脉鞘

先从甲状腺侧面分离，将甲状腺向内上牵拉，勿过度牵拉，以免造成甲状腺中静脉撕拉出血。分离出甲状腺中静脉，采用血管骨骼化移行凝闭离断法处理。也可丝线结扎，继续向背侧分离，注意紧靠甲状腺真被膜分离。分离此处要仔细，避免损伤从甲状腺外侧绕行的喉返神经。用胸科镊和神经剥离器紧靠甲状腺真被膜解剖，即精细化被膜解剖技术，从哪个位置开始分离，应根据具体情况来定，因人而异（图 5-22）。

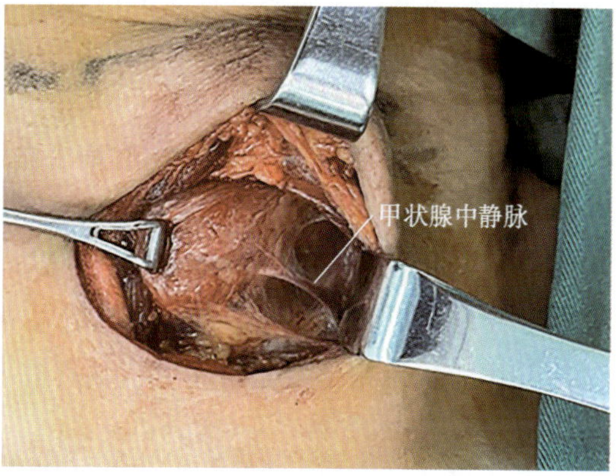

图 5-22　甲状腺中静脉

笔者团队使用脱毛衣法逆行切除甲状腺：从甲状腺下极开始，逐步显露喉返神经、下甲状旁腺、上甲状旁腺，最后处理甲状腺上极血管及喉上神经；途中依次“遇见”各项甲状腺重要毗邻结构，小心保护，本着“成竹在胸”“不招惹”“无遗漏”的原则减少手术并发症。

（五）保护喉上神经外支，保护上甲状旁腺，切断甲状腺上极血管

将甲状腺向下牵拉解剖上极，分离解剖环甲间隙，此间隙为无血管区，有助于分离上极各血管分支，环甲间隙内有喉上神经外支通过。沿腺体将周围组织向上推移，可充分显露上极。分离出甲状腺上动静脉各分支。采用血管骨骼化移行凝闭离断法处理各分支血管，也可采用丝线结扎各分支血管，紧靠腺体结扎，避免损伤喉上神经外支。

喉上神经外支支配环甲肌。若不慎损伤该神经，患者可能会出现发声低沉、言语疲劳等症状。传统手术方法通过分离解剖上级血管，暴露甲状腺上动静脉后，在腺体上极附近进行集束结扎，切断甲状腺上动静脉主干，有些喉上神经外支与甲状腺上极血管并行，在较低位置进入环甲肌，集束结扎易损伤喉上神经外支。且由于上甲状旁腺部分由甲状腺上动脉供血，集束结扎上极血管主干，阻断了上甲状旁腺部分血供。因此，尽量不结扎甲状腺上动脉后支血管，以保护上甲状旁腺的血供。应用术中神经监测技术可有效降低神经损伤率。此外，若结扎上极血管则采取双人负责制，由两名医师分别对上极血管进行结扎。

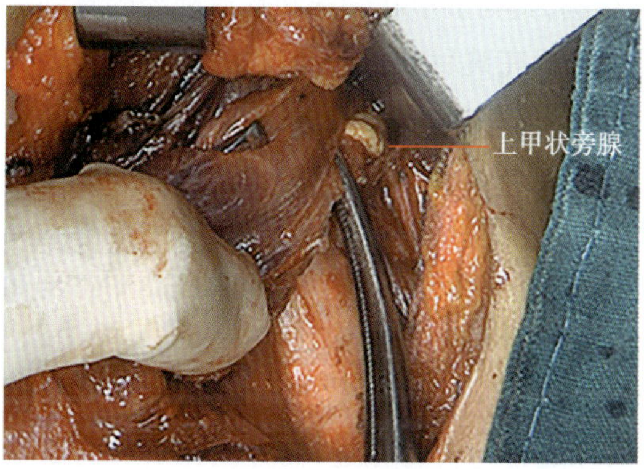

图 5-23　上甲状旁腺

离断甲状腺上极部分血管后将甲状腺向下牵拉，一般情况下即可显露上甲状旁腺。上甲状旁腺位置较固定，其原位保留和功能完好，是减少术后甲状旁腺功能低下的关键点（图 5-23）。

（六）切断下极血管，保护下甲状旁腺

分离下极，紧靠腺体解剖，分离甲状腺下静脉各分支，移行凝闭离断。甲状腺下静

脉也称为甲状腺脐静脉丛。注意有无最下动脉，如继续向背侧游离，要注意辨认喉返神经和血管，以免误伤喉返神经。如难以辨认先予以保留，分离背侧，紧靠腺体真被膜分离，分离下动脉二、三级分支，采用血管骨骼化移行凝闭离断法，下甲状旁腺由甲状腺下动脉一级或二级分支供血，避免结扎甲状腺下动脉主干，以免影响下甲状旁腺血供。显露甲状旁腺后，用剪刀将甲状旁腺从甲状腺真被膜上锐性分离；采用定点精确双极电凝止血法止血，保留甲状腺下动脉血管带以确保甲状旁腺的血供。

(七) 确认、显露及分离喉返神经，切断 Berry 韧带

切断甲状腺悬韧带，悬韧带内有细小血管，要注意结扎或电凝止血。分离喉返神经入喉处，此处极易出血，避免用止血钳盲目钳夹或电刀灼烧，以免误伤喉返神经，可用压迫止血，定点精确电凝或双极电凝止血。

(八) 右侧叶解剖完毕，开始解剖左侧甲状腺

使用无损伤精密器械紧靠甲状腺真被膜解剖，采用血管骨骼化移行凝闭离断法处理甲状腺血管(图 5-24)。

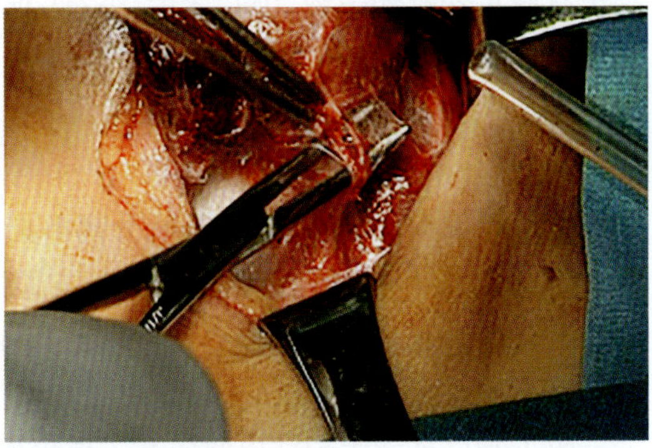

图 5-24 血管骨骼化移行凝闭离断法处理甲状腺血管

分离甲状腺下极，紧靠腺体分离出甲状腺下静脉分支，采用血管骨骼化移行凝闭离断法。继续向背侧分离，注意紧靠甲状腺真被膜分离，分离此处要仔细，避免损伤从甲状腺外侧绕行的喉返神经。

解剖左侧上极，解剖环甲间隙，沿腺体将周围组织向上推移，充分显露上极。分离出甲状腺上动静脉各分支，采用血管骨骼化移行凝闭离断法，处理各分支血管，不断将甲状腺向下牵拉，易于暴露上极。显露上甲状旁腺，沿其与甲状腺腺体之间的间隙分离，此处易出血，精确找准出血点，电凝止血，以确保甲状旁腺的血供。

(九) 分离左侧甲状腺背侧、解剖左侧喉返神经

甲状腺背侧的 Zuckerkandl 结节为重要解剖结构，其与上甲状旁腺和喉返神经的解剖关系较固定，上甲状旁腺一般在其外上方，喉返神经一般在其后方入喉，解剖此位置时要多加小心。另外，Zuckerkandl 结节出现病变，如术中没有寻找并予以切除，可能导致持续不能缓解的压迫症状或复发。

喉返神经可沿甲状腺下动脉行进。用银制神经玻璃器从甲状腺下极开始，全程解剖显露喉返神经，一直到喉返神经入喉处。在解剖靠近喉返神经走行处的腺体时，注意用生理盐水纱布或手术器械保护喉返神经。

(十) 分离峡部、整块切除甲状腺

切断左侧 Berry 韧带，开始分离锥状叶，锥状叶通常与舌骨相连，需分离至舌骨将其切除。锥状叶与峡部连接处常有血管分支，注意予以结扎。将甲状腺整块切除。峡部与气管

之间的间隙及气管前间隙血运较少，可用血管钳或组织剪钝性分离，也可用电刀或超声刀，但要避免损伤气管前筋膜。

检查甲状腺，查看有无被误切的甲状旁腺，如误切，可将其切成一立方毫米的小块组织植入同侧胸锁乳突肌内或前臂肱桡肌的肌带中，并以银夹标识便于术后观察。标记病灶，送病理检查（视频 5-2）。

视频 5-2
甲状腺全切除术

（十一）术中注意事项及术后观察要点

1. 术中注意事项

（1）喉返神经损伤的术中处理：如为牵拉、热损伤，可使用一支地塞米松局部湿敷；如为横断性损伤，可行神经吻合。

（2）对于术中发现的每一个甲状旁腺，都应当作最后一个甲状旁腺来处理，即尽力原位保留，不能保留则自体移植。

2. 术后观察要点

（1）床边常规备气管切开包，做好随时进行气管切开术的准备；术后 24 小时内严密观察呼吸、血压、脉搏、血氧饱和度变化，观察切口及引流管引流情况。

（2）观察患者呼吸、发声及吞咽等功能。

（3）必要时监测甲状旁腺素及血钙，了解甲状旁腺功能。

（4）病理诊断结果与超声是否一致。

通过以上技术改进可使甲状腺全切除术达到安全性和根治性。如果能够严格遵循以上操作规范，可大大降低甲状腺全切除术的并发症发生率。

三、技术改进及规范

（一）血管处理技术

传统方法：上极血管处理——分离解剖出甲状腺上动静脉后靠近腺体上极予以集束结扎、切断。下极血管处理——为避免喉返神经损伤而远离腺体下极结扎、切断甲状腺下动脉主干或保留部分腺体而行囊内结扎、切断甲状腺下动脉分支。

弊端：上甲状旁腺由甲状腺上动脉供血，上极血管集束结扎容易影响上甲状旁腺血供。下甲状旁腺由甲状腺下动脉一级或二级分支供血，远离腺体下极结扎甲状腺下动脉主干阻断了下甲状旁腺血供，而囊内结扎又必然残留部分腺体。

技术改进：采用血管骨骼化移行凝闭离断法处理甲状腺血管，该方法在血管腔封闭状态下离断血管，可保持术野干净无血。先游离并骨骼化拟离断的血管约 3mm，用电刀从近心端（B 点）开始移行凝闭血管约 3mm，再在远心端（A 点）切断（图 5-25）。采用此法可安全凝闭离断直径在 5mm 以下的动静脉，无须结扎，在临床实践中我们发现，甲状腺动静脉直径大多在 5mm 以下。采用血管骨骼化移行凝闭离断法可分别凝闭离断甲状腺上动静脉一级分支、甲状腺中静脉、甲状腺下静脉、甲状腺下动脉二级或三级分支，以及其他所有进出甲状腺的血管。需强调一点：任何结扎方式以安全为第一要务，不反对不排斥打结。

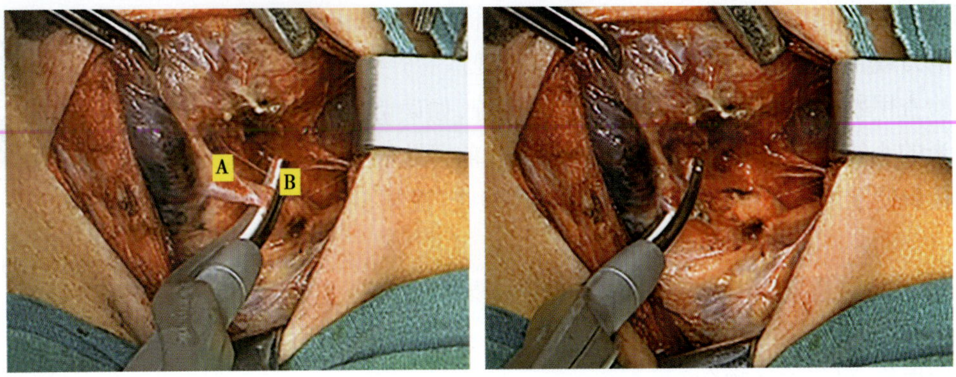

图 5-25 血管处理技术

（二）甲状腺解剖技术

传统方法：用纱布球及血管钳在甲状腺真、假被膜之间解剖，游离甲状腺。

弊端：容易出血及损伤甲状旁腺和喉返神经。

技术改进：遵循微创原则，采用精细被膜解剖技术。用胸科镊及神经剥离器等无损伤精密器械紧靠甲状腺真被膜解剖，由两侧向中间峡部游离（图 5-26）。

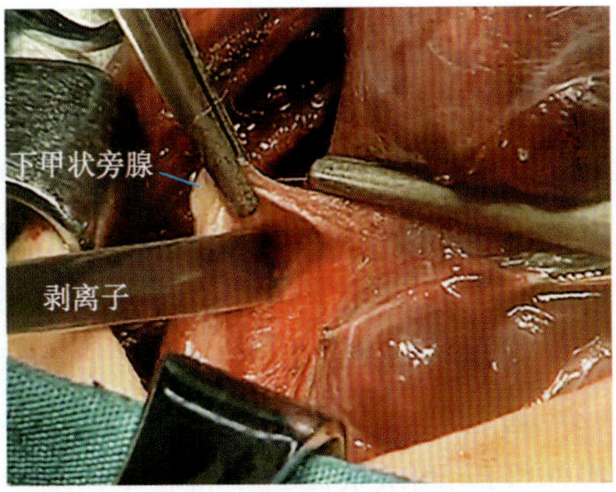

图 5-26 精细被膜解剖技术

（三）整块切除技术

传统方法：于气管前用弯止血钳钝性分离甲状腺峡部，并将其切断。先行一侧甲状腺叶切除术，再以同样步骤切除另一侧甲状腺叶。

弊端：违背肿瘤手术的无瘤原则。

技术改进：在游离完双侧腺叶后，用电刀或超声刀紧贴气管整块切除双侧甲状腺叶及峡部、锥状叶。手术设计理由：甲状腺本身就是一个完整的器官，只是人为地分为左、右侧甲状腺叶及峡部（图 5-27）。

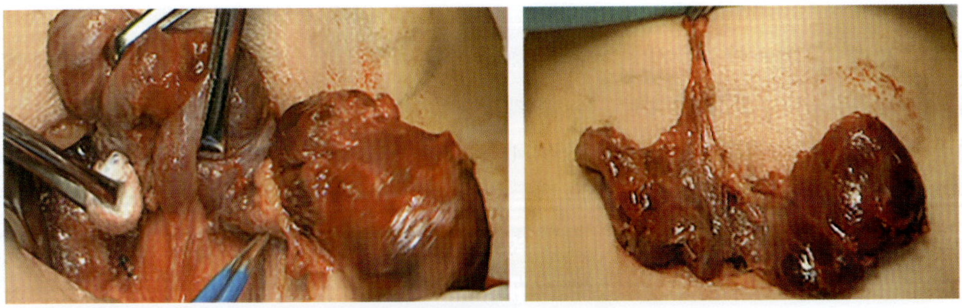

图 5-27 整块切除技术

（四）甲状旁腺保护技术

1. 常规解剖显露甲状旁腺，保护甲状旁腺的血供　甲状旁腺的解剖、定位及外观识别技术：根据解剖标志环甲间隙、Zuekerkandl 结节、甲状腺下动脉等解剖甲状腺侧叶背面，依据甲状旁腺的颜色、形态、血供等识别甲状旁腺；Zuckerkandl 结节存在于大多数甲状腺叶中，位于甲状腺腺体中 1/3，是甲状腺外侧缘向外、向后所形成的突起。喉返神经绝大多数位于 Zuckerkandl 结节的深面。

2. 甲状旁腺被膜的精确解剖　紧贴甲状腺真被膜使用神经剥离器推移甲状旁腺，或采用超声刀、锐性刀具分离，避免使用电刀等对甲状旁腺及其周围组织进行直接操作，保存甲状旁腺与甲状腺假被膜之间的黏附关系。

3. 甲状旁腺的血供保护及精确止血技术　紧贴甲状腺真被膜凝闭或结扎甲状腺上、下动脉的二、三级分支，保护甲状旁腺血供；采用双极电凝精确控制剥离甲状旁腺过程中的出血（图 5-28、图 5-29）。

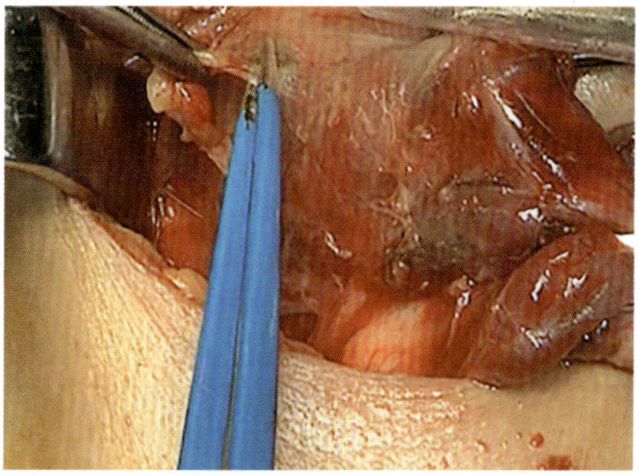

图 5-28　双极电凝镊止血

（五）喉返神经和喉上神经保护技术

是否解剖显露喉返神经依肿瘤浸润范围而定，如肿瘤局限于甲状腺被膜内则不解剖喉返神经，若肿瘤浸润到甲状腺被膜外则常规解剖显露喉返神经。经甲状腺下动脉径路寻找喉返神经，用银制神经剥离器从甲状腺下极开始，全程解剖显露喉返神经，一直到喉返神经入喉处，在直视下整块切除甲状腺。目前，笔者单位建议全程显露喉返神经。

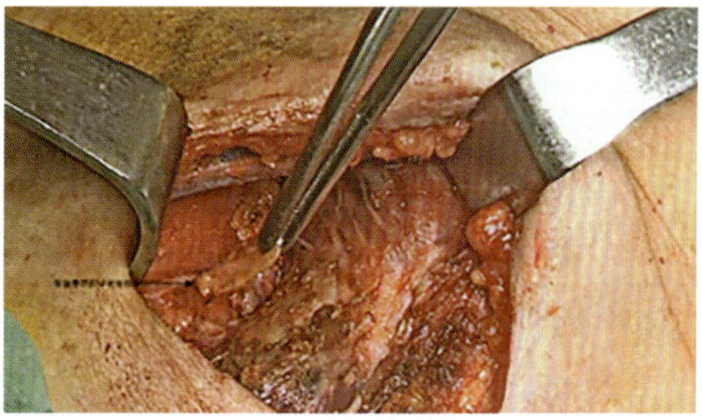

图 5-29　带血管蒂的甲状旁腺

第五节　胸骨后甲状腺肿切除术

一、甲状腺肿发病机制

碘缺乏是导致此类疾病的主要原因。碘缺乏引起促甲状腺激素（TSH）分泌过多，促使甲状腺滤泡上皮细胞增生，从而促进区域性结节的形成。最终引发甲状腺弥漫性肿大。但部分研究认为，结节的产生是因为甲状腺滤泡在胚胎学上来源于多克隆祖细胞，因此对 TSH 信号有多样的敏感性。此外，遗传信息变化也会导致该类疾病的发生。

二、胸骨后甲状腺肿临床分型

自1749年Albert von Haller首次提出胸骨后甲状腺肿(substernal goiter,SG)的概念以来,国内外学者对其进行了多种不同的定义和分类方法(表5-3)。Hanson等认为,胸骨后甲状腺肿是指一半以上的甲状腺体位于胸廓入口以下;Lahey和Swinton将其定义为X线片中最大直径位于胸廓入口以下的甲状腺肿;1939年,Crile简单地将其定义为延伸到主动脉弓的结节;1957年,Lindskog和Goldenberg将其定义为在X线片中下界低于第四胸椎或以下胸椎横突的甲状腺肿;Shahian等进一步细分了SG:Ⅰ型与前纵隔有关,ⅠA型为单独的前纵隔疾病,而ⅠB型则涉及胸骨后;Ⅱ型与后纵隔受累相关,其中ⅡA型为孤立的纵隔甲状腺肿,ⅡB型为后纵隔甲状腺肿伴随同侧甲状腺叶的肿大延伸,ⅡC型为伴随对侧甲状腺叶的肿大延伸,其中C1是延伸到气管后,C2是延伸到食管后。

表5-3 胸骨后甲状腺肿的分型或分级

学者	分型或分级
吴跃煌等	Ⅰ型:颈部甲状腺肿一半以上进入胸骨后,下极达主动脉弓上缘水平 Ⅱ型:甲状腺肿几乎全部进入胸骨后方,下极可达主动脉弓后方,或进入后纵隔或包膜界限清的甲状腺癌 Ⅲ型:巨大的胸内甲状腺肿突入胸腔,或伴有上腔静脉压迫体征,或恶性肿瘤疑有纵隔淋巴转移者
Singh等	Ⅰ型:不完全性胸骨后甲状腺 Ⅱ型:完全性胸骨后甲状腺 Ⅲ型:迷走胸骨后甲状腺
Randolph等	Ⅰ型:位于前纵隔 ⅡA型:位于后纵隔且单侧延伸未超过对侧 ⅡB型:位于后纵隔且向对侧延伸 Ⅲ型:孤立性纵隔甲状腺肿,与原位甲状腺不相连
Mercante等	1级:甲状腺下极在胸廓入口和主动脉弓凸面之间 2级:甲状腺下极在主动脉弓凸面和凹面之间 3级:甲状腺下极在主动脉弓凹面以下

无论采用哪种分型或分类方法,评估胸骨后甲状腺肿是否可以安全切除的分类才是最合适的。

三、临床表现及治疗

1. 临床表现 胸骨后甲状腺肿通常生长变化缓慢,大部分患者往往不会出现明显的临床症状,但随着肿瘤继续生长,压迫周围组织结构,部分患者可出现压迫症状。

(1) 颈部饱胀感;

(2) 咳嗽,肿块压迫刺激气管可致干咳;

(3) 进食梗阻感,肿块可能压迫挤压食管;

(4) 声音嘶哑,肿瘤较大而长期压迫喉返神经亦可导致声音改变甚至声音嘶哑;

(5) 呼吸困难,肿瘤如果巨大或有腺瘤囊内出血而压迫致气管变形,管腔明显狭窄则可出现明显的气促、呼吸道梗阻症状;

(6) 突然疼痛,可能为肿瘤内出血所致;

(7) 上腔静脉综合征,甲状腺肿压迫头臂静脉引起头面部及胸壁静脉回流受阻,可见患者面部肿胀,颈部及前胸部静脉曲张;

(8) 心律失常,由毒性甲状腺肿甲状腺功能亢进引起。

2. 治疗 手术是本病的首选治疗方法。常规手术方式包含:颈部手术、开胸手术和颈胸联合手术。开胸手术具有手术创面大、恢复期长、围手术期并发症相对较多等弊端,颈部入路途径相对能有效规避上述风险。大多数胸骨后甲状腺肿可以通过颈部切口把肿瘤完整切除。但在某些特殊的临床情况下,可能需要联合开胸手术或颈胸联合手术才能将肿瘤完整切除。

四、术前准备

胸骨后甲状腺肿手术难度大,术前需注意根据CT、MRI等检查了解肿块坠入胸内的位置和大小。CT有助于肿块的定性和估计手术切除的可能性,通常作为术前影像学检查首选方式。需要评估的重要内容包括:气管偏离位置及程度,单侧或双侧纵隔内延伸,前纵隔和后纵隔内延伸,纵隔内SG下界,与主动脉、上腔静脉、气管和食管的关系等。CT可准确显示气管受压层面、最狭窄处管腔直径,这些信息对麻醉科医师选择合适型号的麻醉插管及判断放置深度至关重要。MRI能在多个轴面上成像,有助于胸骨后甲状腺肿定性诊断和鉴别诊断。通过CT或MRI检查,可以清楚地了解胸骨后甲状腺肿的性质及其与纵隔大血管关系,确定手术切口的路径;彩超有助于胸骨后甲状腺肿的诊断及在B超引导下行纵隔肿块穿刺活检。

巨大的甲状腺肿可导致气管内腔变窄而引起呼吸困难。患者静卧时即出现喘鸣,严重者不能仰卧。气管壁长期被压迫而软化,在全身麻醉诱导或术后易因气管塌陷而发生窒息。术前应进行详细检查,以了解邻近器官是否受到压迫。检查方法包括:视诊、触诊、间接电子纤维喉镜检查、颈胸部X线片,以及在患者处于甲状腺手术体位(颈部垫高、头部过度后仰平卧位)时,观察是否存在呼吸困难或憋气现象,呼吸音有无喉鸣,饮水有无呛咳等,主要了解气管有无受压及气管狭窄程度。此外,应了解有无声带麻痹,如有,判断是一侧还是双侧。

五、手术方式

95%以上的肿瘤可通过颈部入路途径切除。据笔者经验,大多数胸骨后甲状腺肿可以单独通过传统颈部手术切口将肿瘤切除,但在某些特殊情况下,可能需要联合开胸手术或颈胸联合手术才能将肿瘤完整切除。单纯颈部入路适合肿瘤位于主动脉弓以上;部分胸骨裂开适合肿瘤位于主动脉弓至心包水平之间者;全胸骨裂开适合肿瘤低于右心房者。

六、手术步骤及技巧(颈部入路)

常规取仰卧位,在肩胛下垫软枕,使头颈部过伸。对于严重呼吸困难、不能平卧,头亦不能过度后仰的患者,可取头高位,甚至半坐位进行表面麻醉下清醒插管。麻醉前做好解释工作,取得患者配合,口腔或鼻腔、咽喉部做好充分的表面麻醉,应用电子纤维喉镜显露声门后气管内插管;弥漫性甲状腺肿压迫气管无法移动甲状腺者,声门显露困难,则可借助纤维光导支气管镜作引导,经鼻腔或口腔插管。颈部低位做领状横切口,一般在胸锁关节上约 1.5~2 横指处取与皮纹方向一致横切口,可根据瘤体大小调整切口长度。常规切开皮肤、皮下组织、颈阔肌层后,在颈阔肌下层做皮瓣游离。沿颈正中线切开颈白线,显露出甲状腺。必要时可横断同侧的舌骨下肌群,但无须切断胸锁乳突肌。

手术过程一般按照由浅入深、由上而下、由外至内的顺序。操作应轻柔,采用钝性分离联合精细化手术操作来识别和保护重要的血管、神经和甲状旁腺,然后使用适当的牵引力将肿瘤从纵隔逐渐提到颈部。术中充分游离甲状腺上极及上半部腺叶,只有完全游离上半部腺叶,才能增加甲状腺肿的活动度,才可以向上牵引甲状腺叶上半部,从而使胸内部分游离上移。巨大甲状腺肿可能难以辨认喉返神经和甲状旁腺,因此手术时最好采用包膜下分离,向外侧钝性剥离出包膜外所有组织。充分暴露甲状腺,必要时,切断患侧带状肌,充分暴露外侧部及上极。切断结扎甲状腺中静脉,然后用手指沿着肿物包膜向纵隔深处做钝性剥离(图 5-30)。

切断结扎甲状腺上极血管(图 5-31)。条件允许时,可使用神经检测仪保护喉上神经。

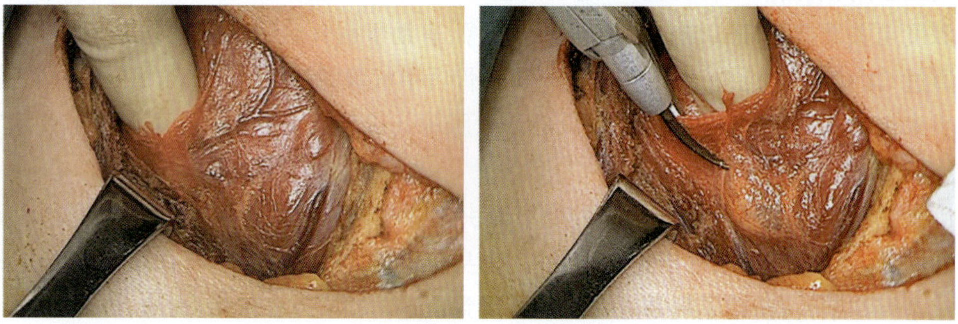

图 5-30 钝性剥离

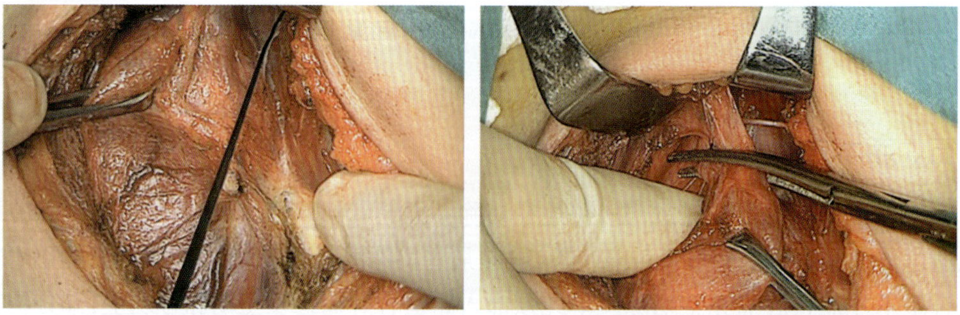

图 5-31 结扎甲状腺上极血管

沿包膜用手指向纵隔胸骨后肿物做钝性分离。手指于胸骨后方轻柔钝性分离(图 5-32),多能将下极托出切口外,若不能托出,示指从外侧避开锁骨下动静脉,将肿块向上抵挤,直视下结扎、切断下极血管,于甲状腺下极处解剖喉返神经后,切断结扎甲状腺下动静脉,将患侧甲状腺连同肿物翻转于对侧,暴露气管,切断峡部,然后连续整块切除(图 5-33,视频 5-3)。

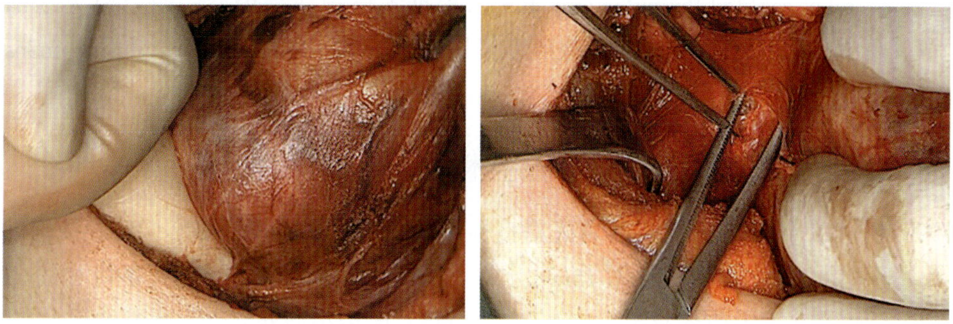

图 5-32　钝性分离

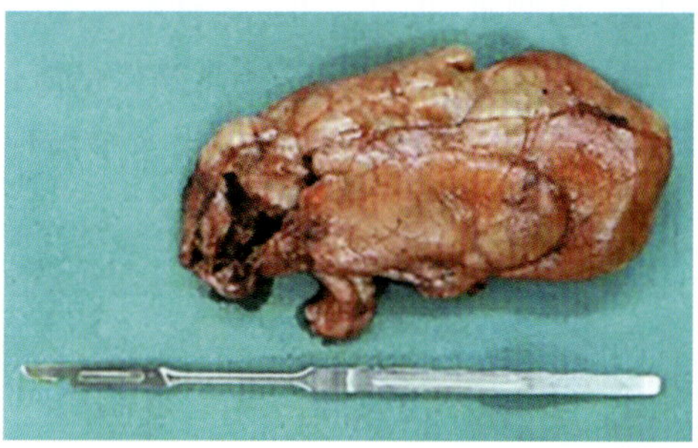

图 5-33　标本

视频 5-3
胸骨后甲状腺肿切除术

参考文献

[1] HANSON M A,SHAHA A R,WU J X. Surgical approach to the substernal goiter[J]. Best Pract Res Clin Endocrinol Metab,2019,33(4):101312.

[2] RANDOLPH G W. Thyroid and Parathyroid Surgery:2nd Edition[M]. Beijing:Peking University Medical Press,2016.

[3] SHAHIAN D M,ROSSI R L. Posterior mediastinal goiter[J]. Chest,1988,94(3):599-602.

[4] 武欣欣,贾传亮,姚尧,等. 胸骨后甲状腺肿手术入路选择及诊疗回顾性分析[J]. 中国耳鼻咽喉头颈外科,2021,28(11):679-683.

[5] 吴高松,马小鹏,刘岩岩,等. 甲状腺全切除术的技术改进(附 252 例报告)[J]. 华中科技大学学报(医学版),2009,38(6):829-831.

第六节　腔镜甲状腺切除术

1997 年,Hüscher 等成功开展了国际上第一台腔镜甲状腺切除术(endoscopic thyroid

surgery，ETS）。经过20年的发展，ETS在世界范围内逐渐受到推崇并不断得到发展创新。ETS有不同的分类方法，根据入路不同分为近距离入路、远距离入路及经自然腔道入路；根据手术空间的维持方法不同分为免充气悬吊法、CO_2充气法及混合空间维持法；根据使用器械的不同分为腔镜辅助甲状腺切除术（video-assisted thyroidectomy，VAT）与机器人辅助甲状腺切除术（robot-assisted thyroidectomy，RAT）；根据术后颈部是否遗留瘢痕分为颈部小切口手术（又称Miccoli手术）与颈部无瘢痕腔镜甲状腺切除术（scarless in the neck endoscopic thyroidectomy，SET）。

一、颈部小切口腔镜辅助甲状腺手术

1999年，意大利医师Miccoli等首先对良性甲状腺结节开展了颈部小切口腔镜辅助甲状腺手术。于胸骨切口上方1cm处做15mm水平皮肤切口，沿中线纵向切开，穿刺12mm Trocar于颈部带状肌，充入CO_2气体直至肌肉与腺叶分离后，改用小型外部牵引器维持手术空间。

适用于肿瘤直径<6cm或体积<30ml甲状腺良性肿瘤的甲状腺全切除术或腺叶切除术、甲状腺功能亢进的手术；单侧甲状腺肿瘤直径<4cm、同侧Ⅲ、Ⅳ甚至Ⅱa区有可疑淋巴转移的分化型甲状腺癌，还可进行内镜辅助中央区淋巴结清扫术及选择性侧颈区淋巴结清扫术。

优势：手术切口小、皮瓣分离面积小、术中可触摸定位、学习曲线短；如果术中出现大出血或诊断为恶性时便于中转为常规开放手术。

局限：颈部仍有瘢痕、局部麻木感，对未分化型甲状腺癌，肿瘤侵犯气管、食管或血管，Ⅱb/Ⅴ区淋巴转移，颈部有放射史或手术史的患者仍属禁忌。

二、颈外途径完全腔镜甲状腺手术

2000年，日本学者Ikeda Y和Ohgami M等分别报道了经腋窝入路和经胸乳入路的内镜颈部手术，统称为颈部无瘢痕腔镜甲状腺切除术（SET）。SET目前主要适用于甲状腺良性肿瘤及甲状腺微小癌的手术，对侧颈区淋巴结的选择性清扫正在探索中，对局部晚期甲状腺癌的根治存在困难。

（一）经胸乳入路

2000年，Ohgami M等首次报告了颈外入路即经胸乳入路ETS。2001年仇明教授完成了我国首例经胸乳入路腔镜甲状腺切除术。SET入路包括经锁骨下、经腋窝、经腋乳、经胸前入路（包括经胸乳入路与经乳晕入路）和经口腔入路等。

1. 适应证与禁忌证 《经胸前入路腔镜甲状腺手术专家共识（2017版）》建议经胸前入路SET适应证为：①良性肿瘤，最大径≤4cm，囊性为主的良性肿瘤可以适当放宽指征；②需要手术的甲状腺功能亢进患者，甲状腺肿大应不超过Ⅱ度，单侧腺体重量评估<60g；③分化型甲状腺癌直径≤2cm，且未侵犯邻近器官。

禁忌证：①有其他全身重大合并症的患者，曾有过颈部放疗史、消融治疗史或者颈部已有瘢痕的患者；②肌肉发达的男性、过于肥胖或合并胸部（包括锁骨）畸形的患者；③术前考虑甲状腺未分化癌或者髓样癌；④颈部Ⅰ、Ⅴ区、胸锁关节水平以下、锁骨下及上纵隔有淋巴转移，转移淋巴结发生融合固定、淋巴结直径>2cm，以及转移淋巴结存在囊性变、坏死；⑤肿瘤浸润食管、气管、颈动静脉或喉返神经；⑥甲状腺癌合并桥本甲状腺炎或其他自身免疫性甲状腺炎的患者。

2. 手术步骤　经胸乳入路建立手术空间时，可选择性先于乳沟之间中点注入膨化剂，做10mm纵行切口，使用专用穿刺棒建立皮下隧道，再穿刺10mm Trocar作为观察孔，注入CO_2气体；分别于双侧乳晕上方做5mm切口作为操作孔，利用超声刀、分离钳沿胸壁皮下脂肪层、颈阔肌深面分离，上缘至甲状软骨，两侧至胸锁乳突肌外侧缘；再切开颈白线，暴露甲状腺及手术区域，完成甲状腺叶切除或次全切除、区域淋巴结清扫术。

优点是颈部完全无瘢痕，视角与传统开放手术类似，有利于初学者掌握。但胸壁皮下的分离面积较大，可能带来胸壁不适或疼痛；术中触觉丧失，操作难度和风险增大；此入路在进行胸骨上方操作时，操作视野有盲区，如胸骨后方的甲状腺切除术、Ⅵ区淋巴结清扫时会被锁骨、胸骨柄阻挡，操作比较困难；胸廓发育不良或畸形的患者，如鸡胸、锁骨位置过高等也会对操作造成一定影响。此外，对受累喉返神经、气管、食管和血管的切除重建目前无法完成。由于手术时间长和颈外组织分离广，所谓的微创甲状腺手术备受争议。操作过程中还可能带来高碳酸血症、皮肤灼伤坏死、皮下积液等并发症。

（二）经腋窝入路

2000年日本Ikeda Y等首次报告了经腋窝入路ETS。术后颈部无瘢痕，腋窝瘢痕可被自然下垂的上臂覆盖，美容效果佳。2006年，韩国Chung等最早报道了无充气腋窝入路腔镜甲状腺手术。2017年葛明华、郑传铭等在国内提出了以颈部肌肉自然间隙建腔的理念，研发了具有自主知识产权的无充气腔镜空间体系构建设备，已形成成熟的改良无充气腋窝入路腔镜甲状腺手术体系。

1. 适应证与禁忌证

(1) 适应证：良性病灶，最大径≤6cm（囊性可放宽至6~8cm）；甲状腺功能亢进患者，且甲状腺肿大不超过Ⅱ度；分化型甲状腺癌同时满足以下情况：①原发灶最大径<4cm；②无腺外侵犯或仅突破甲状腺前包膜的微小外侵病灶或微小侵犯胸骨甲状肌；③cN_0或cN_1且转移淋巴结无相互融合、固定。

(2) 禁忌证：既往有患侧颈部手术史、放疗史或热消融治疗史；实质性良性病灶较大（直径≥6cm），Ⅲ度肿大的甲状腺功能亢进，胸骨后甲状腺肿；分化型甲状腺癌明显腺外侵犯，如侵犯喉返神经、喉、气管、食管等；分化型甲状腺癌伴上纵隔淋巴转移或转移淋巴结融合、固定；不良预后病理亚型的分化型甲状腺癌，去分化甲状腺癌；甲状腺肿瘤合并严重的甲状腺炎性疾病。

2. 手术步骤　麻醉后将术侧上肢外展90°，由内上至外下方向顺腋窝第1或第2自然皱褶皮纹做切口，长度3.5~4.5cm，切口前端不超过腋前线，此为主切口，置入观察腔镜和操作器械。另外，在该主切口下方3.0~4.0cm，于腋前线与乳房外上缘交叉处做0.5cm切口，此小切口通过5mm Trocar置入另一操作器械，以扩大手术操作角度、避免操作的筷子效应。从腋窝切口至锁骨上缘水平，沿胸大肌筋膜表面间隙游离皮瓣，作一个近似四边形的皮下隧道，内下界至胸锁乳突肌胸骨头（或显露锁骨的内侧头），外上界至胸锁乳突肌中下1/3交界处。颈部分离皮瓣至能暴露部分胸锁乳突肌胸骨头即可。探查、识别并分离胸锁乳突肌胸骨头与锁骨头之间的自然间隙,上界至甲状软骨下缘水平,下界至胸锁乳突肌胸骨头附着处,对于少数肌间隙发育不良或间隙不明显的患者,可考虑选用胸锁乳突肌后缘入路。显露第二个解剖标志物:肩胛舌骨肌。此阶段重点注意在胸锁乳突肌后缘保护颈外静脉。于颈动脉鞘内侧(颈内静脉)与胸骨甲状肌外侧缘之间进行分离,游离颈前带状肌深面与甲状腺之间的自然间隙,分离范围:内侧深入至患侧甲状腺叶 1/2 的距离,若要行甲状腺全切除术,则分离至对侧颈动脉鞘内侧;外界为颈动脉鞘,下界至胸骨上切迹,上界至甲状腺上极。继续游离肩胛舌骨肌、颈前带状肌与颈内静脉,进而由甲状腺侧方边缘切开甲状腺外科包膜,暴露甲状腺,切除病灶。如果采用传统 CO_2 充气法,摆好体位后则选择距腋窝顶部 4cm 处腋前线与腋中线间中点位置做 10mm 切口,使用穿刺棒向甲状腺方向建立皮下通道,穿刺 10mm Trocar,置入腔镜,充入 CO_2,距切口上方及下方 2cm 处分别做 5mm 切口穿刺 Trocar,置入操作器械,分离胸大肌浅层与颈阔肌之间的疏松结缔组织,分离胸锁乳突肌胸骨头与锁骨头肌后使用拉钩牵引胸骨头,切开颈前肌群暴露甲状腺组织。

与经胸乳入路相比,经腋窝入路存在一些劣势,包括需分离的范围更大,不适合双侧腺叶全切除术,处理对侧腺叶上极和显露喉返神经非常困难,手术器械容易发生相互干扰等。

(三) 经口腔入路

2008 年 Witzel 等首次报道了经口腔入路腔镜甲状腺切除术。经口腔入路甲状腺手术主要有两种方式,一是由舌系带前口底正中黏膜切口,钝性分离口底肌群(颏舌肌、颏舌骨肌、下颌舌骨肌),经口底肌群穿出至颈前区域颈阔肌深面建立置管通道,随后穿刺 10mm Trocar 充入 CO_2,继续分离颈阔肌深面疏松结缔组织,然后分别于两侧尖牙外侧的口腔前庭黏膜做 0.5cm 切口,穿刺 5mm Trocar,置入手术器械,由上至下分离疏松结缔组织至锁骨上窝,两侧至胸锁乳突肌前缘,继续扩大建腔,最后切开颈白线,显露甲状腺,切除病灶。此后 Anuwong 等进行了改良,将经口底开口转为经口腔前庭,称为经口腔前庭入路腔镜甲状腺手术(transoral endoscopic thyroidectomy via vestibular approach,TOETVA)。TOETVA 的手术方法与经口底大同小异,最主要的区别是于口腔前庭正中切口通过,钝性分离骨前组织至下颌骨颏部,经观察孔置入 10mm Trocar;再于双侧第一前磨牙根部水平颊黏膜旁做操作孔,充入 CO_2,建立手术空间。切开颈白线,显露甲状腺,切除病灶。经此改良后口底入路基本废弃。

《经口腔前庭入路腔镜甲状腺手术专家共识》中手术适应证:有较强美容需求的患者且符合以下条件:①如为良性结节,最大径≤4cm。对于囊性为主的良性结节,在有条件的中心可以适当放宽指征。②分化型甲状腺癌,肿瘤直径≤2cm,且无侧颈区淋巴转移或者全身远处器官转移,无影像学中央区淋巴转移提示或转移淋巴结直径≤2cm 且未融合、固定。③Ⅱ度以下肿大的原发性甲状腺功能亢进;④最大径≤4cm 的胸骨后甲状腺肿。

禁忌证:①口腔条件不良(如口腔畸形、局部感染等)导致手术受限或感染风险增加;②髓样癌或甲状腺未分化癌;③合并严重甲状腺炎性疾病;④Ⅲ度甲状腺功能亢进;⑤肿瘤靠近喉返神经入喉处或位于甲状腺上极;⑥既往有颈部手术、消融治疗或放疗史;⑦伴有其他器官或系统合并症,不能耐受手术创伤或全身麻醉;⑧术前未控制的甲状腺功能亢进。

TOETVA 与经胸乳或腋窝入路相比，做到了体表无瘢痕，美容效果更佳，且切口距离甲状腺更近，需游离的皮下范围较其他路径少，创伤更小，并能很好地处理甲状腺双侧肿物、清扫双侧Ⅵ区淋巴结。缺陷：将Ⅰ类手术切口转变为Ⅱ类手术切口，增加了术后感染风险，分离口腔前庭时也可能损伤颏神经，造成术后下颌麻木、下颌积液等并发症；甲状腺上极及喉返神经入喉处的处理难度较大，适应证更窄；手术操作时腔镜器械间的筷子效应明显，对医师腔镜技术的要求更高。

（四）其他术式

2009 年 Kang 等成功开展达芬奇腔镜甲状腺切除术。达芬奇机器人手术系统主要由医师操作台、床旁机械手臂及 3D 成像技术构成。达芬奇机器人的镜头具有可全方位、多角度调节的特性，术者能清晰直观地看到皮下分离情况，更好地辨认和保护甲状旁腺，从而减少并发症的发生。目前，达芬奇机器人手术学习成本较高，治疗费用高昂，国内医院难以普及，国内报道数量较少。《机器人手术系统辅助甲状腺和甲状旁腺手术临床实践指南（2024 版）》建议甲状腺手术的适应证为：①良性甲状腺疾病。最大径≤5cm 的甲状腺腺瘤和结节性甲状腺肿，囊性为主的良性病变肿瘤最大径可适当放宽；需手术的甲状腺功能亢进患者，甲状腺肿大不超过Ⅱ度。②分化型甲状腺癌初次手术。肿瘤最大径≤2cm；未侵犯气管、食管、喉及大血管、神经等邻近器官；无颈部淋巴结广泛转移且肿大淋巴结无融合粘连固定；无上纵隔淋巴结转移。③甲状腺癌术后复发再次手术。术前评估病灶未侵犯重要器官，且在颈部手术可及区域。④甲状旁腺功能亢进。术前定位病变甲状旁腺位于颈部，且能耐受手术、无胸廓畸形的甲状旁腺功能亢进患者。⑤对于肥胖、胸廓畸形及肿瘤较大等手术难度高的患者。

2011 年 Singer 等完成了世界上第一例经耳后达芬奇机器人腔镜甲状腺手术。耳后发际入路机器人辅助甲状腺手术在国外比较常见。此术式于耳垂下缘耳廓后沟处向上延续至发际线处做耳后沿发际切口，长约 10cm，向下沿胸锁乳突肌表面与颈阔肌下筋膜间隙之间游离至锁骨，打开肌三角，使用改良外科牵引器暴露出手术空间进行手术。耳后入路最大的优点在于方便术者进行中央区及侧颈区淋巴结清扫，甚至Ⅱ区淋巴结清扫能在肉眼下进行；但对入路对侧的甲状腺区域操作时会变得非常困难。术后患者可能会出现耳周麻木、短暂性嘴角偏斜等并发症。目前不是常见术式。

（五）小结

虽然腔镜手术在甲状腺癌根治效果的不确定性等方面仍存在争议，但其能满足美容需求的优势受众多爱美人士的青睐。随着研究深入及手术技巧的成熟，腔镜甲状腺癌手术的局限性正在不断优化和改进。对于符合适应证的患者来说，腔镜甲状腺癌手术仍是一个较好的选择。

参考文献

[1] 王平，赵群仔. 腔镜甲状腺切除术的回顾与展望[J]. 中华外科杂志，2016，54(11):

815-818.

[2] 仇明,丁尔迅,江道振,等. 颈部无瘢痕内镜甲状腺腺瘤切除术一例[J]. 中华普通外科杂志,2002,17(2):127.

[3] 王松,谢秋萍,王平. 全腔镜甲状腺手术热点与难点[J]. 临床外科杂志,2020,28(3):224-226.

[4] 中国抗癌协会甲状腺癌专业委员会,中华医学会肿瘤学分会甲状腺肿瘤专业委员会,中国研究型医院学会甲状腺疾病专业委员会,等. 无充气腋窝入路腔镜甲状腺手术专家共识(2022版)[J]. 中华内分泌外科杂志,2021,15(6):557-563.

[5] ANUWONG A,KIM H Y,DIONIGI G. Transoral endoscopic thyroidectomy using vestibular approach:updates and evidences[J]. Gland Surg,2017,6(3):277-284.

[6] ANUWONG A,SASANAKIETKUL T,JITPRATOOM P,et al. Transoral endoscopic thyroidectomy vestibular approach(TOETVA):indications,techniques and results[J]. Surg Endosc,2018,32(1):456-465.

[7] GARSTKA M,KANDIL E,SAPAROVA L,et al. Surgery for Graves' disease in the era of robotic-assisted surgery:a study of safety and feasibility in the Western population [J]. Langenbecks Arch Surg,2018,403(7):891-896.

[8] 王猛,郑鲁明,贺青卿,等. 达芬奇机器人甲状腺手术650例[J]. 中国耳鼻咽喉头颈外科,2019,26(3):117-121.

[9] 张彬,于灏,韩宗辉,等. 经耳后达芬奇机器人甲状腺手术的初步经验[J]. 中华耳鼻咽喉头颈外科杂志,2020,55(3):254-257.

[10] 徐麟,石鑫,李盖天,等. 经腋乳入路机器人与腔镜甲状腺切除术近期疗效的对比研究[J]. 腹腔镜外科杂志,2019,24(4):249-252,257.

[11] KANDIL E,HAMMAD A Y,WALVEKAR R R,et al. Robotic thyroidectomy versus nonrobotic approaches:a Meta-analysis examining surgical outcomes [J]. Surg Innov,2016,23(3):317-325.

[12] 中国医师协会外科医师分会甲状腺外科医师委员会,中国研究型医院学会甲状腺疾病专业委员会,海峡两岸医药卫生交流协会台海甲状腺微创美容外科专家委员会,等. 经口腔前庭入路腔镜甲状腺手术专家共识(2018版)[J]. 中国实用外科杂志,2018,38(10):1104-1107.

[13] MICCOLI P,BERTI P,CONTE M,et al. Minimally invasive surgery for thyroid small nodules:preliminary report[J]. J Endocrinol Invest,1999,2(11):849-851.

[14] 中国医师协会外科医师分会甲状腺外科医师委员会,中国研究型医院学会甲状腺疾病专业委员会,海峡两岸医药卫生交流协会海西甲状腺微创美容外科专家委员会. 经胸前入路腔镜甲状腺手术专家共识(2017版)[S]. 中国实用外科杂志,2017,37(12):1369-1373.

[15] 郑传铭,徐加杰,蒋烈浩,等. 无充气腋窝入路完全腔镜甲状腺叶切除的方法——葛-郑氏七步法[J]. 中国普通外科杂志,2019,28(11):1336-1341.

[16] 中国医师协会外科医师分会甲状腺外科专家工作组,中国研究型医院学会甲状腺疾病专业委员会,中国医疗保健国际交流促进会普通外科学分会. 机器人手术系统辅助甲状腺和甲状旁腺手术临床实践指南(2024版)[J]. 中华外科杂志,2024,62(9):805-817.

第六章

甲状腺淋巴结清扫术

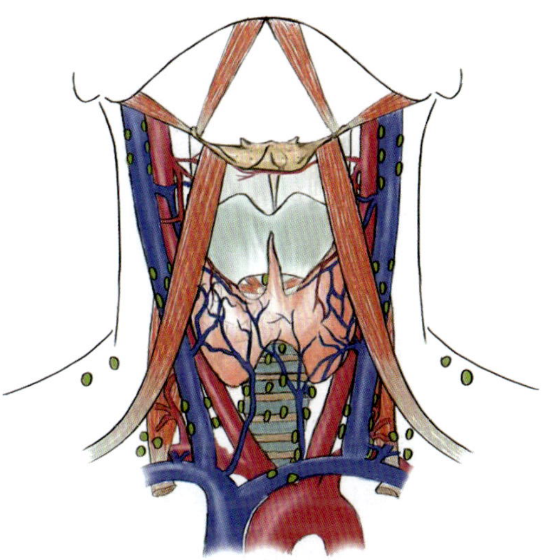

第一节 甲状腺癌中央区淋巴结清扫术

一、中央区淋巴结清扫术的临床实践及争议

分化型甲状腺癌(differentiated thyroid carcinoma,DTC)包括甲状腺乳头状癌(papillary thyroid carcinoma,PTC)和甲状腺滤泡状癌(follicular thyroid carcinoma,FTC)。PTC生长较缓慢,预后很好,但容易发生颈部淋巴转移,最常见的是颈部中央区淋巴转移。而FTC颈部淋巴转移相对较少,更常见血行转移。中央区淋巴结清扫术(central neck dissection,CND)分为治疗性中央区淋巴结清扫术(therapeutic central neck dissection,tCND)及预防性中央区淋巴结清扫术(prophylactic central neck dissection,pCND)。

tCND是指对术前、术中临床疑似或病理确诊有颈部淋巴转移者施行CND,pCND是指对临床或病理未发现颈部淋巴转移者实施CND。tCND在国内外学者中已达成共识,而是否实施pCND仍存在争议。

2015年ATA《成人甲状腺结节与分化型甲状腺癌诊治指南》建议中央区淋巴结清扫术的指征为:①伴有临床发现的中央区淋巴转移的患者应接受甲状腺全切除术并进行tCND;②对于cN_0的进展期(T_3、T_4期)、cN_{1b}的PTC患者应考虑行预防性单侧或双侧中央区淋巴结清扫术;③对于较小(T_1、T_2期)、非侵袭性、cN_0的PTC患者或大部分滤泡状癌患者可只行甲状腺切除术而不行预防性淋巴结清扫术。因此,该指南仅推荐对T_3、T_4期和cN_{1b}(侧颈区淋巴转移)的患者行pCND,不推荐对T_1、T_2期的cN_0 PTC及大部分甲状腺滤泡状癌行pCND。

2023年《甲状腺结节和分化型甲状腺癌诊治指南(第二版)》认为中央区淋巴转移率较高,即使是甲状腺微小乳头状癌,中央区淋巴转移率也可达24.1%~64.1%。清除中央区潜在的转移淋巴结,有利于手术的彻底性和降低再手术时并发症的发生率,有利于术后准确分期和合理选择放射性碘治疗,并对侧颈区淋巴转移具有一定的预测价值。目前,国内主流观点是,在有效保证喉返神经和甲状旁腺前提下,同期行患侧中央区淋巴结清扫术,综合考量肿瘤因素、功能保护的利弊。

由于存在手术相关并发症及缺乏确切的关于生存受益的数据,是否对cN_0 PTC患者施行pCND仍应权衡利弊。但对高风险cN_0 PTC患者行常规pCND,目前是无异议的。首先,由于中央区是颈部淋巴结主要转移位置,1/3的转移淋巴结在术前检查中并未发现,而是在pCND后得到诊断,并因此改变了DTC的分期和术后处理方案。其次,二次手术风险较高,由于瘢痕和组织粘连,因复发致二次手术时难以有效保护甲状旁腺及喉返神经,而一期预防性中央区淋巴结清扫术有助于防止此类情况的发生。最后,初次手术清扫中央区淋巴结所带来的术后并发症可以通过加强培训、提高手术技能和经验来减少其发生。

笔者建议在有效保留甲状旁腺和喉返神经的情况下,行病灶同侧中央区淋巴结清扫术,但应根据肿瘤及患者自身情况,制订个体化综合治疗方案,每个患者的中央区清扫范围可能有所不同。

二、中央区淋巴结清扫范围及技巧

（一）中央区淋巴结清扫范围

中央区淋巴结清扫范围：上界为舌骨平面；两侧界为颈动脉鞘内侧缘；下界为无名动脉（头臂干）；前界为颈深筋膜浅层（封套筋膜），后界为颈深筋膜深层。中央区又细分为Ⅵ区与Ⅶ区，Ⅵ区上起自舌骨平面，下至胸骨上切迹，Ⅶ区上界为胸骨上切迹水平，下界为无名动脉上缘。右侧Ⅵ区按喉返神经平面分Ⅵa 区及Ⅵb 区，浅层为Ⅵa 区，深层为Ⅵb 区。

从解剖角度，中央区淋巴结清扫可以从浅到深分为三个层次：第一层是气管前淋巴脂肪组织；第二层是气管旁且喉返神经前的淋巴脂肪组织（Ⅵa 区）；第三层是喉返神经后方的淋巴脂肪组织（Ⅵb 区）。第三层淋巴结清扫可能涉及牵拉神经，需要把握清扫适应证。上以气管中线为界，将中央区分为左侧和右侧，即左侧中央区和右侧中央区（图 6-1）。

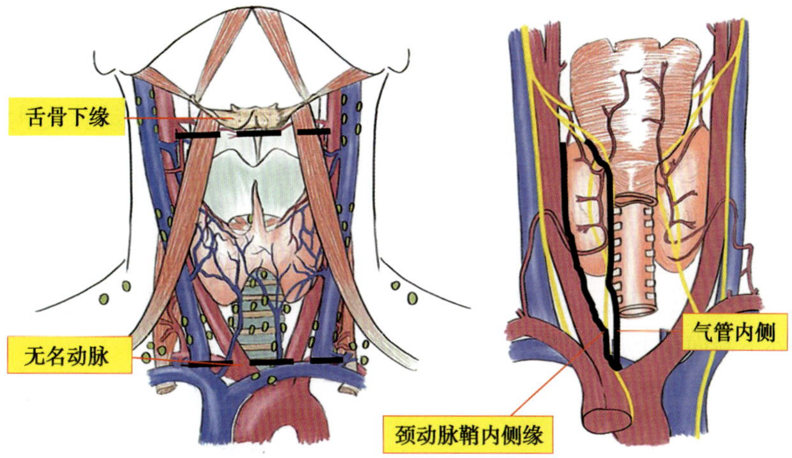

图 6-1　中央区淋巴结清扫范围

（二）技巧

中央区淋巴结清扫术的主要并发症是甲状旁腺功能受损所致低钙血症和喉返神经损伤导致声带麻痹，因此，清扫过程中应注意对甲状旁腺和喉返神经的保护。

1. 清除喉及气管前淋巴脂肪组织

气管前淋巴脂肪组织，上界为舌骨平面，下界为无名动脉（头臂干），后方为环甲膜和甲状软骨表面。主要包括喉前淋巴结及气管前淋巴结（图 6-2）。

锥状叶附近的脂肪组织可以看见黑染的喉上淋巴结（图 6-3）。

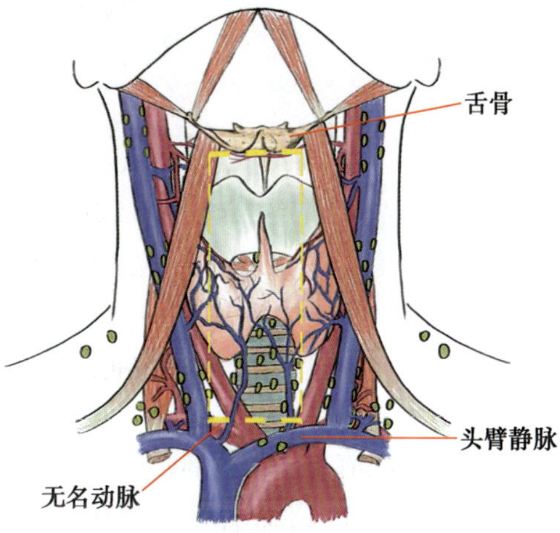

图 6-2　喉及气管前淋巴脂肪组织
黄色区域示气管前淋巴脂肪组织。

切除甲状腺锥状叶时可以看见喉前淋巴结及环甲膜淋巴结，清扫时注意不要损伤环甲肌（图 6-4）。

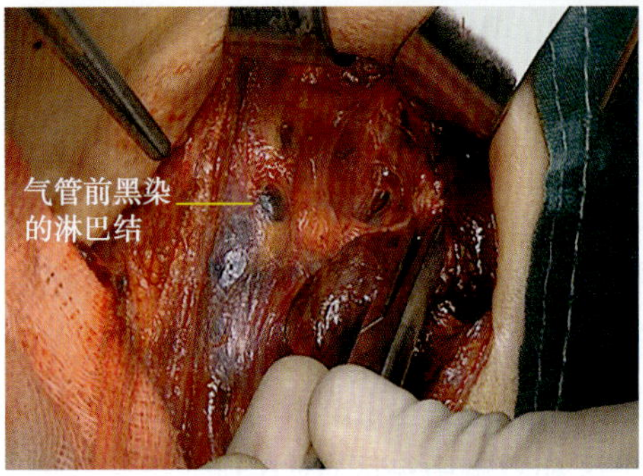

图 6-3 喉前淋巴结及气管前淋巴结

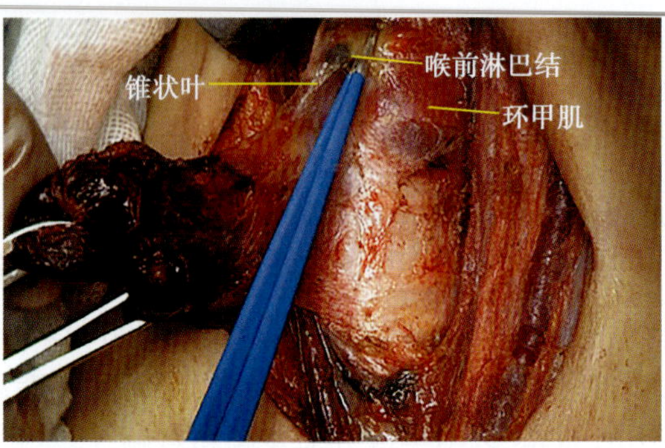

图 6-4 喉前淋巴结及环甲膜淋巴结

2. 清除喉返神经前方气管旁及气管前淋巴脂肪组织（Ⅵa 区）

气管前淋巴脂肪组织内可能有横跨气管的无名血管、甲状腺最下动脉及甲状腺下静脉，清扫时注意不要损伤血管，该区域的止血一定要彻底，必要时结扎血管。

气管前淋巴结清扫包括甲状腺峡部下缘和无名动脉之间的气管前方淋巴脂肪组织（图 6-5）。

两侧喉返神经走行路径不同：左侧喉返神经绕主动脉弓，沿气管食管沟垂直上行，右侧喉返神经自外下斜向内上走行，向下方走行时更偏向外侧（图 6-6）。

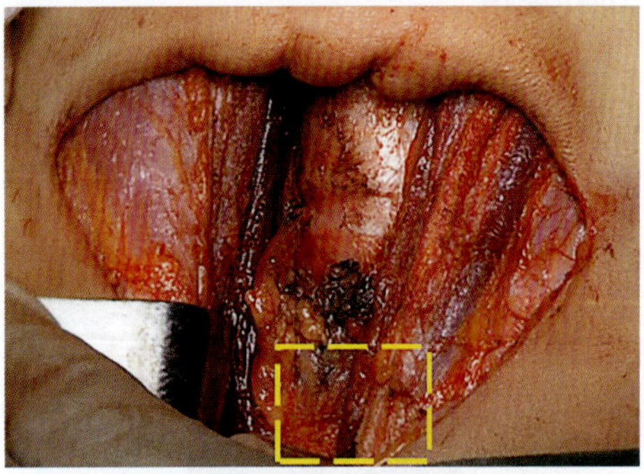

图 6-5 气管前淋巴结清扫（黄色区域）

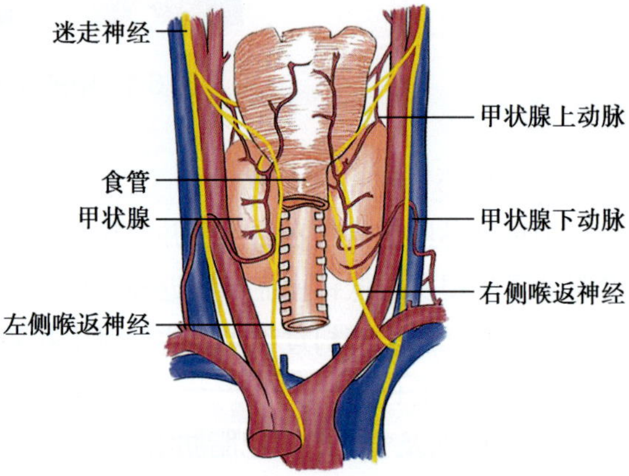

图 6-6 喉返神经走行

喉返神经前方气管旁淋巴脂肪组织主要为气管旁淋巴结，上界至环状软骨下缘，下至无名动脉横过气管水平。外侧是颈总动脉，内侧是气管（图 6-7）。

左侧及右侧中央区淋巴结解剖范围及毗邻结构存在一定的临床差异。右侧喉返神经（recurrent laryngeal nerve，RLN）走行位置较左侧浅，且食管通常走行于气管后方的左侧面，因

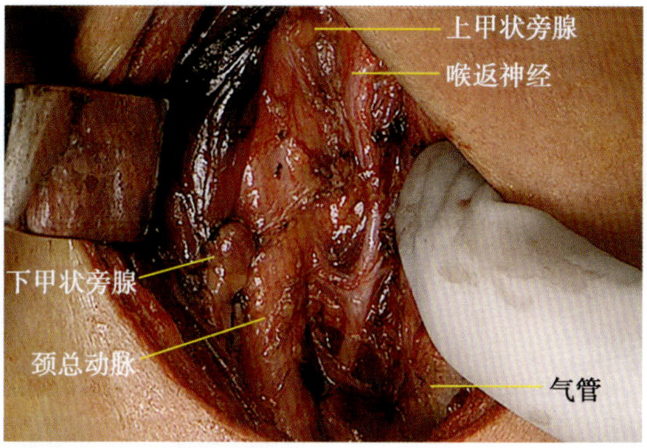

图 6-7　喉返神经前方气管旁淋巴脂肪组织

此右侧 RLN 后方的淋巴脂肪组织较多。右侧喉返神经背后有更多的空间可以容纳淋巴结，在清扫右侧气管旁淋巴结时，需要深入仔细解剖，不要遗漏淋巴结。而左侧喉返神经走行路径较右侧长，位置表浅，临床上出现误伤概率相对较大。此外，气管旁淋巴结常常沿喉返神经走行分布，淋巴结转移肿大时容易侵犯喉返神经，分离时动作应轻柔，以免牵拉损伤喉返神经。无论是清扫左侧还是右侧中央区淋巴结，都需要全程显露喉返神经，这样既易于保护神经，又利于彻底清扫中央区淋巴结。喉返神经是中央区淋巴结清扫时需要注意的重要结构。

上甲状旁腺一般位于甲状腺上极背侧或者上极上方 1.5cm 及以内的血管周围，易于辨认和保留。上甲状旁腺周边淋巴结较少，从而少有转移灶。而下甲状旁腺位置变异大，寻找和保留不如上甲状旁腺容易。甲状旁腺在颜色、质地、大小等方面同淋巴结极其相似，肉眼很难辨别，术中往往出现误伤甲状旁腺或中央区淋巴结残留的情况，进而导致术后低钙血症和肿瘤复发率升高。而在多数情况下，下甲状旁腺常因周围有较多的淋巴转移而无法保留，因此，中央区淋巴结清扫时要注意术中尽量保留好上甲状旁腺。在手术过程中，采用精细被膜解剖法保护下甲状旁腺，如果不能原位保留，则应将甲状旁腺行自体移植。对所有切除的标本在送病理检查前都需要仔细寻找有无被切除的甲状旁腺，将取下的甲状旁腺切碎后移植到胸锁乳突肌中，但需要注意与转移淋巴结相鉴别。

注意事项：食管壁的一层或全层局限性膨出，形成与食管腔相同的囊袋，称为食管憩室。清扫中央区淋巴结时，注意鉴别诊断，以免损伤食管。

以右侧气管旁淋巴结清扫为例：在动脉内侧分离淋巴脂肪组织并与内侧界下缘汇合。仔细辨别下甲状旁腺并予以原位保留，用血管钳沿 RLN 向下分离出隧道，分离切断 RLN 周围的淋巴脂肪组织。右侧气管旁淋巴结清扫范围：内侧界向下达胸腺及无名动脉上缘，外侧界沿带状肌切开并显露颈动脉鞘，沿颈动脉表面继续向下方分离切开直至显露上纵隔无名动脉。右侧中央区淋巴结清扫（central lymph node dissection，CLND）术中内侧界向下方分离过深时，可能会损伤头臂静脉而造成术中大出血，因此，应注意避免切开过深而损伤胸骨后方大血管（图 6-8）。

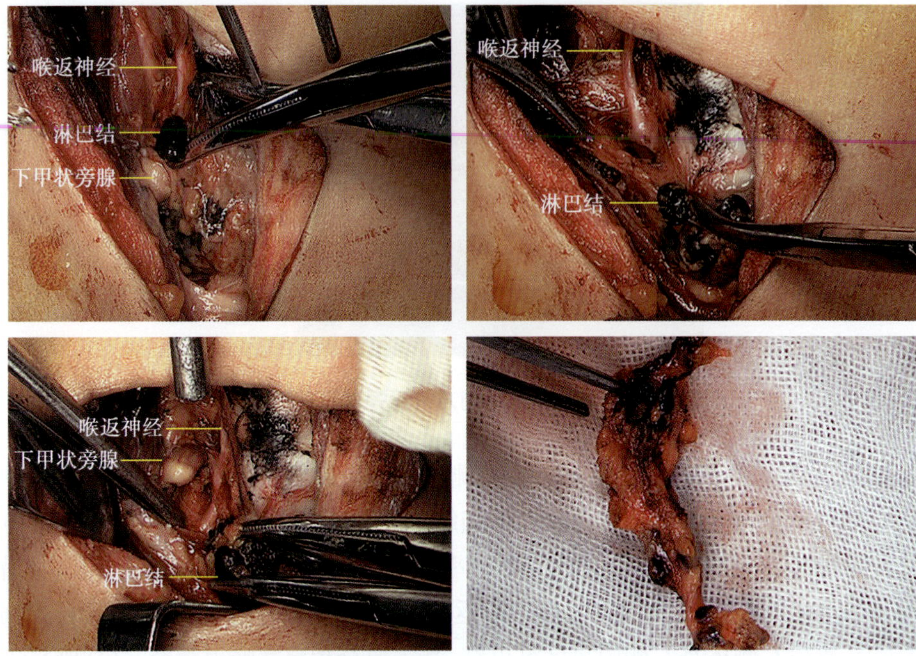

图 6-8 右侧气管旁淋巴结

左侧气管旁淋巴结清扫步骤同右侧，需注意向下达胸腺舌叶，外侧界沿带状肌切开并显露颈动脉鞘，在颈动脉前方分离淋巴脂肪组织并与内侧下缘汇合。L-CLND 时外侧界毗邻胸导管及附属淋巴管分支走行区域，术中清扫时应仔细结扎，并在手术结束时请麻醉医师鼓肺以观察有无隐性的创面出血及淋巴漏，避免术后发生淋巴漏及出血。

3. 喉返神经后方淋巴脂肪组织（Ⅵb 区）

从解剖层次上讲，清扫第一层和第二层淋巴结是在显露喉返神经的同时即可进行清扫，无须将神经完全游离提起，将神经游离提起本身会增加神经损伤的风险。使用神经拉钩牵引 RLN 并清除 RLN 后方的淋巴脂肪组织，下方直至胸膜顶上缘，背侧达椎前筋膜。部分患者右侧 RLN 后方存在许多直径较大的肿大淋巴结，清扫时可深达右侧胸膜顶，应注意此处避免损伤胸膜引起气胸等。此外，清扫时注意防止损伤食管壁，尤其是淋巴结与食管存在粘连侵犯时，切除部分食管壁后应注意缝合修补肌层，避免造成继发性食管憩室或食管瘘的发生（视频 6-1）。

视频 6-1
右侧甲状腺全切除术+右侧中央区淋巴结清扫术

【笔者研究】

在中央区淋巴结清扫中，有些区域容易被忽视。对于具有特定临床病理特征的甲状腺癌患者，淋巴结清扫不完全可能会导致复发、再手术及再手术相关并发症的增加。在颈深筋膜浅层（封套筋膜）和舌骨下肌群深筋膜之间淋巴结（lymph node between investing layer of cervical fascia and deep fascia of infrahyoid strap muscles,LNCM)尚未被报道。LNCM 区域上缘为舌骨,外侧为颈动脉,前缘为颈深筋膜浅层,后缘为舌骨下肌群深层筋膜。LNCM 空间包括胸骨上间隙和舌骨下肌群内区域。解剖学上,LNCM 位于颈带状肌的前方,属于Ⅵ区,但在中央区淋巴结清扫过程中,容易被忽略(图 6-9)笔者团队对华中科技大学同济医学院附属同济医院和武汉大学中南医院接受甲状腺切除术并行中央区淋巴结清扫的 2 104 名患者的临床资料及病理学数据进行回顾性分析发现,LNCM 的发生率为 21.4%(451/2 104),其中 451 名患者中有 68 例(15.1%)患有转移性 LNCM。LNCM 的阳性率为 3.2%(68/2 104)。多变量分析显示,肿瘤位于甲状腺下极、存在腺外侵犯及 T_3~T_4 期的甲状腺癌具有较高的 LNCM 转移率。在甲状腺颈部淋巴结清扫中,研究发现,在临床淋巴结阳性(cN+)的 PTC 中,胸锁乳突肌与胸骨舌骨肌之间淋巴结(lymph node between sternocleidomastoid and sternohyoid muscles,LNSS,)的转移率为 22.6%,与肿瘤位于下极、侧颈区淋巴转移及Ⅲ区和Ⅳ区淋巴转移相关。笔者团队研究发现 LNCM 转移在中央区很少发生(21.4%),而 PTC 患者中的 LNCM 阳性率也很低(3.2%)。笔者研究发现,2 348 名 PTC 患者的 LNCM 转移率为 4.1%,远低于既往研究报道的 LNSS 转移发生率(20.7%)。对甲状腺肿瘤位于下极、存在腺外侵犯及有Ⅲ/Ⅴ区淋巴转移的患者,将 LNCM 作为中央区淋巴结清扫的部分,可避免 3.2% 的 PTC 患者残留微小转移灶。LNCM 的解剖相对简便,且不耗时,位于中央颈区的入口处,易于显露,并对喉返神经或甲状旁腺的损伤风险较低。在当前研究中,通过术中神经监测及对甲状旁腺进行原位保留或自体移植,可降低声带麻痹(2.2%)和永久性低钙血症(0.4%)的发生率。因此,若术前超声和 CT 提示存在 LNCM 转移或术中可疑 LNCM 淋巴转移,应重视甲状腺癌患者 LNCM 区域的淋巴结切除。

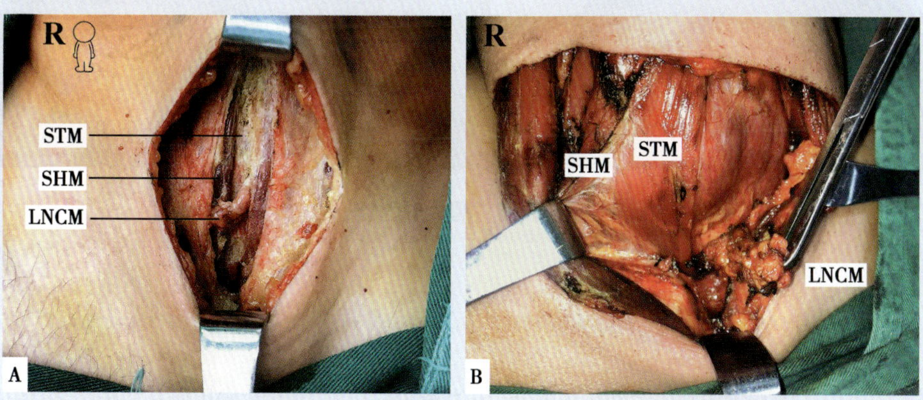

图 6-9　颈深筋膜浅层(封套筋膜)和舌骨下肌群深筋膜之间的淋巴结

LNCM. 颈深筋膜浅层(封套筋膜)和舌骨下肌群深筋膜之间的淋巴结;SHM.sternohvoid muscle,胸骨舌骨肌;STM.sternothyroid muscle,胸骨甲状肌。

三、纳米碳在中央区淋巴结清扫中的应用

对于需行甲状腺全切除术加中央区淋巴结清扫术的患者，术中对甲状旁腺及喉返神经功能的保护是目前甲状腺外科的关注重点。纳米碳混悬注射液的碳颗粒平均直径为150nm，毛细血管内皮细胞间隙为20~50nm，毛细淋巴管内皮细胞间隙为120~500nm，故纳米碳很容易进入毛细淋巴管，但难以进入毛细血管，只能通过毛细淋巴管，引起淋巴结黑染。淋巴结正显影技术有助于更彻底地清扫淋巴结，增加中央区淋巴结和转移淋巴结的检出数目；甲状旁腺负显影技术可以有效识别、保护甲状旁腺，同时有助于病理科医师更有针对性地对黑染的组织取材，提高淋巴结检出率，避免遗漏脂肪组织内的微小淋巴结和转移淋巴结，以提高术后病理分期的准确性，使患者术后治疗、随访更加科学。2015年《甲状腺手术中甲状旁腺保护专家共识》推荐：纳米碳可用于甲状腺手术并且是安全的；纳米碳甲状旁腺负显影辨认保护技术有助于术中辨认及保护甲状旁腺，降低术后甲状旁腺功能低下发生率。

纳米碳的注射剂量和部位需要严格把控，过多或过深均可污染手术视野，不仅更加难以识别甲状旁腺，而且增加喉返神经的损伤。采用1ml注射器在甲状腺腺体内多点注射纳米碳混悬注射液，每次约0.1ml，注射后以电刀封闭注射口，并用纱布局部加压约2分钟，以避免纳米碳外渗。术中可见甲状旁腺及喉返神经不显影，而淋巴结呈黑色显影（图6-10）。

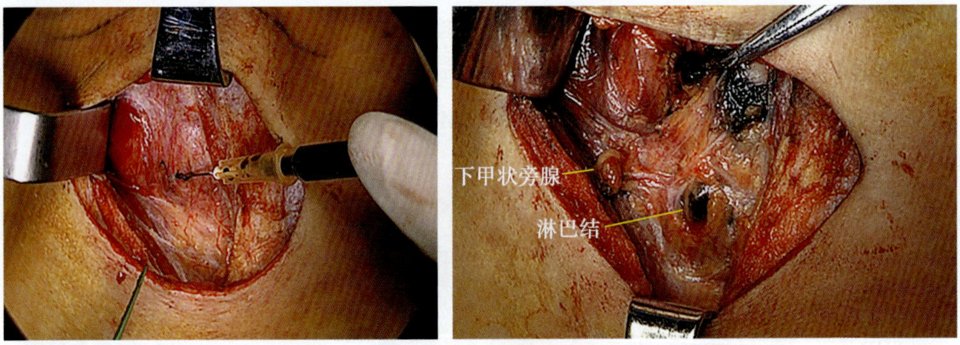

图6-10 黑染淋巴结

参考文献

[1] 中国医师协会外科医师分会甲状腺外科医师委员会，中国研究型医院学会甲状腺疾病专业委员会. 分化型甲状腺癌颈侧区淋巴结清扫专家共识(2017版)[J]. 中国实用外科杂志，2017，37(9)：985-991.

[2] American Thyroid Association (ATA) Guidelines Taskforce on Thyroid Nodules and Differentiated Thyroid Cancer；COOPER D S，DOHERTY G M，et al. Revised American Thyroid Association management guidelines for patients with thyroid nodules and differentiated thyroid cancer [J]. Thyroid，2009，19(11)：1167-1214.

[3] ROBBINS K T, SHAHA A R, MEDINA J E, et al. Consensus statement on the classification and terminology of neck dissection. [J]. Arch Otolaryngol Head Neck Surg, 2008, 134(5): 536-538.
[4] 秦元, 张浩. 国内外指南中甲状腺癌颈淋巴结清扫手术范围及指征变迁[J]. 中国实用外科杂志, 2020, 40(6): 639-643.
[5] 刘跃武. 甲状腺癌中央区淋巴结清扫的范围和手术技巧[J]. 国际外科学杂志, 2014, 41(2): 138-140.
[6] YANG F, CHEN J, YANG D. Magnetic functionalised carbon nanotubes as drug vehicles for cancer lymph node metastasis treatment[J]. European Journal of Cancer, 2011, 47(12): 1873-1882.
[7] 中国医师协会外科医师分会甲状腺外科医师委员会. 甲状腺手术中甲状旁腺保护专家共识[J]. 中国实用外科杂志, 2015, 35(7): 731-736.
[8] 中华人民共和国国家卫生健康委员会医政医管局. 甲状腺癌诊疗指南(2022 年版)[J]. 中国实用外科杂志, 2022, 42(12): 1343-1363.

第二节　甲状腺癌侧颈区淋巴结清扫术

一、侧颈区淋巴结术前评估方法

侧颈区淋巴结术前评估包括以下技术：影像学技术（如超声、CT 和 MRI），病理学技术（FNAC、CNB），检验学技术（Tg、FNAC-Tg、FNAC-CT），以及基因学技术（如 *BRAF* 和 *TERT* 突变检测）。

（一）超声检查

超声已成为临床上诊断甲状腺肿瘤及颈部淋巴转移的首选方法。其中 PTC 侧颈区淋巴转移典型的超声特征：团块状高回声（图 6-11）、微钙化（图 6-12）、囊性变（图 6-13）、淋巴结门结构不清或消失、周围血供丰富、体积增大呈圆形或椭圆形（图 6-14）。淋巴结大小不应作为淋巴转移鉴别的依据。正常淋巴结形态较扁平，长/短比>2。转移淋巴结形状较圆，长/短比<2。

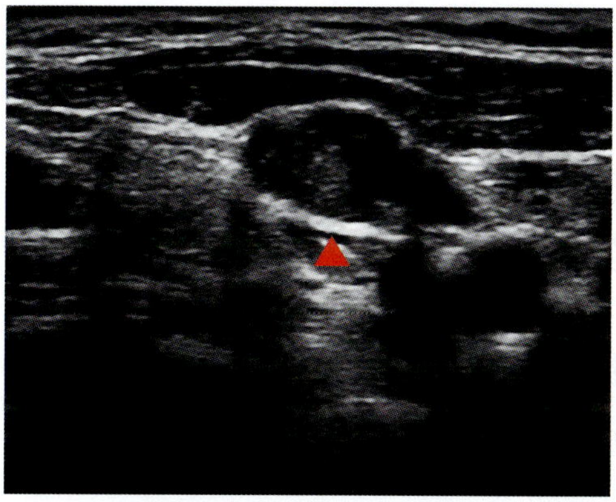

图 6-11　团块状高回声

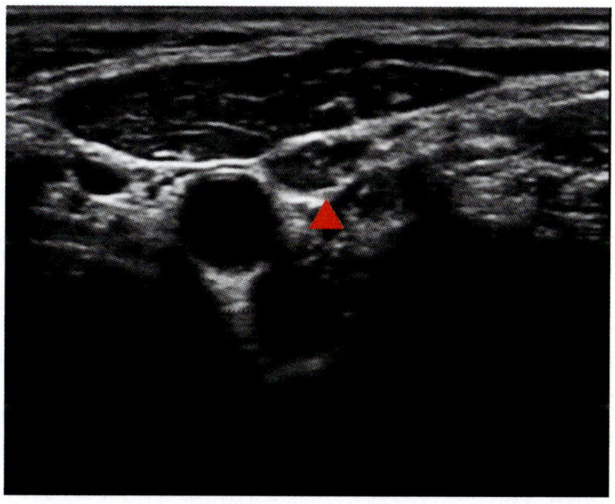

图 6-12　微钙化

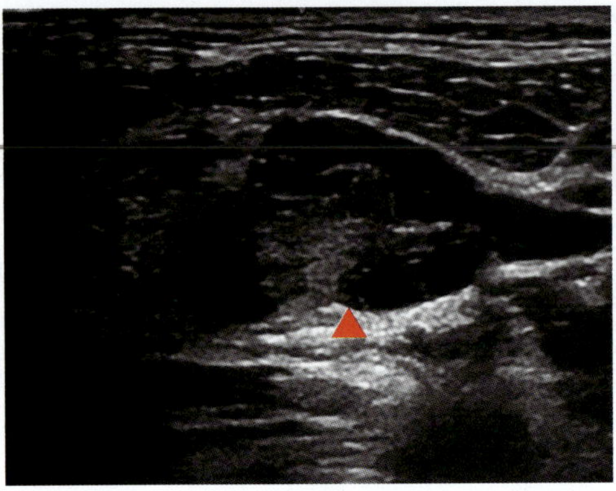

图 6-13 囊性变

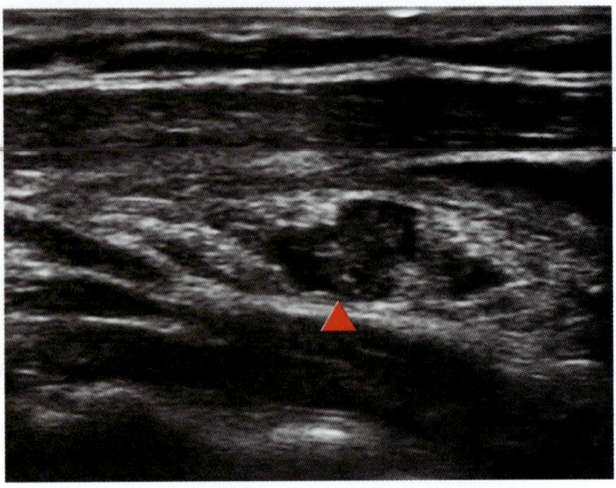

图 6-14 形态不规则趋向球形

肿瘤细胞先侵犯皮质，表现为局部高回声团，此时的淋巴结门结构尚可存在，随着肿瘤细胞进一步侵犯，淋巴结正常结构逐渐消失。分化型甲状腺癌的癌细胞分化程度较高，能够合成 Tg，但所合成的 Tg 不能被有效利用，导致其在局部大量聚集，从而使局部回声增高。这与其他类型转移淋巴结通常表现为低回声的情况不同（图 6-11）。

甲状腺癌转移淋巴结微钙化多见（少数可见粗大钙化），微钙化主要反映病理中的沙砾体，而沙砾体是一种嗜酸性的球形钙化小体，是乳头状癌转移淋巴结的特征性表现。

（二）US-FNAC 及 FNAC-Tg 检查

US-FNAC 是术前诊断中敏感度和特异度最高的方法。细胞穿刺抽吸标本不仅用于细胞学病理诊断，还可以检测洗脱液 Tg 水平，以辅助诊断。术前检测 FNAC-Tg 水平能够进一步提高诊断率和诊断准确率。一部分患者能够通过 FNAC-Tg 明确诊断，尤其适用于囊性淋巴结、细胞学无法确诊或者细胞学诊断和超声检查结果不相符的情况。作为诊断 PTC 转移淋巴结的理想方法，FNAC-Tg 检测在敏感度方面优于 US-FNAC，但细胞学仍应作为首选的诊断方法。颈部转移淋巴结往往来源于不同疾病，如肺癌、消化道肿瘤等，虽然细胞学也很难分辨其具体来源，但能够判断良恶性；FNAC-Tg 检测不适用于分化型甲状腺癌以外的肿瘤，因此，在诊断 PTC 侧颈部淋巴转移时，应将 FNAC-Tg 结合 US-FNAC 一起使用。

（三）CT、MRI 及 PET/CT 检查

与超声相比，CT 或 MRI 检查受主观因素影响较少，CT 对颈部淋巴结的显示不受体位限制，以及气管、食管内气体影响，能更好地显示转移淋巴结与周围血管、肌肉等的解剖关系，可以观察肺部有无转移灶及显示咽旁、上纵隔等超声无法探测的位置，是超声检查的有力补充。增强 CT 可以更好地显示淋巴结内部情况、判断淋巴结性质。特别是在癌灶或者转移淋巴结已侵及气管、颈总动脉、颈内静脉等重要组织器官时，临床医师能够得到更详尽的解剖信息。PTC 侧颈部淋巴转移的典型 CT 表现包括：圆形、体积增大、淋巴结门结构消失、钙化、囊性变等。如有条件，CT 扫描建议采用薄层扫描（层间距<5mm）。

MRI 也可用于评估颈部淋巴转移情况，但其敏感度相对略低，成像易受患者呼吸动作影

响而产生伪影。伴有甲状腺功能亢进的 PTC 患者及对碘造影剂过敏的患者，建议行颈部增强 MRI 检查。

PET/CT 用于评估 PTC 侧颈区淋巴转移的特异度较高，敏感度一般。其可以提供全身的淋巴转移信息，比如纵隔淋巴结及超声不易发现的侧颈区Ⅱ和Ⅴ区的异常淋巴结。但与颈部超声和增强 CT 相比，PET/CT 并无显著优势，且价格昂贵、普及率低，故性价比较低。《成人甲状腺结节与分化型甲状腺癌诊治指南》指出 PET/CT 主要应用于因 PTC 行甲状腺全切除术后、血清 Tg 升高和 ^{131}I-WBS 阴性的患者。不建议将 PET/CT 作为评估 DTC 侧颈区淋巴转移的常规检查。

二、侧颈区淋巴结清扫术适应证

2015 年《成人甲状腺结节与分化型甲状腺癌诊治指南》推荐术前应对侧颈区淋巴结进行常规超声检查；对超声疑为转移、短径>10mm 的淋巴结进行超声引导下细针穿刺以明确性质；此外，还可选用超声引导下淋巴结细针穿刺+洗脱液 Tg 检测以评价可疑颈部淋巴结的性质。如果有些病例术前不能确诊，但临床和影像学可疑，也可在术中行快速冷冻切片病理学检查以确诊。《甲状腺结节和分化型甲状腺癌诊治指南（第二版）》与《成人甲状腺结节与分化型甲状腺癌诊治指南》一致，都主张针对 DTC 行治疗性侧颈区淋巴结清扫术、不做预防性侧颈区淋巴结清扫术，术前评估侧颈区淋巴结情况，如果没有明确侧颈区淋巴转移（侧颈区 cN_0），则不做清扫。笔者团队根据相关指南要求结合实际情况绘制出侧颈区淋巴结清扫评估流程（图 6-15）。研究显示肿瘤突破包膜或肿瘤直径>1.0cm 是侧颈区淋巴转移的重要影响因素，根据Ⅵ区转移淋巴结的情况，以及 DTC 原发灶的位置（上极且有被膜侵犯者）、大小、病理分型等进行综合评估。2023 年《甲状腺结节和分化型甲状腺癌诊治指南（第二版）》推荐对部分高危 cN_{1a} 患者可以考虑行择区性颈部淋巴结清扫术（弱推荐，中等质量证据）。

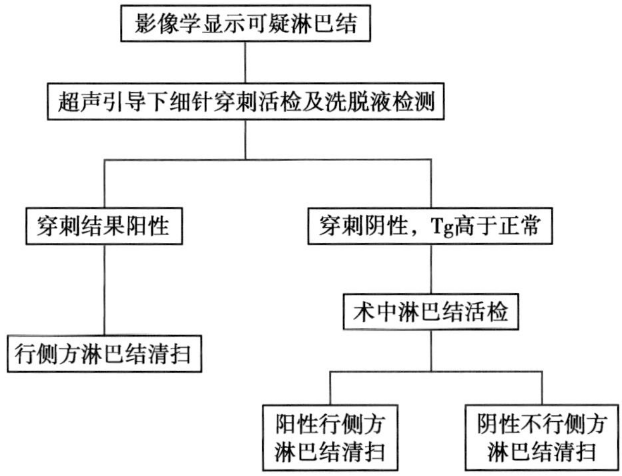

图 6-15　侧颈区淋巴结清扫评估流程

三、侧颈区淋巴结分区及清扫范围

（一）侧颈区淋巴结分区

甲状腺的淋巴管网丰富，甲状腺上部和峡部的淋巴液通常汇入气管周围、峡部上方及喉前的淋巴结。这些淋巴结不仅接收来自甲状腺的淋巴液，还与喉部及颈部的淋巴管相连。因此，甲状腺的淋巴回流涉及整个颈部的淋巴系统。

美国耳鼻咽喉头颈外科基金会于 1991 年提出并在 1998 年和 2002 年进行了改良的 Robbin's 分区法，将颈部淋巴结分为六个区域。在改良的 Robbin's 分区基础上，AJCC 于 1997 年提出了新的分区方法，新增了Ⅶ区（上纵隔淋巴结）。具体如下（图 6-16）：

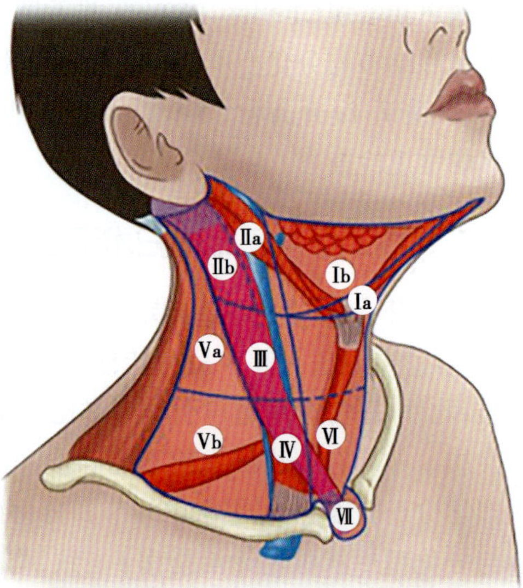

图 6-16 侧颈区淋巴结分区

Ⅰ区：包括颏下区（Ⅰa 区）和下颌下区（Ⅰb 区）。Ⅰa 区位于双侧二腹肌前腹和舌骨区域内的淋巴结；Ⅰb 区位于二腹肌前、后腹和下颌骨下缘围成的三角内，后界为茎突舌骨肌。

Ⅱ区：上界为颅底，下界为舌骨平面，内界为茎突舌骨肌，外界为胸锁乳突肌后缘。以副神经为界，分为Ⅱa、Ⅱb 两个亚区。副神经前下方为Ⅱa 区，副神经后上方为Ⅱb 区。

Ⅲ区：内界为颈动脉鞘内侧缘，外界为胸锁乳突肌后缘，上界为舌骨平面，下界为环状软骨平面。

Ⅳ区：内界为颈动脉鞘内侧缘，外界为胸锁乳突肌后缘，上界为环状软骨平面，下界为锁骨下动脉。

Ⅴ区：位于锁骨、胸锁乳突肌后缘和斜方肌前缘围成的三角内。以环状软骨平面为界，分为Ⅴa、Ⅴb 两个亚区。

Ⅵ区：上界为舌骨平面，两侧界为颈动脉鞘内侧缘，下界为无名动脉（头臂干）。

Ⅶ区：上纵隔淋巴结是Ⅵ区淋巴结向下方的延续。上界为胸骨上切迹水平，下界为无名动脉上缘，前界为胸骨柄，后界为椎前筋膜。与Ⅵ区合称为中央区。

手术注意点：由于 PTC 淋巴转移以多区域转移为主，以Ⅵ区转移最常见。Ⅱ~Ⅳ区是甲状腺淋巴引流的主要区域，Ⅲ、Ⅳ区淋巴转移最为常见。虽然Ⅱ区淋巴转移发生率较Ⅲ、Ⅳ区低，但仍然可达 31%~60%，Ⅴ区淋巴转移发生率可达 20% 以上，常见于Ⅴb 区。因此，Ⅱ、Ⅲ、Ⅳ、Ⅴb 区为规范的侧颈区清扫范围。

（二）侧颈区淋巴结清扫范围

淋巴结清扫术（lymph node dissection，LND）应遵循整块切除原则，杜绝局部淋巴结摘除术（barry-picking）。颈部淋巴结清扫术是治疗甲状腺癌淋巴转移的重要手段，清扫指征目前比较明确，除了日本《甲状腺癌诊疗规范》推荐预防性 LND，其他指南均仅推荐治疗性 LND。但其清扫范围仍然存在争议。

Eskander 等报道侧颈区淋巴结区域转移发生率的排序，发现Ⅲ区>Ⅳ区>Ⅱa 区>Ⅴb 区>Ⅱb 区>Ⅴa 区，以多区转移为主，单区转移较少见。跳跃性转移（即中央区无淋巴转移，颈部其他区域转移）不多见。Won 等在一项包含 6 027 例患者的 meta 分析中也证实，Ⅱb 和Ⅴ区的淋巴转移率相对较低。尽管Ⅱ区的淋巴转移率低于Ⅲ区和Ⅳ区，但仍可达到 31%~60%。目前对是否清扫Ⅱb 区淋巴结尚有争议。清扫Ⅱb 区时牵拉副神经可能导致术后患者肩膀麻木、疼痛和上肢活动障碍。研究显示侧颈区≥2 区域有淋巴转移或Ⅱa 区淋巴转移是Ⅱb 区淋巴转移的危险因素；如果侧颈区≥2 区域淋巴结有转移，或Ⅱa 区淋巴转移，建议清扫Ⅱb 区淋巴结。因为Ⅱa 区转移率较高，与其毗邻的Ⅱb 区隐匿性转移率及复发风险相对较高，Ⅱ区淋巴结应行整体常规清扫更为保险。此外，Ⅱa 区清扫后如果出现Ⅱb 区复发，再次手术的难度及对副神经的损伤概率增加。2017 版《分化型甲状腺癌侧颈区淋巴结清扫专家共识》推荐，在能保证副神经功能的情况下，推荐同期清扫Ⅱb 区。

与Ⅱa~Ⅳ区相比，Ⅴ区淋巴转移率相对较低，但仍可高达 20% 以上，且主要发生于Ⅴb 区。当临床确诊Ⅴ区淋巴转移时，建议清扫Ⅴ区。多项研究发现，当存在原发肿瘤腺外侵犯、肿瘤位于上极、肿瘤直径>1cm、同侧中央区广泛转移及侧颈区多个区域转移等多项危险因素时，Ⅴ区淋巴转移风险增高，应同时清扫Ⅱ ~ Ⅴ区淋巴结。临床未确定Ⅴ区淋巴转移，而Ⅱ~ Ⅳ有两个或更多区域淋巴转移时，建议同时清扫Ⅴb 区淋巴结。研究发现Ⅱ区淋巴转移发生率较高，Ⅴ区淋巴转移都伴有Ⅳ区转移且多发生在Ⅴb 区，2012 版《NCCN 临床实践指南：甲状腺癌》建议，仅存在转移证据时清扫Ⅰ区和Ⅴa 区。

DTC 的Ⅰ区转移罕见，一般不需要清扫Ⅰ区。若术前检查确诊Ⅰ区有淋巴转移时，须同期行Ⅰ区淋巴结清扫。2017 版《分化型甲状腺癌侧颈区淋巴结清扫专家共识》推荐：建议侧颈区淋巴结清扫范围包括Ⅱ、Ⅲ、Ⅳ、Ⅴb 区。Ⅱ（Ⅱa）、Ⅲ、Ⅳ区是侧颈区淋巴结清扫可接受的最小范围。2023 年《甲状腺结节和分化型甲状腺癌诊治指南（第二版）》推荐综合考虑 DTC 淋巴转移特性与患者术后颈部功能保护，平衡肿瘤根治与生活质量，行Ⅱ、Ⅲ、Ⅳ、Ⅴb 区的侧颈区淋巴结清扫术。对于术前评估Ⅱ、Ⅴ区未见明确转移淋巴结的患者，也可以考虑只清扫Ⅱ、Ⅲ、Ⅳ区。

DTC 治疗目的是考虑肿瘤根治的同时应尽量保护功能，以改善患者术后生活质量。传统观点认为颈动脉鞘包裹颈总动脉、颈内静脉及迷走神经。然而，最新研究发现，颈动脉鞘内实际上只包含颈总动脉和迷走神经，而颈内静脉并不位于鞘内。此外，这些研究认为颈动脉鞘内并不包含淋巴结，因为淋巴系统主要与静脉分布相关。这一新的认识已经对侧颈区淋巴结清扫术产生了重大影响。传统做法要求在清扫Ⅱ~ Ⅳ区淋巴结时必须将颈内静脉、颈总动脉及迷走神经分别游离后再进行淋巴结清扫。但现在的观点则是，无须游离颈总动脉及迷走神经，只需从颈内静脉内侧开始切开其表面的筋膜，然后游离该静脉至后面，清扫至迷走神经后即可。

传统根治性颈部淋巴结清扫术的清扫范围包括胸锁乳突肌、肩胛舌骨肌、颈内静脉、颌下腺、副神经等结构及解剖区内的Ⅰ~Ⅴ区淋巴结。虽然可完整地清除颈部淋巴结，但手术破坏性极大，易引发术中颅内高压、术后颜面水肿、斜方肌萎缩、上臂功能障碍，甚至肩颈变形等并发症，患者生活质量严重下降，因此目前临床上较少应用，多采用改良根治性颈部淋巴结清扫术，建议常规保留胸锁乳突肌、颈内静脉和副神经，并尽量保留颈丛神经皮支。如若颈内静脉壁大范围受侵、颈内静脉瘤栓、副神经被完全包裹、神经纤维瘤化、胸锁乳突肌大范围受累，则须切除相应受累结构。对于颈部巨大淋巴结或广泛淋巴转移、软组织侵犯或肉眼可见肿瘤外侵的患者，应进行扩大切除，切除范围包括所有受累的结构。

【笔者研究】

在保证肿瘤彻底清除的同时，行最小范围的淋巴结清扫，可以有效减少手术的并发症风险或降低术后不良反应，降低术后并发症的发生率。国际上关于淋巴结清扫的范围尚无统一标准，常规全区域淋巴结清扫术可能增加并发症的风险。

笔者团队研究发现淋巴转移是有规律的分区转移，在影像学精确定位术前病灶的前提下，行选择性分区淋巴结清扫术可缩小清扫范围、减少甲状腺术后并发症。对于淋巴结复发转移再次手术患者，目前国内外临床实践中普遍采用全区域淋巴结清扫术，但由于术后解剖结构改变，这种手术方式可能增加并发症的发生风险。笔者团队在术前通过定位标记病灶的基础上，仅进行转移淋巴结的局部清除术，从而缩小清扫范围，减少甲状腺手术后的并发症。这一方法已被美国内分泌外科医师学会采纳并在2020版《甲状腺疾病外科诊治指南》中推荐。

甲状腺Hürthle细胞癌是一种侵袭性较高、易发生区域转移的甲状腺癌病理类型，首次命名于1894年。2015年ATA《成人甲状腺结节与分化型甲状腺癌诊治指南》此前建议进行"常规预防性淋巴结清扫术"，其依据是Hürthle细胞癌的区域转移主要通过淋巴道扩散。笔者团队通过弹性染色等方法研究发现，大多数被学界判定的"转移淋巴结"实质是静脉癌栓，血行转移才是Hürthle细胞癌区域扩散的主要途径，这已被国际后续研究广泛证实。研究成果改变了2015年ATA《成人甲状腺结节与分化型甲状腺癌诊治指南》对淋巴结清扫范围的推荐意见，被英国甲状腺学会2014版《甲状腺癌诊治指南》采纳。因此，英国甲状腺学会2014版《甲状腺癌诊治指南》建议：对Hürthle细胞癌，不推荐行常规预防性淋巴结清扫术，推荐"是否淋巴结清扫要采取个体化原则"。2022版世界卫生组织甲状腺肿瘤分类，用新的疾病名称"oncocytic carcinoma of the thyroid（甲状腺嗜酸细胞癌）"替代沿用了128年的"Hürthle cell carcinoma（Hürthle细胞癌）"。

四、操作方法与技巧

（一）颈部淋巴结清扫常用器械（图 6-17）

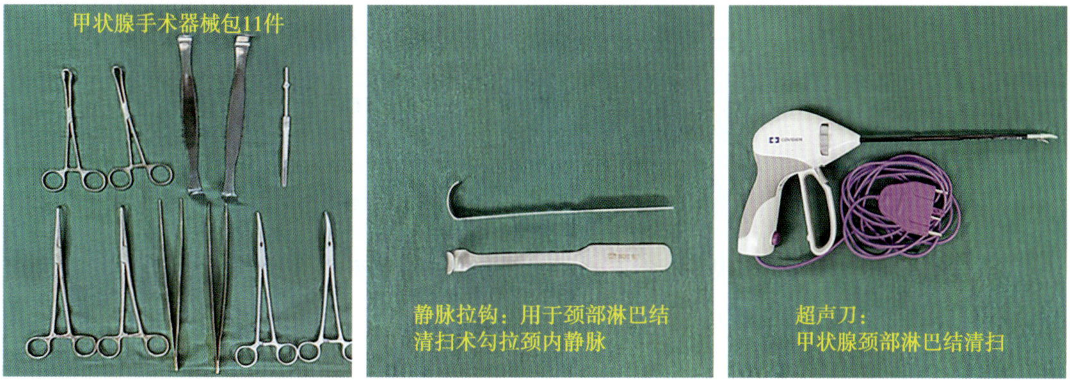

图 6-17　颈部淋巴结清扫常用器械

（二）术前准备

除常规手术准备外，对于淋巴结肿大、超声显示不清或有周边组织侵犯的患者，建议加做增强 CT，以明确淋巴结位置及了解周边组织累及的情况。甲状腺恶性肿瘤是否存在淋巴转移、阳性淋巴结的检出数量常常影响肿瘤分期、后续的治疗及预后判断。临床上多种因素易导致阳性淋巴结漏检，因而淋巴示踪剂的应用对于提高阳性淋巴结的检出率、切除率及明确病理分期具有重要意义。术中注射纳米碳主要用于保护甲状旁腺及显示中央区淋巴结。对于首次行甲状腺全切除术加侧颈区淋巴结清扫术的患者，术前 24~72 小时笔者团队在转移侧甲状腺区域注射 0.1ml 纳米碳，有助于提高转移淋巴结切除率，使淋巴结清扫更彻底。对于再次手术仅做淋巴结清扫的患者，术前 24~72 小时在超声引导下对可疑淋巴结注射 0.1ml 纳米碳。

（三）体位及切口

患者仰卧头后伸位，在常规甲状腺领式切口的基础上，沿皮纹向两侧延长到斜方肌前缘位置。研究显示，领式皮纹延长切口不但可以彻底清除Ⅱ区淋巴结，不影响手术疗效，而且切口与皮纹走行方向一致，术后切口张力小，瘢痕形成不明显（图 6-18）。

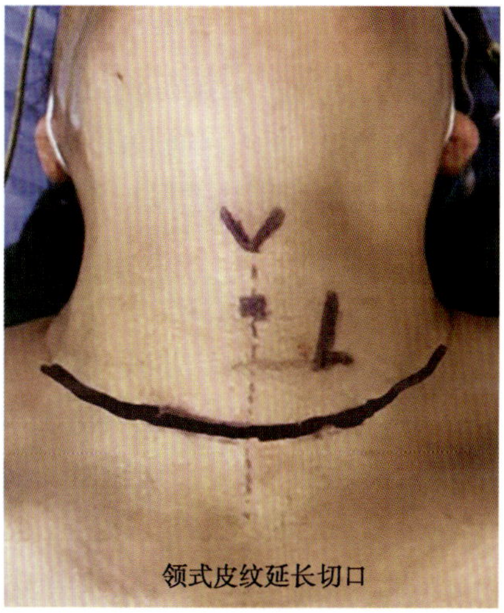

图 6-18　领式皮纹延长切口

（四）颈部淋巴结筋膜解剖性切除

颈部存在很多筋膜，筋膜和筋膜之间、筋膜和脏器之间形成筋膜间隙及内脏间隙。筋膜是肿瘤的天然屏障，也是理想的手术切缘。筋膜间隙是疏松的，血管较少，是理想的外科手术层面。在这样的一个间隙里面进行操作，可以达到微创、无血、快捷、方便和彻底的效果。颈部筋膜主要由浅筋膜和深筋膜组成(图 6-19)。

- 筋膜间隙
  - 浅筋膜——皮下脂肪和颈阔肌
  - 深筋膜
    - 浅层——包裹肌肉
    - 中层——包绕脏器、大血管等
    - 椎前筋膜——颈椎、椎前肌、膈神经等

图 6-19 颈部筋膜组成

(五) 手术步骤

1. 游离皮瓣 依次切开皮肤、皮下组织及颈阔肌,用组织钳将皮瓣向上提起,在颈阔肌深面、颈前静脉浅面游离皮瓣(图 6-20)。

向上至甲状软骨上缘,向下至胸骨上切迹。术区暴露包括同侧带状肌、颌下腺下缘、胸锁乳突肌前缘、腮腺尾部及颈后斜方肌前缘(图 6-21)。

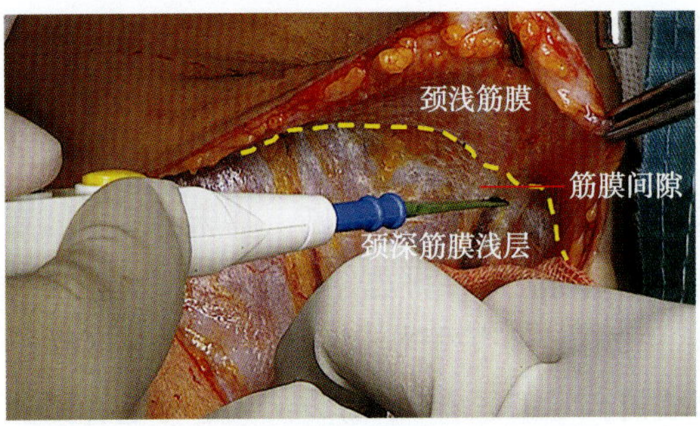

图 6-20 游离皮瓣

黄色区域示颈浅筋膜和颈深筋膜浅层交界处。

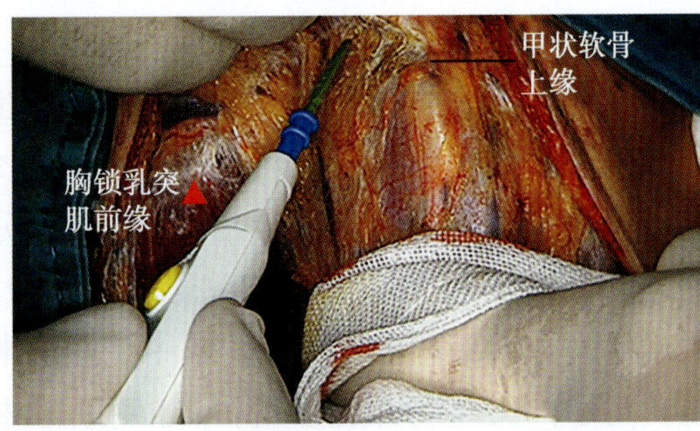

图 6-21 游离上界

手术注意点:皮瓣游离是进行侧颈区淋巴结清扫的首要步骤。在进行锐性解剖时,应准确找到颈阔肌和颈深筋膜浅层之间的相对无血管区,并一气呵成地完成皮瓣游离。在整个过程中,需要特别注意保护面神经、下颌缘支、颈丛神经皮支等结构,如有必要,要注意妥善保留颈外静脉。

2. 分离暴露融合筋膜 沿胸锁乳突肌内侧纵行切开筋膜,从胸锁乳突肌及带状肌之间进入,沿着筋膜间隙充分游离,上端至二腹肌后腹,下端至肌肉止点,后到胸锁乳突肌后缘。使用甲状腺拉钩紧贴肌肉腹面,向外侧牵拉(图 6-22)。

手术注意点:完整切除肌膜及其周围淋巴脂肪组织,需要特别注意清除胸锁乳突肌-带状肌间淋巴结,同时要注意结扎处理肌肉组织的血管穿支。

3. 显露椎前筋膜　侧颈区脂肪组织、颈内静脉、肩胛舌骨肌都被颈深筋膜浅层、中层和深层形成的融合筋膜覆盖(图 6-23)。沿颈内静脉分布的脂肪淋巴组织是侧颈区清扫的主要部分。颈深筋膜的浅层、中层和深层构成融合筋膜,融合筋膜与椎前筋膜相邻,形成一个夹持淋巴脂肪组织的“三明治”结构。颈部淋巴结清扫时沿着筋膜层次解剖,更彻底更安全(图 6-24)。

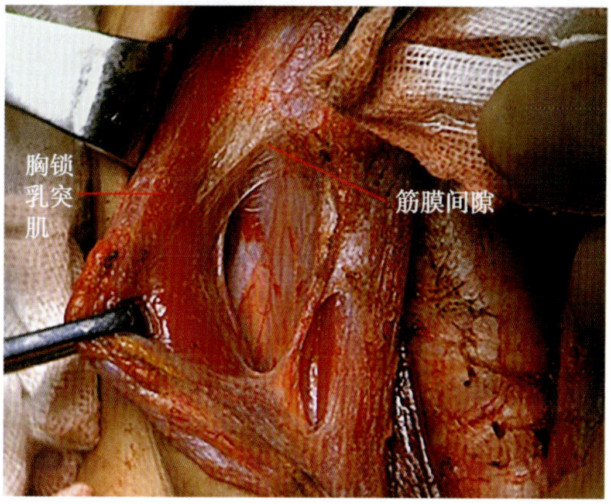

图 6-22　筋膜间隙

沿着胸锁乳突肌外侧缘及颈内静脉外侧打开颈深筋膜浅层、中层及深层形成的融合筋膜(图 6-25)。

显露并游离颈内静脉,肩胛舌骨肌可以离断,也可以保留。可从颈内静脉中段入路,此处椎前筋膜前方组织比较疏松,容易分离。显露颈内静脉颈段全长,上至颅底,下至静脉角。游离椎前筋膜前方组织后,可以发现侧颈区脂肪淋巴组织在融合筋膜和椎前筋膜之间,呈片状(图 6-26)。

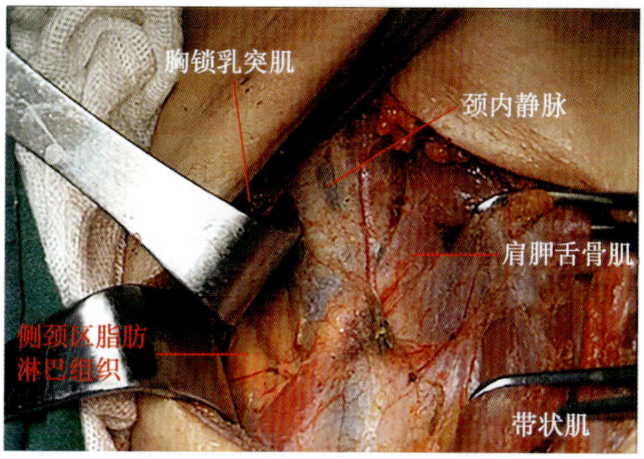

图 6-23　侧颈区脂肪淋巴组织

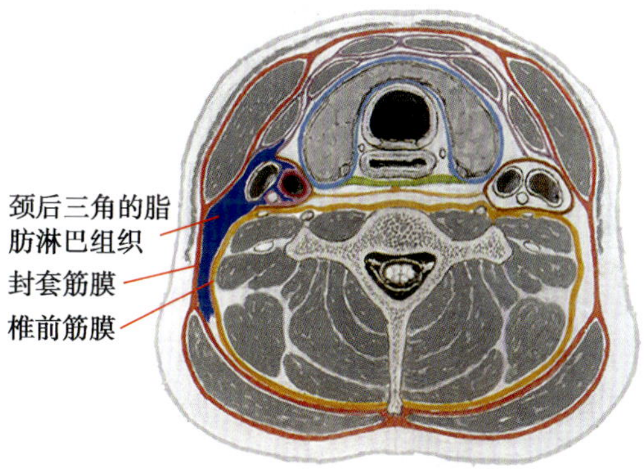

图 6-24　颈部淋巴脂肪组织

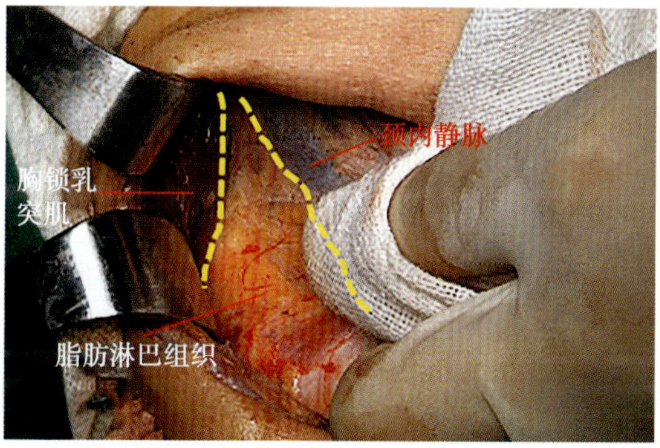

图 6-25　融合筋膜(黄色虚线)

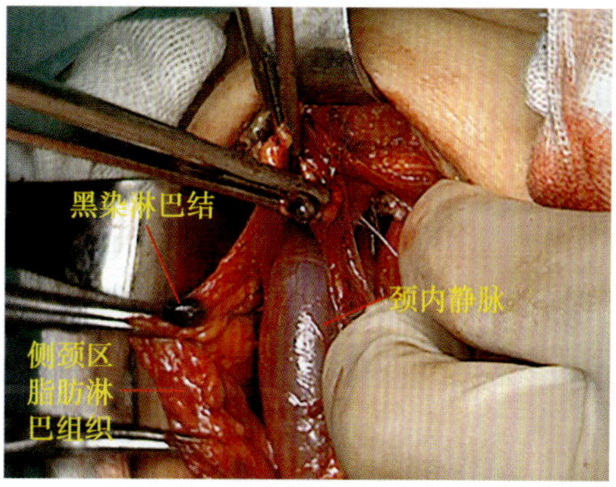

图 6-26　侧颈区淋巴结

手术注意点:①显露颈内静脉后,注意仔细结扎颈内静脉外侧支配肌肉的小分支,因此处通常是术后出血的较常见部位。继而清扫颈动脉鞘外侧及后方的脂肪淋巴组织(淋巴结清扫的内界)。使用静脉拉钩将颈内静脉拉至一侧时,注意向颈内静脉后方清扫不要损伤迷走神经。颈动脉鞘内没有淋巴组织,因此不需要打开颈动脉鞘。只需从颈内静脉内侧开始切开其表面的筋膜,游离该静脉至后面,清扫至迷走神经后即可。②熟悉迷走神经解剖防止损伤,根据迷走神经与颈动脉及静脉的关系,可将迷走神经分为 4 型:a 型,位于颈总动脉与颈内静脉中间前方(约占 29.0%);b 型,位于颈总动脉与颈内静脉中间后方(约占 66.7%);c 型,位于颈总动脉后方(约占 3.2%);d 型,位于颈内静脉后方(约占 1.1%)。

继续清扫Ⅳ区淋巴组织并保持清扫标本的连续性,注意不要破坏椎前筋膜,可以看见椎前筋膜下方的颈横动脉主干和膈神经(图 6-27)。

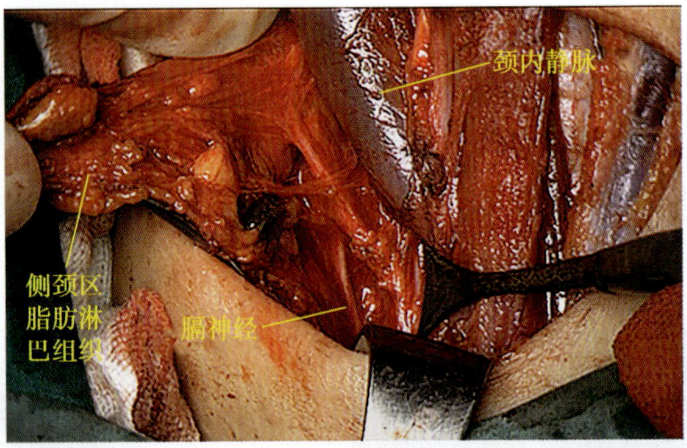

图 6-27 膈神经

手术注意点:颈部筋膜是清扫平面的底面,此处颈横动脉是重要解剖标志。颈横动脉深部有前斜角肌及膈神经,须在颈横动脉浅面剥离淋巴脂肪组织。一般情况下,颈横血管后方无淋巴结,仅清扫其浅面的脂肪淋巴组织即可。只要保证操作在颈横血管的浅面,就不会误伤其深面的膈神经及臂丛。颈横血管绝非侧颈区淋巴结清扫的下界,其下界应是锁骨下静脉,颈横血管与锁骨下静脉之间还有不少淋巴脂肪组织。依次沿椎前筋膜浅面清扫Ⅱ、Ⅲ、Ⅴ区淋巴结,直至斜方肌前缘,暴露并注意保护颈 2、颈 3 和颈 4 神经根(图 6-28),清扫颈部淋巴结时应尽量保护颈 2、颈 3 和颈 4 神经根(淋巴结清扫的后界)。可以在神经监测的协助下保护神经。在筋膜间整体切除淋巴脂肪组织(图 6-29)。

手术注意点:颈部淋巴结清扫范围都是人为设置的,在实际操作中并无明显边界,需要注意胸锁乳突肌外侧缘,将淋巴脂肪组织自颈后筋膜底面剥离直至环状软骨高度,将脂肪组织向内侧牵引,钝性剥离外侧缘;头侧也并无明显边界,清扫时注意颈总动脉分叉,保护好副神经,继续向头侧剥离。如果该处有明显转移淋巴结,需清扫至下颌内侧。清扫过程中注意功能保护。

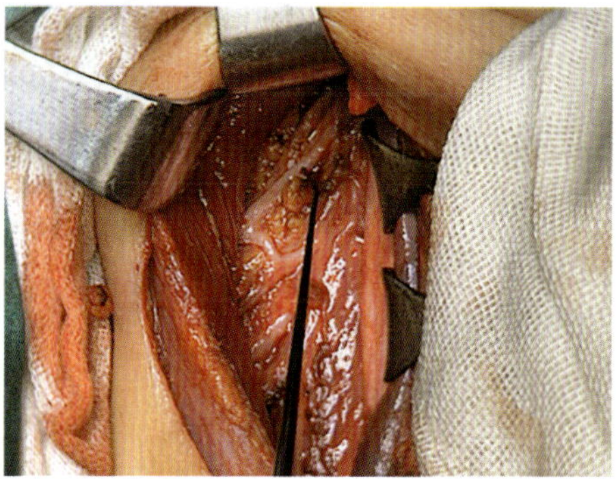

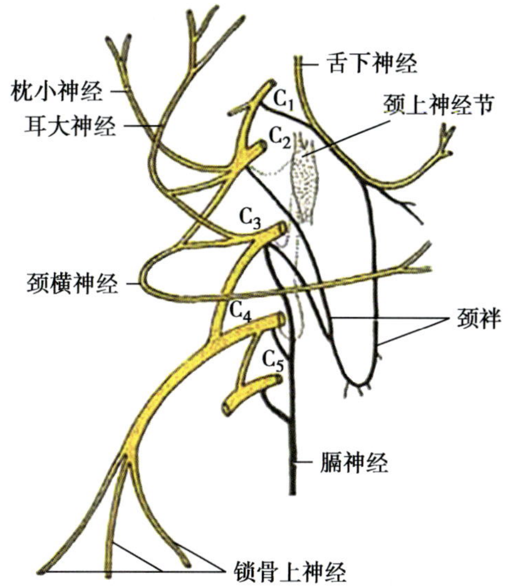

图 6-28　颈丛神经根

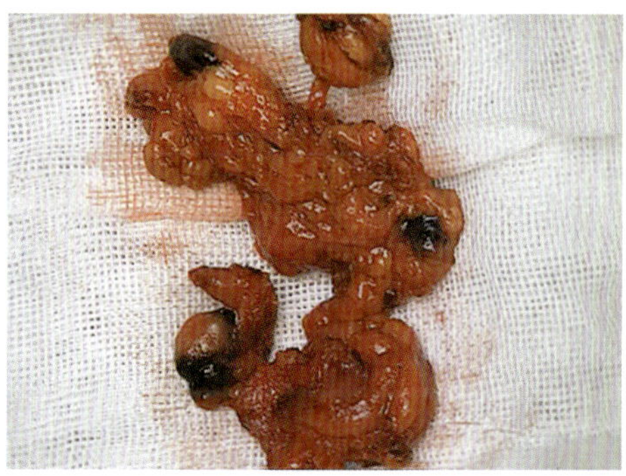

图 6-29　大体标本

【笔者研究】

在进行淋巴结清扫中，笔者团队采取胸导管解剖性保护方法。从肩胛舌骨肌下缘沿颈内静脉由上至下精细钝性分离，对胸导管进行探查，若未探及，则沿锁骨下静脉探查至肩胛舌骨肌下缘与锁骨交界；若仍未及，则在静脉角三角区内用筛状解剖探查。探查全程由麻醉师配合胸腔通气，术者加压腹部，使胸导管充盈以辅助探查。探及后完整显露胸导管及邻近分支，充分显露其注入静脉的位置，并显露静脉角。淋巴结清扫完毕后，患者取头低脚高位，麻醉师行胸腔加压通气，术者加压腹部，观察颈部是否有乳糜样液体渗漏，若存在渗漏则及时结扎渗漏残端，建议使用 6-0 prolene 缝线连续缝合。如果缝扎后效果尚不满意或静脉角区域漏液量较大，可采用肩胛舌骨肌或部分胸锁乳突肌局部填塞加固（视频 6-2）。

视频 6-2
肌肉填塞

4. 左侧颈部淋巴结清扫术(视频 6-3)

视频 6-3
左侧颈部淋巴结清扫术

五、并发症预防与处理

(一)乳糜漏

1. 应用解剖 胸导管是体内最大的淋巴管,又称左淋巴导管。胸导管在第 5 胸椎水平,斜向左方,于主动脉弓后方上行进入左后纵隔,沿食管向上达颈根部,在第 7 颈椎高度向左呈弓状越过胸膜顶,形成胸导管弓,经颈动脉鞘后方,交感干、椎血管和锁骨下动脉前方,向下内注入左侧静脉角,也可注入左侧颈内静脉或左侧锁骨下静脉(图 6-30)。

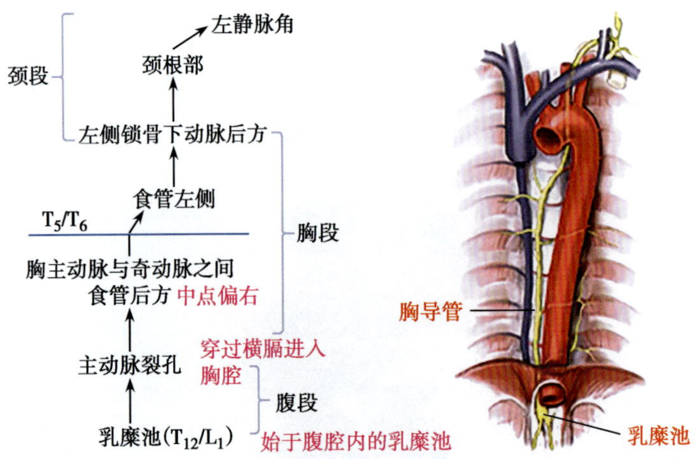

图 6-30 胸导管的起止及走行

乳糜是脂肪在小肠消化后吸收入淋巴中的脂肪颗粒,呈乳状外观。脂肪经过乳糜池进入胸导管,再转运至静脉系统。每天通过胸导管汇入静脉系统的乳糜量为 1 500~2 000ml。术后如出现乳白色或浑浊引流液即可诊断为乳糜漏。如果得不到及时有效的处理,乳糜漏不仅容易继发局部感染,还可引起循环血容量减少、电解质紊乱、低蛋白血症、免疫功能低下及严重营养不良,甚至可因感染导致颈部大血管破裂或全身衰竭而死亡。

2. 胸导管损伤风险因素与处理 胸导管解剖变异,损伤分支,二次手术、颈部放疗史等造成的局部组织粘连,肿瘤恶性程度及手术范围,清扫颈内静脉下段淋巴结时的粗暴操作、组织撕扯等是引起胸导管及其分支损伤的主要原因。静脉系统连接处胸导管管壁极薄且脆性大。此外,在进入静脉系统时,胸导管的解剖位置常存在较大变异,通常有多个终点汇入静脉系统,有时可升至锁骨上 5.0cm,手术时极易被意外损伤。甲状腺癌颈部淋巴结清扫术后出现乳糜漏的患者占 1.0%~2.5%,其中约 75% 发生于左侧,主要由胸导管损伤引起。胸导管与右淋巴导管之间存在着交通支,且有少数人胸导管终止于右侧颈根部,因此,乳糜漏也可发生在右侧颈部。

减少乳糜漏发生的关键在于预防,熟悉局部解剖。防止乳糜漏发生的根本措施是术中仔细操作，特别是在解剖左侧颈根部时更要格外小心，慎用电刀，避免损伤胸导管，稳妥结扎每一根管道结构，同时在解剖右侧颈根部时也要结扎好交通淋巴管及避免损伤异位的胸导管。如术中发现术野有清亮液体流出，一定要妥善处理。术中胸导管意外损伤后，国内外普遍采用直接结扎胸导管等封堵策略。《甲状腺癌颈淋巴结清扫术后乳糜漏防治中国专家共识（2022 版）》及 2023 年《甲状腺结节和分化型甲状腺癌诊治指南（第二版）》均建议：胸导管如有损伤应及时缝扎或夹闭。该术式存在以下潜在弊端：阻断了乳糜回流，导致胸导管管腔内压力剧增，可在术后再次发生乳糜漏；改变了乳糜正常回流途径，可能导致乳糜胸等严重并发症。笔者团队提出胸导管解剖完整性保护技术：术中主动完整解剖显露胸导管。可借鉴大禹治水“改堵为疏”理念，采取疏通策略，对损伤的胸导管进行修补，既不增加胸导管管腔压力，又保证了乳糜液的正常回流路径（视频 6-4）。目前国内外普遍采用不解剖显露胸导管等被动规避性措施，因胸导管存在解剖变异，有时难以有效规避，有经验的医师可尝试解剖显露胸导管，对胸导管从主动规避走向主动暴露。此外，《甲状腺癌颈淋巴结清扫术后乳糜漏防治中国专家共识（2022 版）》建议缝扎破损胸导管后可将部分肩胛舌骨肌或部分胸锁乳突肌肌瓣填塞加压到静脉角附近。采用上述方法，如果带蒂肌瓣的游离长度不足，术后头部运动时可能导致带蒂肌瓣收缩，进而撕裂胸导管。近十年来，笔者团队采用游离肩胛舌骨肌或胸锁乳突肌肌瓣填塞破损处，没有发生感染等并发症，取得良好效果。

视频 6-4
胸导管解剖完整性保护技术

3. 术后乳糜漏治疗　颈部手术胸导管损伤后导致的乳糜漏多发生于术后前 3 天。乳糜漏发生后应高度重视，根据患者一般情况、原发疾病、手术方式、引流量大小等因素，及时采用有效的综合保守治疗措施。首先是心理治疗，乳糜漏特别是高流量乳糜漏发生后可引起患者及家属极度恐惧，要及时耐心地对患者进行心理疏导，提高患者信心及安全感。其次，抗感染，维持水、电解质平衡及纠正低蛋白血症等对症支持治疗是所有治疗的基础，患者只有基础状态良好才有利于进一步的治疗。高热量、高蛋白、低脂肪饮食可避免脂类经淋巴管进入乳糜池，减少胸导管乳糜液的形成，从而有利于乳糜漏的恢复。《甲状腺结节和分化型甲状腺癌诊治指南（第二版）》建议术后乳糜漏 24 小时内引流量不多者（少于 1 000ml/d）可禁食或无脂饮食，给予负压引流、局部加压包扎等措施，多可治愈。同时还要对颈根部妥善加压包扎。这样既可以隔绝伤口与外界，防止感染，也有助于漏管闭合与漏液引流。注意压力强度要适中，压力过大可导致皮肤坏死或引起患者不适，而压力过小又无法达到治疗效果。

【笔者研究】

笔者团队强调采用持续强负压吸引和引流，对以往需手术治疗的乳糜漏患者，提出持续高负压吸引及加压包扎等保守治疗措施，避免了再次手术的风险。但学界对这种治疗方法是有分歧的，有主张立即停止负压吸引改用自然重力引流，以防止乳糜液越吸引越多；也有主张继续使用负压吸引，反对局部加压，以免引起局部组织损伤导致继发感染。持续强负压吸引不同于一般负压吸引，它不但具有后者的引流作用，还具有间接对漏口加压、堵塞、促进胸导管侧支循环建立的双重作用。《甲状腺癌颈淋巴结清扫术后乳糜漏防治中国专家共识(2022版)》建议负压吸引的压力可设置在 −50~−80kPa。有学者提出对乳糜量超过 500ml/d 的患者应手术结扎目标漏管。这种治疗虽然直接有效，但也存在问题，如术者如何保证一定可以找到目标漏管并成功结扎，患者能否耐受再次手术。乳糜漏有自愈倾向，应尽量采取保守治疗，尽可能不使用有创治疗。

笔者团队首次定义了高流量、中流量、低流量；提出了手术干预颈部手术后乳糜漏的适应证，针对不同类型制订个体化综合治疗策略。一般采用以持续强负压吸引为重点的综合保守治疗，包括以下措施。

(1) 一般治疗：抗感染，维持水、电解质平衡及纠正低蛋白血症。

(2) 饮食控制：高流量(≥500ml/d)乳糜漏患者应禁食，给予静脉营养支持；对于中等流量(50~500ml/d)乳糜漏患者，应提供高热量、高蛋白、低脂肪饮食，同时继续静脉营养支持，直至引流量减少至<50ml/d 后恢复正常饮食。低流量(≤50ml/d)乳糜漏患者正常饮食。

(3) 局部加压包扎：行颈根部妥善加压包扎，注意适当和均衡的压力强度。直至患者治愈方解除包扎，持续 3~12 天。

(4) 持续强负压吸引和引流：持续强负压吸引是乳糜漏综合保守治疗的重点。将颈部切口引流管通过玻璃连接管及硅胶延长管接入床头中央吸引装置接口，调节吸引负压为 −50~−80kPa。强负压吸引持续使用直到引流液减少至 10ml/d 以下拔管。

(5) 应用生长抑素类似物：高流量(≥500ml/d)乳糜漏患者在静脉营养支持的同时联合使用生长抑素类似物(生长抑素或奥曲肽)。每天静脉微泵注射生长抑素(6mg 溶于 50ml 生理盐水中维持 24 小时)直至治愈。或者皮下注射奥曲肽注射液，每 8 小时一次，每次 0.1mg，直至治愈。

4. 一例乳糜漏患者处理流程(图 6-31)

患者因左侧甲状腺结节于 2021 年 12 月 2 日在全身麻醉下行左侧甲状腺切除术 + 左侧中央区淋巴结清扫术。

12 月 2 日 10:33 返回病房，16:30 颈部引流液逐渐增多至 300ml，开始使用电动负压吸引器 0.1kPa，持续负压引流。

12 月 3 日 7:30 引流液共 1 050ml；10:30 加压包扎，重力引流。

12 月 4 日 8:00 引流液共 40ml。

12 月 5 日 8:00 引流液共 40ml；9:00 绷带松了，引流量 1 小时 100ml，重新加压包扎；20:00 引流液共 150ml，手动加压到 22:00；23:00 引流 50ml。

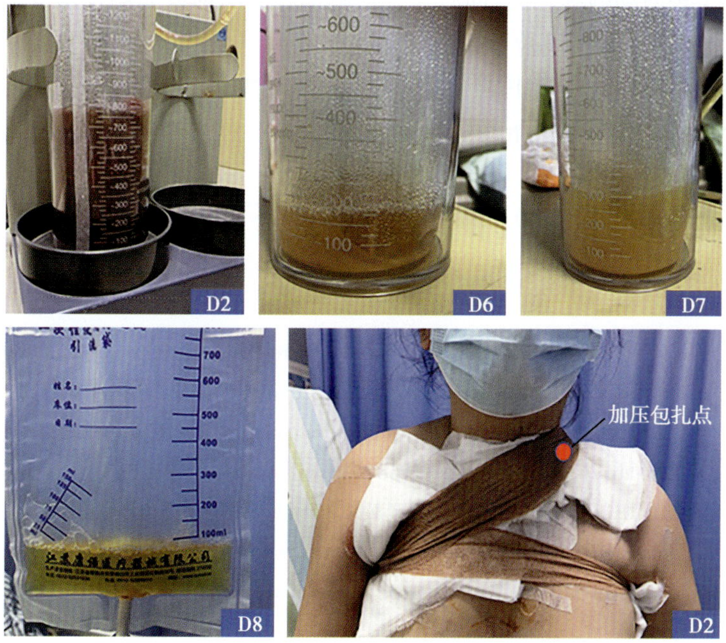

图 6-31　一例乳糜漏患者引流量变化情况

12 月 6 日 8:00 引流液共 220ml，电动负压吸引 0.1kPa+ 加压包扎；19:00 引流液共 680ml，加压包扎。

12 月 7 日 8:00 引流液共 300ml，加压包扎。

12 月 8 日 7:30 引流液共 65ml，加压包扎。

12 月 9 日 7:30 引流液共 10ml，加压包扎。

12 月 10 日 7:30 引流液共 2ml，出院加压包扎一周，出院嘱禁油脂饮食 1 个月。

（二）切口出血

甲状腺患者术后床前常规配备气管切开包。术后 24 小时内发生的出血，若患者出现呼吸困难，应及时在床旁打开切口，清理血肿，缓解气道压迫；若引流管流速增加，怀疑存在活动性出血，颈部血肿形成，有强迫气管引起窒息风险，应急诊手术探查，清创止血，术中重点观察颈横动脉、颈外静脉、颈内静脉及其各自分支、颈丛神经根部、甲状腺上动脉和胸锁乳突肌肌肉穿支等易出血位置。

（三）面部肿胀

为颈部淋巴结清扫术后远心端静脉血流及淋巴管回流受阻所致。如术中保留面总静脉、面后静脉等颈内静脉分支，通常可以有效减轻术后面部肿胀。

（四）神经损伤

包括面神经下颌缘支、舌下神经、迷走神经、交感神经、副神经和膈神经损伤，患者会出现相应的神经症状。主要预防措施为术中认真辨认、仔细解剖、注意保护。

副神经属于第Ⅺ对脑神经，主要支配胸锁乳突肌及斜方肌。副神经由副神经核发出，出颈静脉孔，下行于颈内动静脉之间，向后外方在胸锁乳突肌前或肌内发出分支支配胸锁乳突肌，主干出胸锁乳突肌后缘，浅行于颈后三角区阔筋膜下，分支支配斜方肌。副神经被切除后斜方肌失去神经支配，产生肩下垂、肩胛骨凸显、肩关节外展和耸肩活动受限，以及肩部疼痛等症状，严重影响患者的生活质量。

参考文献

[1] MOON J H，KIM Y I，LIM J A，et al. Thyroglobulin in washout fluid from lymph node fine-needle aspiration biopsy in papillary thyroid cancer：large-scale validation of the cutoff value to determine malignancy and evaluation of discrepant results［J］. J Clin Endocrinol Metab，2013，98（3）：1061-1068.

[2] HAUGEN B R，ALEXANDER E K，BIBLE K C，et al. 2015 American Thyroid Association management guidelines for adult patients with thyroid nodules and differentiated thyroid cancer：The American Thyroid Association guidelines task force on thyroid nodules and differentiated thyroid cancer［J］. Thyroid，2016，26（1）：1-133.

[3] ESKANDER A，MERDAD M，FREEMAN J L，et al. Pattern of spread to the lateral neck in metastatic well-differentiated thyroid cancer：a systematic review and meta-analysis［J］. Thyroid，2013，23（5）：583-592.

[4] KUPFERMAN M E，WEINSTOCK Y E，SANTILLAN A A，et al. Predictors of level V metastasis in well-differentiated thyroid cancer［J］. Head Neck，2008，30（11）：1469-1474.

[5] 中国医师协会外科医师分会甲状腺外科医师委员会，中国研究型医院学会甲状腺疾病专业委员会．分化型甲状腺癌颈侧区淋巴结清扫专家共识（2017 版）［J］. 中国实用外科杂志，2017，37（9）：985-991.

[6] 张彬，鄢丹桂，安常明，等．采用领式皮纹延长切口进行甲状腺癌颈淋巴结清扫［J］. 中华肿瘤杂志，2009，31（3）：223-225.

[7] DE GIER H H，BALM A J，BRUNING P F，et al.Systematic approach to the treatment of chylous leakage after neck dissection［J］. Head Neck，1996，18（4）：347-351.

[8] 吴高松，黄丽丽，涂顺桂，等．颈部手术后乳糜漏的保守治疗［J］. 中华耳鼻咽喉头颈外科杂志，2009，44（5）：404-406.

[9] WU G，CHANG X，XIA Y，et al. Prospective randomized trial of high versus low negative pressure suction in management of chyle fistula after neck dissection for metastatic thyroid carcinoma［J］. Head Neck，2012，34（12）：1711-1715.

[10] 中国研究型医院学会甲状腺疾病专业委员会，中国医师协会外科医师分会甲状腺外科医师委员会，中国医疗保健国际交流促进会临床实用技术分会．甲状腺癌颈淋巴结清扫术后乳糜漏防治中国专家共识（2022 版）［J］. 中国实用外科杂志，2022，42（6）：616-620.

[11] 朱精强，雷建勇，李根棚．甲状腺癌颈侧区淋巴结清扫局部解剖及临床应用［J］. 中国实用外科杂志，2017，37（9）：948-952.

第三节　颈部淋巴结再次清扫术

DTC 是甲状腺癌最常见的病理学类型，术后容易出现颈部淋巴结复发。手术治疗是 DTC 患者颈部淋巴结复发性疾病的首选方式。随着高分辨率超声和超敏感 Tg 检测的广泛应用，越来越多的可能不会影响患者预后的小体积、亚临床持续或复发性淋巴结疾病在常规随访监测中被诊断出来。因此，对于侧颈区淋巴结清扫术后局部复发的治疗，应该在再次手术的并发症风险和清扫后生存率获益之间权衡利弊，对于孤立复发性淋巴结可以超声密切监测其变化，而多发、侵袭性复发病灶首选手术治疗。此外，射频消融、主动监测、放射性碘治疗等代替手术治疗的方案也逐渐被提出。

一、术前评估

（一）既往病史评估

对复发甲状腺癌患者的手术诊疗情况进行综合评估，包括是否存在甲状旁腺功能减退症、喉返神经麻痹、呼吸困难等。对于存在上述并发症的患者，术前应充分告知再次手术的风险，并建议在再次手术中使用神经监测技术及甲状旁腺识别技术，实现对喉返神经和甲状旁腺的功能保护，最大限度减少不可逆永久性功能损伤的发生。

术前获知原发病灶的 TNM 分期、病理结果，既往手术方式、手术范围、手术并发症。结合手术记录及病理学检查报告中淋巴结清扫数量，评估侧颈区淋巴结清扫范围。如果首次手术时未进行规范淋巴结区域清扫，或清扫不彻底导致淋巴结残留，在再次手术中，应根据相关指南的要求，规范进行侧颈区淋巴结清扫。

（二）影像学评估

超声诊断甲状腺癌淋巴转移具有较高的敏感性和特异性，尤其对于可疑的淋巴结复发病灶，在超声引导下穿刺细胞学活检的基础上联合检测洗脱液 Tg，可进一步提高术前诊断的正确率。此外，还需要行增强 CT 或 MRI 检查进行术前准备评估。对于再手术患者，建议常规行电子纤维喉镜检查，有利于术前准备应对策略和避免术后非预期发生的紧急呼吸困难。

超声示右侧Ⅲ区淋巴结出现囊性变，其内可见点状强回声，表现与其来源的甲状腺结节类似，甲状腺穿刺示：甲状腺乳头状癌转移，Tg>1 000ng/ml（图 6-32）。

（三）可疑病灶的穿刺活检明确诊断

对复发灶再次进行手术的前提是病理学确诊，目前最常见的方法是超声引导下甲状腺或淋巴结穿刺活检。2015 年 ATA《成人甲状腺结节与分化型甲状腺癌诊治指南》推荐对拟行手术的复发淋巴结应行 FNAC 或洗脱液 Tg 检测证实。当病理学诊断有困难或怀疑时，可结合分子基因检测。当影像学显示恶性，但淋巴结位置特殊（血管旁、气管后、咽后区、颅底）且穿刺困难时，应结合其他影像学结果综合分析。

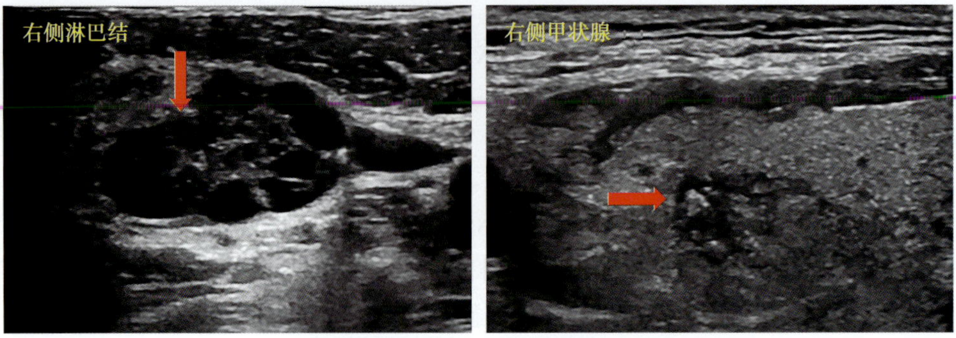

图 6-32 淋巴转移超声特征

二、颈部淋巴结复发的再手术治疗

甲状腺癌颈淋巴转移的处理方法主要包括外科手术、放射性碘治疗、外照射治疗和 TSH 抑制治疗，其中再手术是治疗 DTC 颈部淋巴结复发最有效的方法。颈部原发灶或区域淋巴结的再手术可能伴有术后并发症风险，包括喉返神经损伤、甲状旁腺功能减退症或胸导管损伤导致的乳糜漏，以及颈内静脉、颈总动脉损伤。必须在充分评估基础上，权衡手术带来损害及获益。

由于 DTC 生物学行为的惰性、重复手术的技术困难及全身麻醉的风险，目前 2015 年 ATA《成人甲状腺结节与分化型甲状腺癌诊治指南》超声部分建议对短径≥8mm 的可疑淋巴结进行超声引导下细胞穿刺，并进行细胞学检查或测定洗脱液 Tg 水平。≥10ng/ml 时，高度怀疑存在复发灶，Tg 水平愈高则淋巴结为转移性的可能性愈大。淋巴结体积过小或不适宜手术者，可考虑 ^{131}I、消融术及外照射治疗。考虑到手术安全性、术后并发症及手术区域的瘢痕化，手术再清扫范围可针对特定病变所在的区域。应在术前完善相关超声和 CT 检查，详细了解既往手术范围，仔细评估各区域淋巴转移情况，以决定再清扫范围。

（一）复发中央区淋巴结清扫范围

对于复发中央区淋巴结，其清扫范围目前存在一定争议。有研究表明，双侧中央区淋巴结清扫可以有效且安全地控制 PTC 中央区淋巴结的持续性或复发性转移。然而，《中国临床肿瘤学会（CSCO）持续/复发及转移性分化型甲状腺癌诊疗指南-2019》及 2023 年《甲状腺结节和分化型甲状腺癌诊治指南（第二版）》均推荐，如果没有双侧中央区淋巴转移证据，可仅在患侧进行中央区淋巴结清扫术，以尽量减少双侧 RLN 损伤的风险。对于患侧甲状腺已切除的患者，如果发现中央区淋巴转移，应进行治疗性中央区淋巴结清扫术。

（二）复发侧颈区淋巴结清扫范围

关于侧颈区淋巴结（lateral lymph node，LLN）复发再手术的淋巴结清扫范围，《甲状腺结节和分化型甲状腺癌诊治指南（第二版）》推荐：对体积较小、惰性的复发淋巴结可考虑进行主动监测；对体积较大、侵袭性的复发淋巴结应进行手术治疗；对于可手术切除的复发灶，在之前未清扫过的区域对复发淋巴结进行手术，应行标准的再次区域淋巴结清扫；

在之前清扫过的区域对复发淋巴结进行手术，可进行包括复发淋巴结在内的局部淋巴结清扫。

颈部淋巴结复发可能由于不同原因造成：①当初次治疗（通常为甲状腺切除术＋中央区淋巴结清扫术）后一段时间进展为临床可见的转移淋巴结，由于既往侧颈区没有经过手术，按照颈部标准清扫范围进行淋巴结清扫；②初次未行规范侧颈区淋巴结清扫者，再次手术应按指南推荐范围完成侧颈区淋巴结清扫，而不能再次行摘草莓式切除；③既往侧颈区淋巴结清扫范围规范，肿瘤复发见于单个淋巴结，或见于罕见部位，局部切除通常可行。因此，充分了解既往手术范围，包括既往手术记录和病理学检查结果等信息，是十分有必要的。

热消融对甲状腺癌转移灶具有一定的治疗作用，但不作为手术治疗的标准替代方案。对首诊淋巴转移的患者不应采取热消融治疗。对同时符合以下条件的颈部淋巴转移患者，在充分知情同意的前提下可选择热消融治疗：①影像学提示转移性且 FNAC 证实为转移淋巴结者；②经评估手术风险高或存在手术困难且自身条件不能耐受外科手术者；③根治性治疗后颈部淋巴结再次复发转移且侧颈区淋巴结受累局限者；④转移淋巴结 ^{131}I 治疗无效者；⑤转移淋巴结与大血管、重要神经可分离且有足够安全的操作空间者。

【笔者研究】

再次淋巴结清扫范围：如果既往手术未涉及侧颈区，再次手术应施行规范的分区清扫；如果既往手术涉及侧颈区，为了避免损伤周围组织结构，则需要在超声精准定位下清扫转移的淋巴结，在术前精准定位的前提下，只需行转移淋巴结局部清除术，以保证肿瘤安全性的同时缩小清扫范围，减少术后并发症。研究发现淋巴结的位置、大小、形状是术前超声评估淋巴结是否转移的重要特征；甲状腺乳头状癌淋巴转移是有规律的分站转移：Ⅵ→Ⅲ→Ⅳ→Ⅱ区，这一规律已被 2015 年 ATA《成人甲状腺结节与分化型甲状腺癌诊治指南》采用。

（三）颈部淋巴结再次清扫技巧

1. 术前准确定位可疑病灶　对于二次或多次手术，术前淋巴结超声定位可起到导向作用，为手术成功及减少术后并发症提供保障。笔者团队术前在超声引导下对患者可疑淋巴结进行标记，便于术中快速定位可疑病灶和切除（图 6-33），从而减少周围重要血管及神经损伤。对于有残留正常甲状腺组织的患者，建议在残留的甲状腺内注射纳米碳，通过甲状腺显像和甲状旁腺阴性显像，尽可能保留甲状旁腺。同时，纳米碳注射有利于识别和清除残留的甲状腺组织，可显影相应引流区的淋巴结，也有利于再次手术的彻底性。建议术前 1 天注射纳米碳为好，可解决纳米碳注射引起的术野渗出增加、周围组织黑染等问题。

2. Ⅱ区复发常见于Ⅱb 区、Ⅱ区颈内静脉后方和二腹肌深面淋巴结。这些区域因位置原因容易被漏诊。因此，在再次手术时需要仔细检查这些区域，尽可能地切除所有可疑淋巴结，以达到彻底治疗的目的。在进行再次手术时，注意解剖并保护副神经，建议使用神经监测仪协助定位副神经。由于局部可能存在瘢痕粘连，需要谨慎操作，避免损伤周围组织和器官。

3. Ⅳ区也是术后侧颈区淋巴结复发的主要部位，Ⅳ区中颈动脉鞘后方、颈横动脉下方静脉角附近是复发较多的区域，主要原因可能是周围结构复杂，清扫不彻底。静脉角是胸导管或右淋巴导管汇入静脉的部位。左侧静脉角有胸导管汇入，右侧则是右淋巴导管汇入静脉。有时胸导管或右淋巴导管在静脉角附近甚至形成淋巴管丛，而淋巴管壁很薄，组织脆，抗牵拉能力弱，容易撕裂或结扎不彻底导致术后淋巴漏。沿静脉角解剖该区域，采用缝线结扎损伤的胸导管。静脉角是Ⅳ区淋巴结转移的常见部位，也是清扫的重要区域。如果清扫不彻底，将增加术后复发风险。在清扫颈内静脉后方的淋巴脂肪组织时，对于靠近静脉角区域，应先进行分离结扎，必要时进行缝合，以减少淋巴漏的发生。由于该区域与Ⅵ区相通，它也是甲状腺中下部癌向侧颈区转移的主要通道。因此，在清扫该区域时，应将颈内静脉及颈动脉鞘向前内侧牵拉，彻底清扫其后方的淋巴结，直至与Ⅵ区相通，否则该区域很容易残留淋巴结。

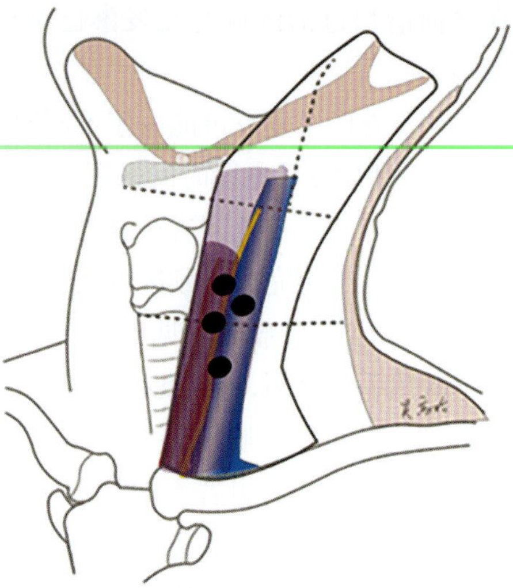

图 6-33　术前超声下可疑淋巴结定位

4. Ⅴ区复发常见于Ⅴb 区外侧和颈横血管下方，此区域的再次手术应该注意显露保护副神经斜方肌支。如果局部瘢痕粘连较重，应注意解剖层次，尽量保证椎前筋膜完整，防止损伤膈神经和臂丛。

5. 神经和大血管受侵的处理原则　对于迷走神经、膈神经、副神经等功能神经，如果术前患者相应功能正常、术中见肿瘤未完全包绕神经，建议尽可能锐性分离肿瘤保留神经。颈内静脉侵犯较为常见，紧密粘连时可锐性分离保留血管。血管壁局部侵犯时，可一并切除部分血管壁后修补缝合血管。颈总动脉受侵时，一般认为属于不可切除病例。可根据技术条件和患者情况个体化制订具体方案。

总之，甲状腺癌复发后需要有经验的专科医师来完成以手术为主的综合治疗。再次手术常难以兼顾功能保护和疾病根治。在再次手术前，应充分评估病情，了解再次手术的难点，并提前制订对策。多学科综合治疗能提高再次手术的疗效。

参考文献

[1] 中国临床肿瘤学会指南工作委员会甲状腺癌专家委员会. 中国临床肿瘤学会（CSCO）持续/复发及转移性分化型甲状腺癌诊疗指南-2019［J］. 肿瘤预防与治疗，2019，32（12）：1051-1080.

[2] 颜守义，赵文新．分化型甲状腺癌术后复发再手术术前评估[J]. 中国实用外科杂志，2021，41(8)：853-856.

[3] CLAYMAN G L，AGARWAL G，EDEIKEN B S，et al. Long-term outcome of comprehensive central compartment dissection in patients with recurrent/persistent papillary thyroid carcinoma [J]. Thyroid，2011，21(12)：1309-1316.

[4] URKEN M L，MILAS M，RANDOLPH G W，et al. Management of recurrent and persistent metastatic lymph nodes in well-differentiated thyroid cancer：a multifactorial decision-making guide for the Thyroid Cancer Care Collaborative [J]. Head Neck，2015，37(4)：605-614.

[5] WANG L Y，MIGLIACCI J C，TUTTLE R M，et al. Management and outcome of clinically evident neck recurrence in patients with papillary thyroid cancer [J]. Clin Endocrinol，2017，87(5)：566-571.

[6] TUFANO R P，CLAYMAN G，HELLER K S，et al. Management of recurrent/persistent nodal disease in patients with differentiated thyroid cancer：a critical review of the risks and benefits of surgical intervention versus active surveillance [J]. Thyroid，2015，25(1)：15-27.

[7] 何雨沁，刘绍严，徐震纲，等．甲状腺乳头状癌二次颈侧淋巴结清扫的临床分析[J]. 中华肿瘤杂志，2017，39(8)：624-627.

[8] WU G，FRASER S，PAI S I，et al. Determining the extent of lateral neck dissection necessary to establish regional disease control and avoid reoperation after previous total thyroidectomy and radioactive iodine for papillary thyroid cancer [J]. Head Neck，2012，34(10)：1418-1421.

[9] 朱一鸣，刘绍严．甲状腺癌术后复发再手术难点与对策[J]. 中国实用外科杂志，2021，41(8)：856-860.

[10] YAN S，ZHAO W，WANG B，et al. Preoperative injection of carbon nanoparticles is beneficial to the patients with thyroid papillary carcinoma：from a prospective study of 102 cases [J]. Medicine (Baltimore)，2018，97(27)：e11364.

第七章

甲状腺手术神经功能保护技术及损伤修复术

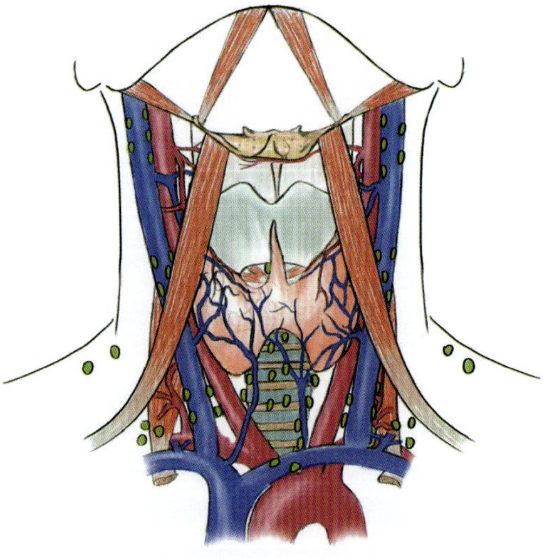

第一节 喉上神经外支解剖性功能保护技术

喉上神经分为内支和外支，内支位置高，行程短，与喉上动脉伴行穿甲状舌骨膜入喉，手术过程中不容易损伤。喉上神经外支（external branch of the superior laryngeal nerves，EBSLN）是环甲肌（cricothyroid muscle，CTM）的唯一支配神经，同时支配咽下缩肌。EBSLN 损伤临床比较常见，有报道显示可高达 58%。此神经损伤后主要导致环甲肌麻痹，可表现为声音低钝、发声易疲劳及无法发高音等，明显降低患者生活质量，尤其是从事教师、销售、声乐、主持等对声音质量要求较高职业的患者。EBSLN 损伤后无特征性临床表现，常规电子纤维喉镜检查不易诊断，且因缺乏有效评估手段常被忽视，合并喉返神经损伤时更易漏诊。患者接受甲状腺手术后因颈部疼痛不适，常主动降低音调，故临床上 EBSLN 损伤常常未能引起患者及医师的重视。同时，EBSLN 损伤治疗方式有限，疗效不确切，因此，临床强调以主动保护为主。但由于喉上神经位置较高，解剖变异多，肉眼难以分辨，传统手术探查较少，对于年轻外科医师，特别是在颈部再次手术中，暴露和保护神经仍然是一个难点。对于颈部粗短及合并甲状腺肿大、格雷夫斯病及桥本甲状腺炎等患者，当甲状腺体积增大时，可导致神经紧绷，进而增加术中损伤风险。

目前，术中神经监测（intraoperative neural monitoring，IONM）作为甲状腺术中喉返神经识别和保护的重要辅助工具，逐渐被甲状腺外科医师所认可和推广。基于该项技术的基本原理，它也可以应用于 EBSLN 的鉴别、监测和保护，但二者之间存在一些区别。术中使用神经监测时，不必直接暴露喉上神经，应用探针探测喉上神经外支或其紧邻区域，会引起环甲肌震颤。术中神经监测可提高喉上神经外支的识别率，降低损伤发生率。传统甲状腺手术中采用的紧贴被膜结扎上极血管、不识别 EBSLN 的区域保护方法，十分依赖术者的手术经验。为充分保留 EBSLN 的解剖和功能完整性，笔者认为术中直接结扎上极不可靠，仅靠传统直视定位的 EBSLN 并不准确，缺乏基于操作情况的实用性分型而仅用 IONM 的盲目探查也将消耗时间。因此我们将临床实用性分型与 IONM 指导下的 EBSLN 保护方法相结合，与不定位 EBSLN 的方法相比，可显著降低永久性神经损伤率和术后并发症发生率。

一、解剖与分型

（一）喉上神经解剖

喉上神经是迷走神经的分支，沿咽侧壁下行，在舌骨大角处分为内、外两支。内支位置高，行程短。与喉上动脉伴行穿甲状舌骨膜入喉。分布于声门裂以上的喉黏膜、会厌和舌根等处，主管喉部黏膜感觉。外支伴甲状腺上动脉行向前下方，在距甲状腺上极 0.5~1.0cm 处，离开动脉弯向内侧，发出肌支支配环甲肌及咽下缩肌（图 7-1）。在甲状腺手术中 EBSLN 损伤较为常见。

（二）喉上神经外支分型

EBSLN 损伤多发生在处理甲状腺上极血管时，因此熟悉甲状腺上极血管与 EBSLN 的解

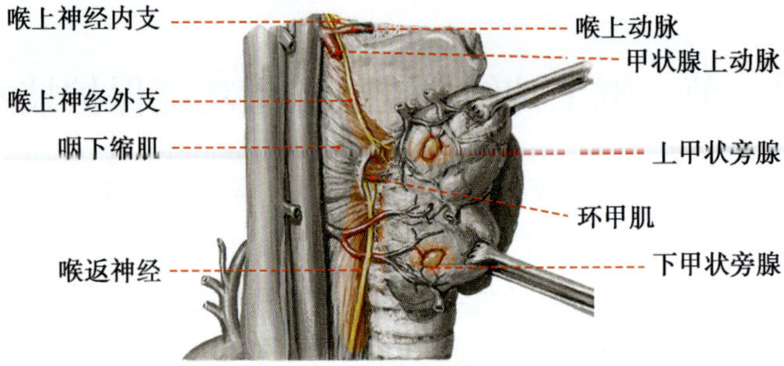

图 7-1 喉上神经解剖

剖关系尤为重要。国际上有学者对 EBSLN 进行了分类：

1. Cernea 分型 1992 年由 Cernea 等提出的喉上神经外支与甲状腺上极血管解剖关系分型方法。其根据喉上神经外支与甲状腺上极血管交叉点的距离进行分型(图 7-2)。

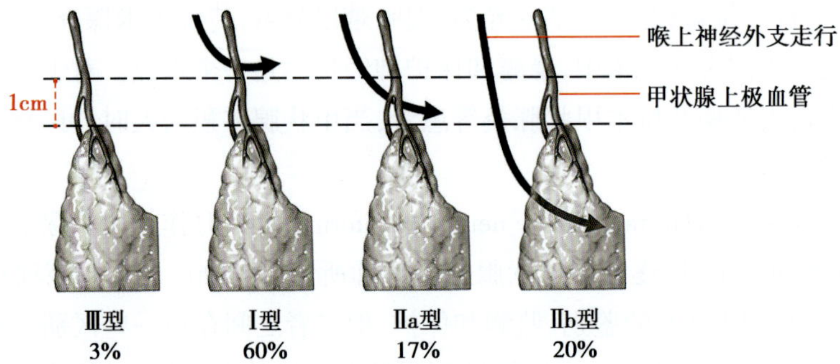

图 7-2 Cernea 分型

Ⅰ型(60%):神经与血管的交叉点距甲状腺上极水平 1cm 或 1cm 以上。

Ⅱa 型(17%):神经与血管的交叉点距甲状腺上极水平不到 1cm。

Ⅱb 型(20%):神经与血管的交叉点在甲状腺上极水平以下,并在上极深面。

Ⅲ型(3%):喉上神经外支不确定。

Cernea 等认为,当喉上神经外支在甲状腺上极"警戒厘米"范围内,即距甲状腺上极水平 1cm 以内时,甲状腺手术中存在较高的损伤风险。Ⅱa 型和Ⅱb 型均属于高风险类型,且这两种类型的发生率合计达 37%。如喉上神经外支无法定位,则被归为Ⅲ型。

2. Kierner 分型 1998 年 Kierner 等提出的分型系统与 Cernea 相似。Kierner 分型增加了第四种变异(Ⅳ型),即喉上神经外支不与甲状腺上动脉交叉,走行于甲状腺上动脉背侧直达环甲肌。Ⅰ~Ⅲ型分别与 Cernea 分型中的Ⅰ、Ⅱa 及Ⅱb 型相对应。Ⅳ型神经占 13%,并推测其中包含一部分 Cernea 的Ⅲ型神经(图 7-3)。

Cernea 分型和 Kierner 分型都在解剖关系上阐述喉上神经外支与甲状腺上血管的关系,但研究对象都为尸体,因此存在一些局限性。

3. Friedman 分型 2002 年 Friedman 分型是基于喉上神经外支入肌点与咽下缩肌及环甲肌-咽下缩肌关节的关系进行的分类(图 7-4)。

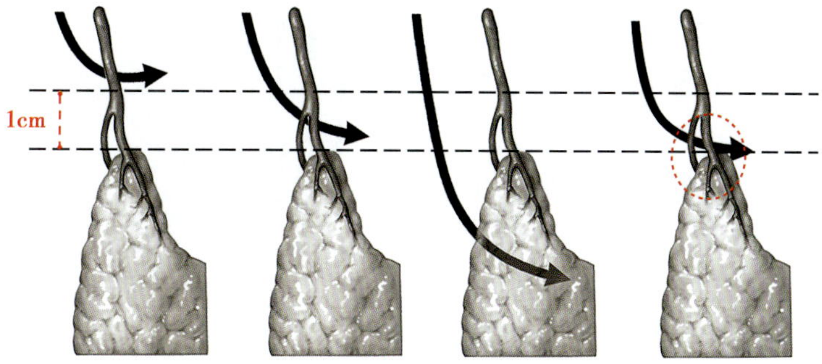

图 7-3 Kierner 分型

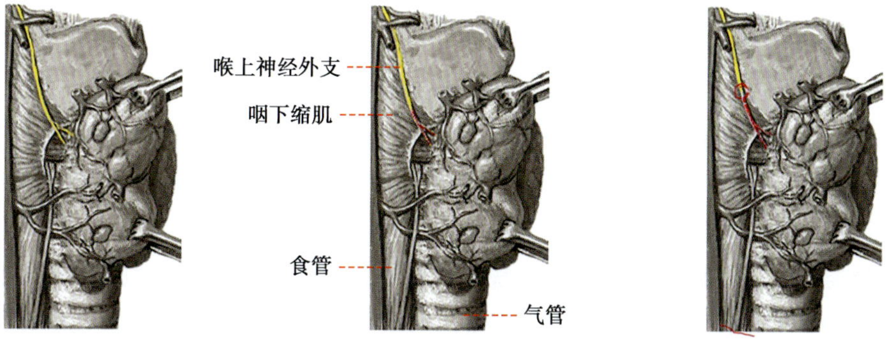

图 7-4 Friedman 分型

Ⅰ型(57.2%):喉上神经外支走行在咽下缩肌表面,然后进入环甲肌。

Ⅱ型(26.8%):喉上神经外支在咽下缩肌的下部距环甲肌-咽下缩肌关节约 1cm 进入咽下缩肌,在咽下缩肌内走行分布至环甲肌。

Ⅲ型(16%):喉上神经外支走行在咽下缩肌深面,下行至环甲肌。

Friedman 提出应用神经探测仪探测咽下缩肌和环甲肌的交界处,从而试探喉上神经外支是否位于咽下缩肌深面。无刺激反应则表明为 FriedmanⅠ型,可能相当于 Cernea 分型中的Ⅱa 型和Ⅱb 型,以及 Kierner 分型中的Ⅱ型和Ⅲ型,并要求进一步解剖识别神经。Friedman 等通过这一分型方法识别并保留了超过 85% 的神经,但没有对每种分型提供具体的流行病学数据。而在实际操作中,很难确认环甲肌-咽下缩肌关节。

4. Selvan 分型 2009 年 Selvan 等提出监测环甲肌复合动作电位辅助识别喉返神经外侧支,根据其与甲状腺上血管及环状软骨的解剖关系进行分型(图 7-5)

Ⅰa 型(9%):喉上神经外支入喉点位于上极血管进入腺体处周围 1cm,走行入血管前方或分支间,距环状软骨小于 3cm。

Ⅰb 型(3%):喉上神经外支入喉点位于上极血管进入腺体处周围 1cm,走行入血管后方,邻近环状软骨表面环甲肌前缘。

Ⅱ型(68%):喉上神经外支入喉点位于上极血管进入腺体处周围 1~3cm,距环状软骨小于 5cm。

Ⅲ型(20%):喉上神经外支入喉点位于上极血管进入腺体处周围 3~5cm,距环状软骨大于 5cm。

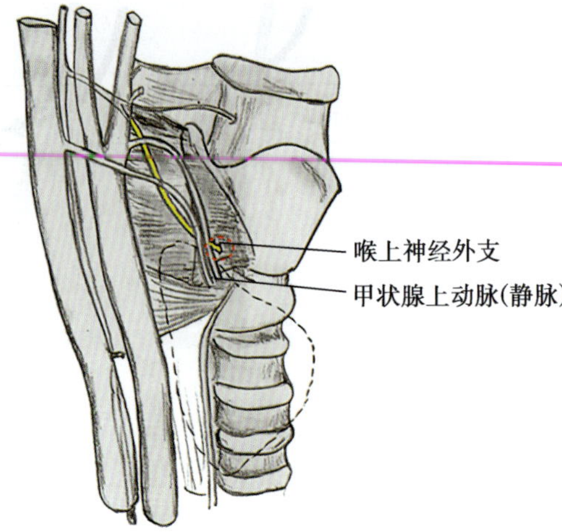

图 7-5 Selvan 分型

5. 吴氏喉上神经外支分型 喉上神经外支损伤可导致患者声音低钝、发声疲劳及高音发声困难。目前国内外采用规避措施避免喉上神经外支损伤:靠近腺体上极结扎甲状腺上动静脉,但因喉上神经外支解剖变异较大,临床上难以完全规避。2017 年笔者团队选择了 240 个预行甲状腺全切除术病例进行深入研究,按国际规范使用术中神经监测技术结合声音障碍评分,对喉上神经再次进行识别、分类和保护,提出临床适用性喉上神经外支分型,为喉上神经外支的术中定位及功能保护提供解剖学依据及方法。临床适用性喉上神经外支分型主要依据术中喉上神经外支与甲状腺上极平面的最短距离进行分型。相对于以前的分类方法,这种分类更贴合于临床实践。它考虑到了实际手术操作时牵拉甲状腺会导致神经解剖位置的变化,降低了术中损伤喉上神经的风险,对于甲状腺外科医师更具临床指导意义。

Ⅰa 型:喉上神经外支入肌点位置距甲状腺上极水平 1cm 或 1cm 以上(图 7-6);

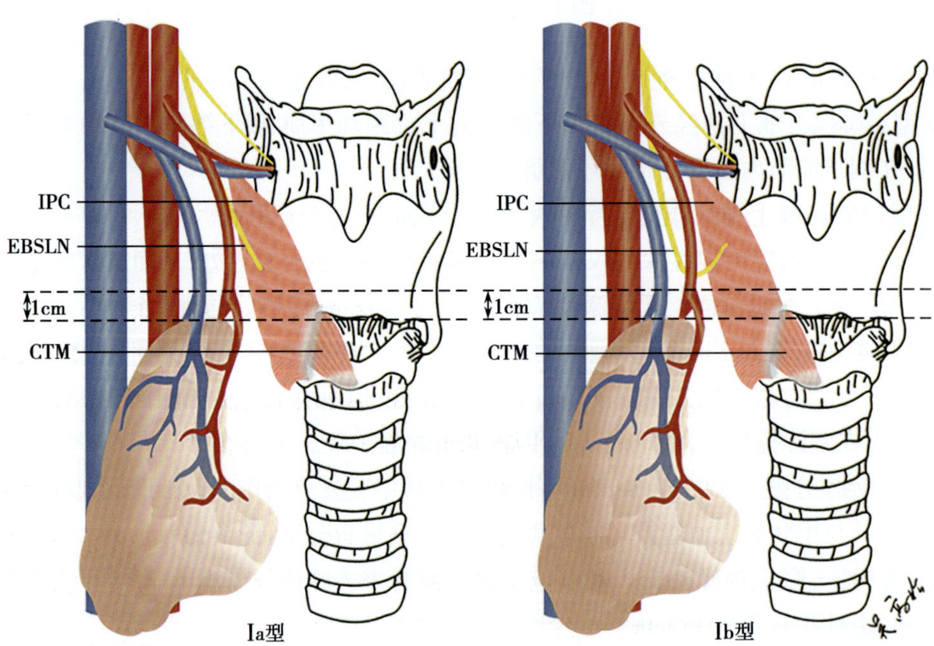

图 7-6 吴氏喉上神经外支分型(Ⅰ型)

IPC. 咽下缩肌交叉点;EBSLN. 喉上神经外支;CTM. 环甲肌。

Ⅰb 型：喉上神经外支最低点距甲状腺上极水平 1cm 或 1cm 以上（图 7-6）；

Ⅱa 型：喉上神经外支入肌点位置距甲状腺上极水平不到 1cm（图 7-7）。

Ⅱb 型：喉上神经外支最低点距甲状腺上极水平不到 1cm（图 7-7）。

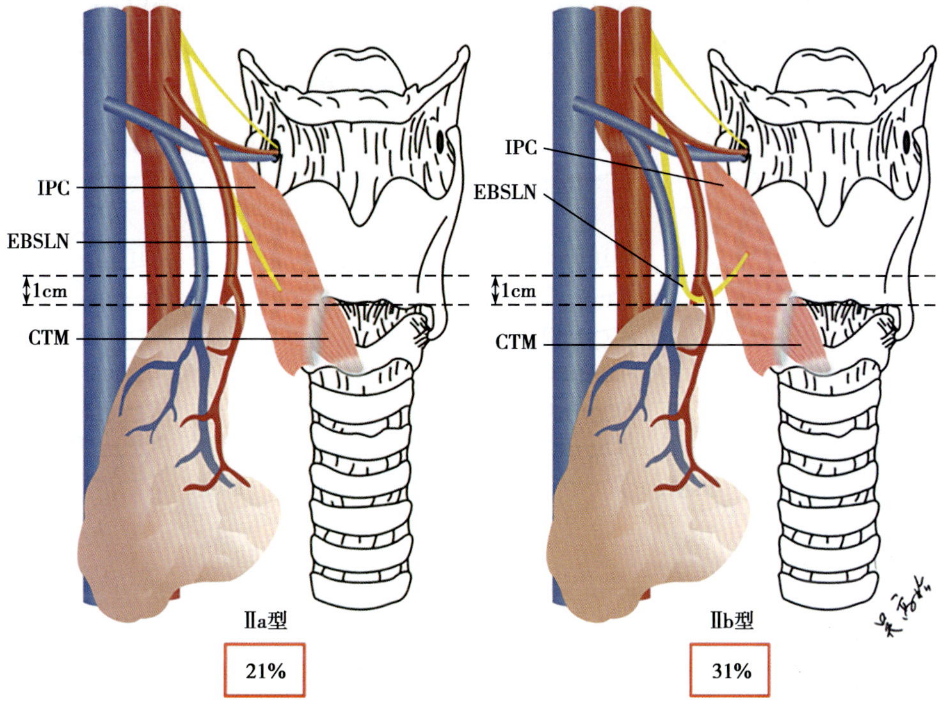

图 7-7　吴氏喉上神经外支分型（Ⅱ型）

IPC. 咽下缩肌交叉点；EBSLN. 喉上神经外支；CTM. 环甲肌。

Ⅲa 型：喉上神经外支入肌点的位置在甲状腺上极水平以下（图 7-8）；

Ⅲb 型：喉上神经外支最低点在甲状腺上极水平以下，位于腺体前方（图 7-8）；

Ⅲc 型：喉上神经外支最低点在甲状腺上极水平以下，位于腺体后方（图 7-8）；

二、喉上神经外支保护的适应证

甲状腺手术中，如下情况 EBSLN 损伤发生率明显增高时，推荐应用喉上神经外监测：

（1）甲状腺肿物>100g 或甲状腺上极上缘位置较高；

（2）甲状腺腺体>240g；

（3）甲状腺上极巨大肿物或患者颈部短粗；

（4）复杂甲状腺癌；

（5）二次手术所致解剖关系不清、周围组织粘连严重等；

（6）特殊职业、对音质有特殊要求者。

建议应用 IONM 时常规监测 EBSLN，术中结合环甲肌震颤和声带肌电图（electromyography，EMG）振幅评估 EBSLN 功能，术中充分识别定位，实时评估神经功能。

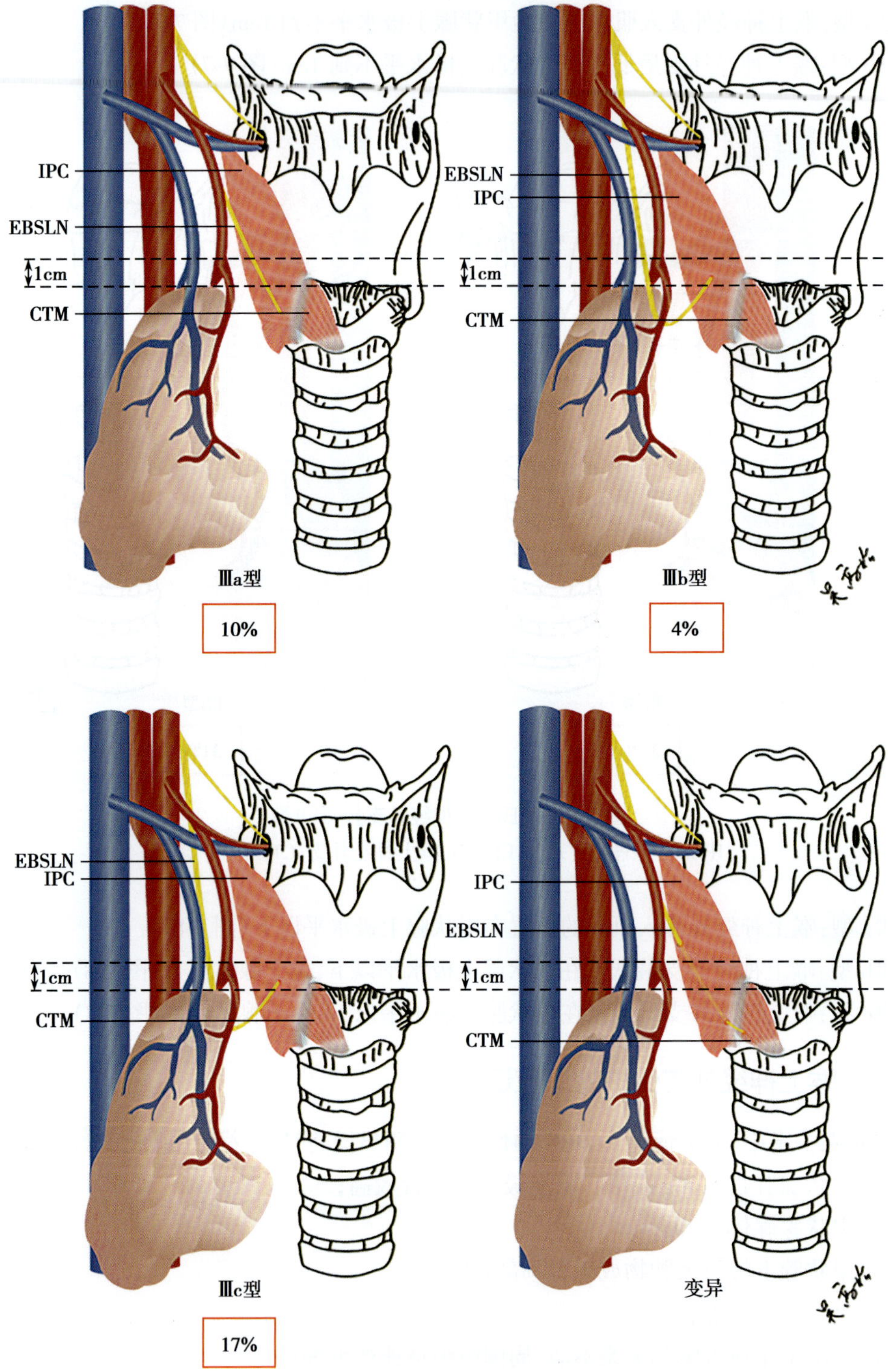

图 7-8 吴氏喉上神经外支分型(Ⅲ型)

IPC. 咽下缩肌交叉点;EBSLN. 喉上神经外支;CTM. 环甲肌。

三、喉上神经外支保护与手术步骤

1. 术前准备　完善术前检查，常规行电子纤维喉镜检查，进行嗓音障碍指数量表（voice handicap index-10，VHI-10）评估，排除声带、发音功能异常。手术在全身麻醉下进行，术中使用神经监测仪。

2. 术前诱导方案　罗库溴铵 0.3mg/kg，依托咪酯 0.3mg/kg，舒芬太尼 0.5μg/kg。EMG 标准加强型气管插管前仅使用非麻痹性水性润滑剂（生理盐水或蒸馏水）润滑气囊，全程未额外使用肌肉松弛药。

3. 逆行切除法游离甲状腺　沿颈部筋膜层次精细解剖，完整保留颈前静脉、胸骨甲状肌和胸骨舌骨肌，显露甲状腺腺体后，使用双极能量平台以逆行切除法从甲状腺下极开始逐渐向上解剖分离，暴露喉返神经，原位保护甲状旁腺。充分游离中下部腺体后，打开甲状腺与咽下缩肌之间的间隙，开始处理上极。

4. IONM 探查 EBSLN 时机　在充分暴露胸骨甲状肌-喉三角区后（仅有上极血管未离断时）使用神经监测仪电极以 0.2~0.5mA 电流间断刺激 EBSLN，以环甲肌整块肌肉收缩为阳性信号，环甲肌无反应为阴性信号，反复在胸骨甲状肌-喉三角区内定位 EBSLN，直至刺激后获得阳性信号。若电流过大（>0.5mA）可出现弥散现象，导致假阳性结果。

胸骨甲状肌-喉三角区即以胸骨甲状肌为外侧界、咽下缩肌及环甲肌为内侧界、甲状腺上极为下界的三角区域。《甲状腺及甲状旁腺术中喉上神经外支保护与监测专家共识（2017 版）》推荐：依据 EBSLN 解剖及走行特点，建议以胸骨甲状肌-喉三角作为术中定位解剖标志。

充分游离上极，此时甲状腺仅靠上极血管蒂与机体相连，上极活动度大大增加，进而使胸骨甲状肌-喉三角区可操作空间明显增大，术者在定位此区的 EBSLN 时能获得更好的视野（图 7-9）。

在甲状腺上极搜索该平面以下的 EBSLN，仔细解剖甲状腺上极后表面（Ⅲc 型）、甲状腺上极前表面（Ⅲb 型）和内侧环甲肌（Ⅲa 型）。若经过细致解剖，未发现 EBSLN，则初步排除Ⅲ型 EBSLN，继而怀疑Ⅱ型或Ⅰ型 EBSLN。

采用排除法，用神经探测仪根据临床分型分别在不同区域探查，发现红色区域可以出现环甲肌颤动（图 7-10）。

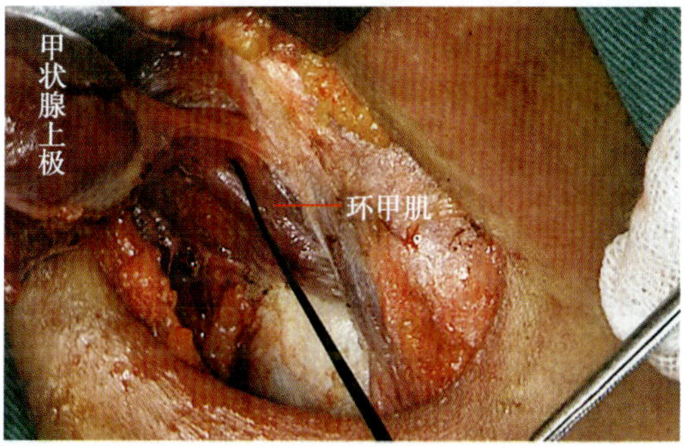

图 7-9　胸骨甲状肌-喉三角区

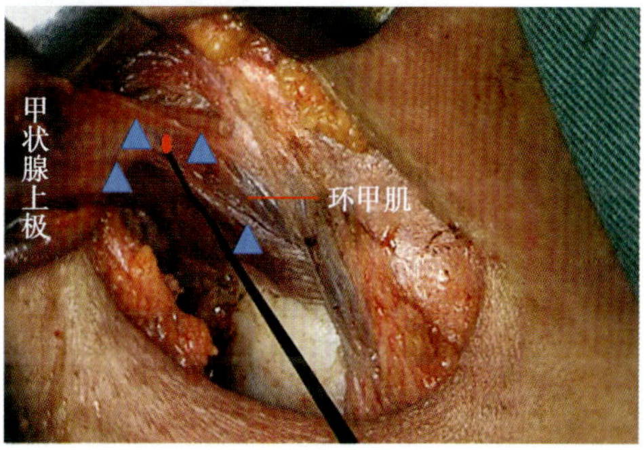

图 7-10　探测 EBSLN

在红色区域仔细分离甲状腺上血管的各个分支。沿着上极血管（对应Ⅰb 型和Ⅱb 型）和环甲肌（对应Ⅰa 型和Ⅱa 型）仔细搜索 EBLSN（图 7-11）。

重复使用神经探测仪在各血管分支进行探查（图 7-12）。

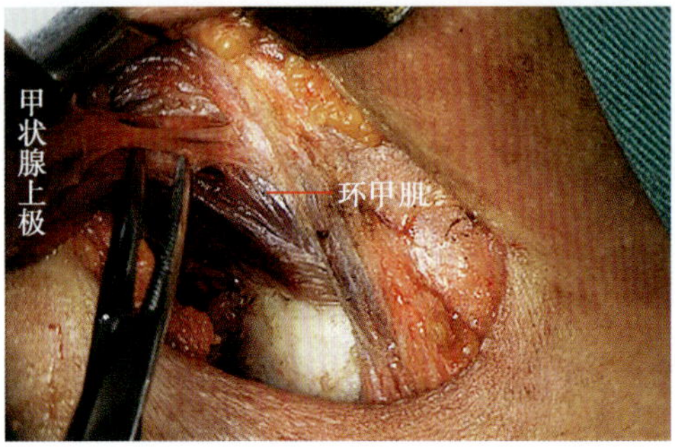

图 7-11 定位后分离

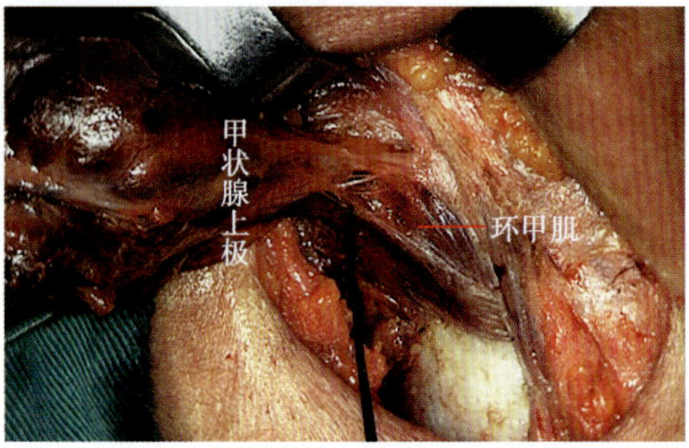

图 7-12 分离后再次探测 EBSLN

初步探查 EBSLN 位置，直视下及神经监测仪辅助下确定 EBSLN 位置（图 7-13）。切除甲状腺后，再次使用电极刺激 EBSLN 以判断其完整性。在少数情况下，经过反复解剖和探寻后，若仍未收到阳性信号，则认为 EBSLN 在术野上方的较高位置进入肌肉或潜入咽下缩肌深面而无法识别，此时则必须在确认分离组织中没有 EBSLN 的情况下进行血管结扎。

精确定位 EBSLN 后，用蚊式钳细心解剖、精细分离，配合剥离子钝性分离将周围纤维结缔组织向上推开，使用神经探测仪再次确认 EBSLN（图 7-14）。

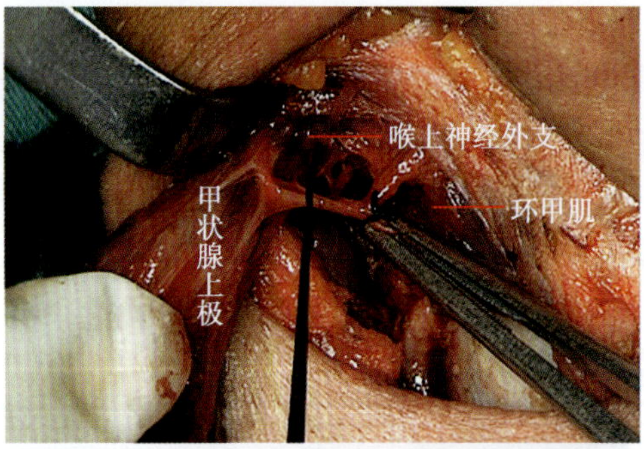

图 7-13 定位 EBSLN

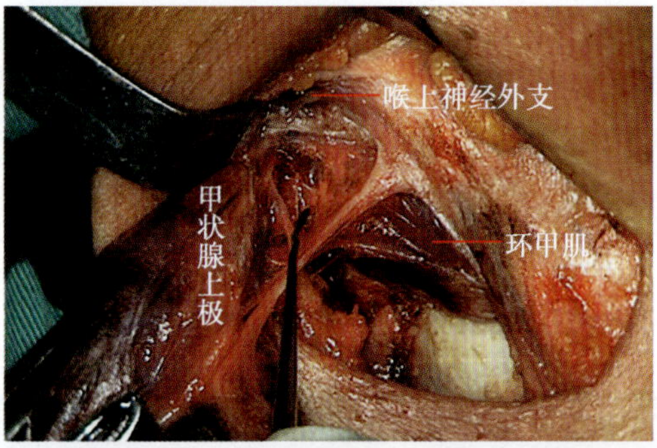

图 7-14 再次确认 EBSLN

在甲状腺上极分束结扎上极血管，在此期间避免使用能量器械，以防损伤神经。甲状腺上极附近的每次结扎或钳夹都必须在获得阴性信号的条件下方可实施（图 7-15，视频 7-1）。

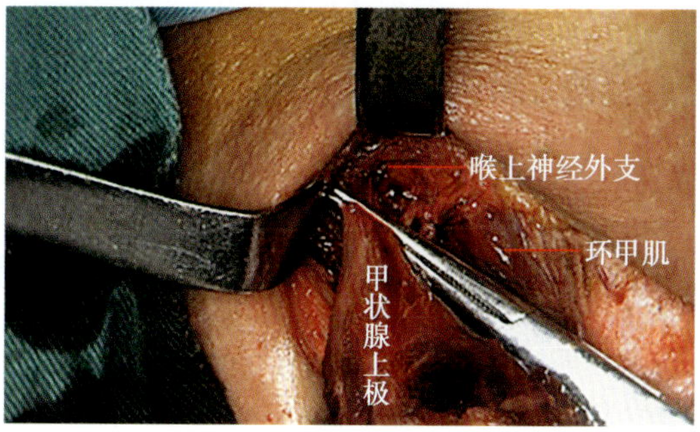

图 7-15　断离甲状腺上极

视频 7-1
探测喉上神经+甲状旁腺种植

四、小结

喉上神经为迷走神经的颈部分支，内支控制声门裂以上的喉黏膜感觉，属感觉神经，损伤后患者喉黏膜感觉丧失，可发生误咽而引起呛咳，喉上神经内支解剖位置较高，在甲状腺手术中不易损伤。EBSLN 支配环甲肌和咽下缩肌，属运动神经，一般直径较小，约 0.8mm，容易与周围血管、纤维结缔组织和胸骨甲状肌上端肌腱混淆，近 20% 的 EBSLN 因走行于筋膜下、肌肉内，肉眼难以识别。损伤后患者环甲肌麻痹，引起声带松弛，导致声调降低、高音发声困难及发声疲劳。EBLSN 与甲状腺上极解剖位置较近且变异大，术中容易损伤。EBLSN 损伤缺乏特异性临床表现，需要喉肌电图等检查评估，但国内尚不能常规开展，因此损伤率被临床严重低估。多数情况下，EBSLN 向内侧延伸至喉部，远高于甲状腺上极，因此直接结扎甲状腺上极时，手术损伤风险较小。然而，笔者发现，对于Ⅱ型和Ⅲ型，采取这种操作的风险存在差异。术中精确定位是确保安全的关键。尤其对于甲状腺肿大、肿瘤位于上极，以及颈部较短的患者，直接结扎甲状腺上极的 EBSLN 可能导致更高的神经损伤风险。因此，在这些情况下，应采用主动暴露 EBSLN 的神经保护策略。

甲状腺手术普遍采用上近下远等规避措施避免喉上神经损伤：上近指靠近甲状腺上极结扎离断甲状腺上动静脉，但因喉上神经常常与上极血管呈编织状分布且解剖变异较大，临床上难以完全规避喉上神经损伤。笔者团队依据 EBSLN 与甲状腺上极平面的最短距离，提出临床适用性喉上神经外支分型为术中 EBSLN 的常规显露、定位及功能保护提供了解剖学依据及方法。2013 年国际神经监测学组发表《甲状腺及甲状旁腺术中喉上神经外支监测指南》、2017 年中国医师协会外科医师分会甲状腺外科医师委员会发布《甲状腺及甲状旁腺术中喉上神经外支保护与监测专家共识（2017 版）》，均建议依据 EBSLN 解剖分型通过神经监测识别，刺激环甲肌震颤结合肌电信号振幅实时评估 EBSLN 功能。笔者团队创新喉上神经外支解剖性保护技术：在临床适用性分型指引及神经监测导航下，常规显露 EBSLN，可显著降低损伤率。在术中监测 EBSLN 的过程中，笔者提倡应充分发挥神经监测仪的优势，目标神经接受刺激后出现的环甲肌整块收缩为阳性信号，无环甲肌收缩为阴性信号。结合适用性 EBSLN 分型，按照神经损伤风险分布比例由高到低（Ⅲ型、Ⅱ型、Ⅰ型），在胸骨甲状肌-喉三角区进行探查，依照“刺激—阴性信号—钝性分离—刺激”的步骤循环渐进，直到获得阳性信号后再充分显露并保护 EBSLN，于血管进入甲状腺组织处分束结扎甲状腺上极血管，在未获得阳性信号之前应谨慎分离结扎上极血管。对于位于肌筋膜以下的 EBSLN，手术过程中往往难以充分显露，术者可按照上述步骤，逐步获得多个阳性信号点，将每个点相互连接即得到 EBSLN 的大致形态走行。

在 EBSLN 处理过程中，将临床适用的 EBSLN 分型与神经监测仪结合，作为手术进程的导航工具，以指导术中甲状腺上极的处理。这样可以更有效地保护 EBSLN，降低术后发音障碍的发生率，从而改善患者的生活质量。

参考文献

[1] FOLK D, WAHBA B, SASAKI C T. Is the external branch of the superior laryngeal nerve dispensable in thyroid surgery? [J]. Thyroid, 2016, 26(1): 169-173.

[2] DENIWAR A, KANDIL E, RANDOLPH G. Electrophysiological neural monitoring of the laryngeal nerves in thyroid surgery: review of the current literature [J]. Gland Surg, 2015, 4(5): 368-375.

[3] CERNEA C R, FERRAZ A R, NISHIO S, et al. Surgical anatomy of the external branch of the superior laryngeal nerve [J]. Head Neck, 1992, 14(5): 380-383.

[4] KIERNER A C, AIGNER M, BURIAN M. The external branch of the superior laryngeal nerve: its topographical anatomy as related to surgery of the neck [J]. Arch Otolaryngol Head Neck Surg, 1998, 124(3): 301-303.

[5] FRIEDMAN M, LOSAVIO P, IBRAHIM H. Superior laryngeal nerve identification and preservation in thyroidectomy [J]. Arch Otolaryngol Head Neck Surg, 2002, 128(3): 296-303.

[6] SELVAN B, BABU S, PAUL M J, et al. Mapping the compound muscle action potentials of cricothyroid muscle using electromyography in thyroid operations: a novel method to clinically type the external branch of the superior laryngeal nerve [J]. Ann Surg, 2009, 250(2): 293-300.

[7] WANG K, CAI H, KONG D, et al. The identification, preservation and classification of the external branch of the superior laryngeal nerve in thyroidectomy [J]. World J Surg, 2017, 41(10): 2521-2529.

[8] HIGGINS T S, GUPTA R, KETCHAM A S, et al. Recurrent laryngeal nerve monitoring versus identification alone on post-thyroidectomy true vocal fold palsy: a meta-analysis [J]. Laryngoscope, 2011, 121(5): 1009-1017.

[9] RULLI F, AMBROGI V, DIONIGI G, et al. Meta-analysis of recurrent laryngeal nerve injury in thyroid surgery with or without intraoperative nerve monitoring [J]. Acta Otorhinolaryngol Ital, 2014, 34(4): 223-229.

[10] 郑乐葳，袁芊芊，廖亦秦，等．甲状腺术中神经监测联合“喉上神经外支分型”在喉上神经功能保护中的应用价值研究[J]．中华耳鼻咽喉头颈外科杂志，2021，56(10)：1087-1092.

第二节 喉返神经解剖性功能保护技术

喉返神经（RLN）损伤是甲状腺手术最常见、最严重的并发症之一。文献报道永久性喉返神经损伤的发生率在甲状腺全切除术中为 0.9%~3%。喉返神经一侧损伤可引起声音嘶哑，双侧损伤可导致患者声门关闭窒息死亡。结合国情，中国"外科之父"裘法祖院士提出甲状腺包膜内切除，保护喉返神经，极大地降低了喉返神经损伤率。国际上，德国医师 Albert Theodor Billroth（1829—1894 年）首先采用被膜保护法，随后瑞典医师 Emil Theodor Kocher（1841—1917 年）采用区域保护法等，此类规避性保护措施通过甲状腺手术中不显露喉返神经来避免其损伤。因喉返神经解剖变异较大，有时难以有效规避，存在意外损伤，1938 年美国医师 Frank Lahey 提出甲状腺手术中应常规解剖显露喉返神经，以肉眼识别喉返神经解剖完整为保护标准。但喉返神经解剖完整性并不等于功能完整性，术中喉返神经解剖完整的患者术后仍可出现声音嘶哑等症状。随着术中神经电生理监测设备的完善及临床应用，Shedd（1966 年）和 Flisberg（1969 年）提出，甲状腺手术中需要使用神经监测仪评估喉返神经的功能完整性。2010 年《甲状腺术中喉返神经监测标准指南》、2013 年《甲状腺及甲状旁腺手术中神经电生理监测临床指南（中国版）》推荐执行标准化监测步骤，记录初始喉返神经肌电信号，术中实时关注肌电信号变化，当与初始喉返神经肌电信号相比下降>50% 时，评估喉返神经可能损伤。RLN 损伤的原因多种多样，多是手术操作不规范和解剖结构不熟悉所致。充分了解和熟悉手术相关应用解剖学，掌握良好的手术技巧，是避免并发症发生的关键。

1. 喉返神经的解剖 右侧喉返神经从右侧迷走神经发出，在右侧锁骨下动脉处绕行，之后返回颈部。与左侧相比，右侧喉返神经的走行更为倾斜。其下段往往并不是紧贴椎前筋膜，且与甲状腺下动脉的关系复杂，可走行于甲状腺下动脉浅面或分叉之间；左侧喉返神经在左侧迷走神经行至主动脉弓处发出，向后勾绕主动脉弓返回颈部，左侧喉返神经走行较为垂直，多数紧贴食管表面、位于甲状腺下动脉深面。双侧喉返神经在甲状腺侧叶深面环甲关节后方入喉（图 7-16）。

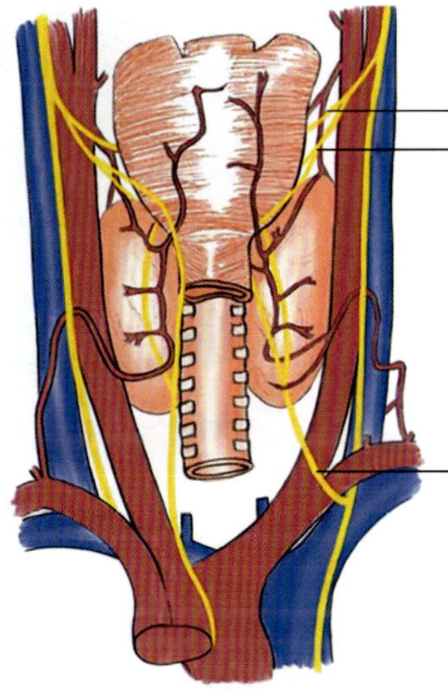

图 7-16 喉返神经走行

喉返神经是支配喉肌管理发声的主要神经，为迷走神经胸部的分支。喉返神经在喉内一般分为前后两支，其中前支是主要的运动支，支配声带的收缩纤维，损伤时声带处于外展位，致声音嘶哑；后支支配声带的舒张纤维，以及喉黏膜感觉，损伤时声带处于内收位，声音可无变化。喉返神经的分支有时在入喉前出现，通常距入喉处 2cm 以内。有时后支明显比前支更粗大一些，易被误认为是喉返神经主干，而损伤真正的运动支。何晓光等根据喉返神经分叉点及分支范围，将喉返神经分为 3 种类型。Ⅰ型：喉返神经分别向气管、食管及甲状腺发出分支，在距环甲关节下方 1.0~2.5cm 处形成分叉点，分为前后支，占 85%；Ⅱ型：喉返神经在环甲关节下方 1.0~2.5cm 处形成分叉点，然后发出前支，无明显后支，代之以 3~4 细小分支，占 10%；Ⅲ型：喉返神经在环甲关节下方无神经分叉点和后支，占 5%。

非返性喉返神经发生率为 0.5%~1.0%，左侧罕见，约为 0.04%。左侧喉返神经异常通常与胚胎期动脉导管缺失或右位主动脉弓有关。而动脉导管缺失是致死性胚胎畸形，所以目前为止发现的左侧非返性喉返神经均为内脏转位。少数人群右侧头臂干退化，喉返神经可直接发自颈部迷走神经入喉。这是非返性喉返神经多见于右侧的原因。当术中在常规位置未找到喉返神经时，应考虑非返性喉返神经的存在，此时，应当沿着颈动脉鞘内缘或鞘内迷走神经主干自上而下寻找。如果术前行颈胸部 CT 检查，发现大血管发育异常，提示非返性喉返神经存在的可能性。需要注意的是，也有无任何血管畸形的非返性喉返神经的相关报道。因此，术中识别非返性喉返神经十分重要。IONM 能够在术中较好地识别非返性喉返神经，正确操作和使用 IONM 能够减少其意外损伤。

2. 喉返神经的识别及定位

(1) 喉返神经与甲状腺下动脉的关系：喉返神经损伤的可能原因之一在于手术医师不明确甲状腺下动脉与喉返神经解剖关系，或者在甲状腺手术中不显露喉返神经，在甲状腺下动脉或其分支出血时，进行盲目钳夹止血所致。目前，越来越多的学者认同术中常规显露喉返神经的方法，术中显露喉返神经能降低甲状腺手术中喉返神经的损伤率。术中要清晰准确显露喉返神经，须明确喉返神经与甲状腺下动脉的解剖关系（图 7-17）。

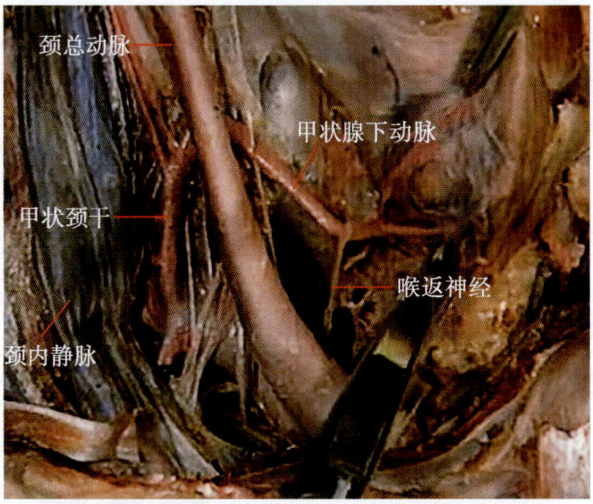

图 7-17　右侧甲状腺下动脉解剖

甲状腺下动脉绝大多数从甲状颈干发出，直接起自锁骨下动脉，也可起自颈总动脉、椎动脉或胸廓内动脉。甲状腺下动脉自甲状颈干发出后，沿前斜角肌内侧缘上升，约至环状软骨水平，便急转向内，横过颈长肌和椎动脉的前方，颈总动脉、颈内静脉、迷走神经和交感神经干的后方，至甲状腺后缘中点附近转向下行，约至甲状腺下极处分为数支，如腺支、肌支、食管支、咽支、气管支、脊支及颈升动脉支等，分别至甲状腺、食管和气管等器官。其中腺支主要至甲状腺的后部和下部。与对侧同名的腺支和甲状腺上动脉的腺支吻合。甲状腺下动脉一级分支分出的部位，一般均在颈总动脉的内侧，极少数在颈内静脉的外侧。

Henry 等报道，左侧以喉返神经在甲状腺下动脉后方走行多见，约占 62.2%，其次为喉返神经在动脉分支间穿过，占 20.2%。右侧喉返神经在甲状腺下动脉前方及后方穿过比例相当，各占 37%，在动脉分支间穿过的比例为 29%。Xing 等报道了 8 665 例患者的喉返神经，位于甲状腺下动脉前方的比例为 20.95%，位于甲状腺下动脉后方的比例为 50.95%，位于动脉分支间的比例为 28.1%，非返性喉返神经的发生率为 0.57%。冉建华等将二者位置关系分为 5 种类型。Ⅰ型：喉返神经位于甲状腺下动脉及其分支的前方；Ⅱ型：喉返神经穿行于甲状腺下动脉两分支之间；Ⅲ型：喉返神经在甲状腺下动脉及其分支的后方；Ⅳ型：甲状腺下动脉穿行于喉返神经的分支之间；Ⅴ型：喉返神经的分支与甲状腺下动脉的分支相互夹持。

（2）喉返神经与 Zuckerkandl 结节：奥地利解剖学家 Emil Zuckerkandl 于 1902 年将位于甲状腺叶后外侧缘邻近 Berry 韧带处突起的腺体结节首次正式命名为 Zuckerkandl 结节（Zuckerkandl tubercle，ZT）。1938 年，Gilmor 报道了 ZT 与喉返神经（RLN）和上甲状旁腺（superior parathyroid，SP）存在固定的解剖位置关系。1983 年 Proye 指出在甲状腺手术中 ZT 可作为定位寻找 RLN 的一个重要解剖标志。1997 年，Thompson 等将 ZT 作为寻找 RLN 的标志写进了外科手术学教材。1998 年，Pelizzo 指出，ZT 像箭一样指向 RLN，并强调保护 RLN 的办法是仔细确认 ZT。按照 Pelizzo 分级系统 Zuckerkandl 结节一般分为：0 级，不可辨认；1 级，结节直径<5mm；2 级，结节直径 5~10mm；3 级，结节直径>10mm。RLN 和 ZT 的关系有以下几种类型，A：RLN 在 ZT 后方；B：RLN 在 ZT 前方；C：RLN 在 ZT 侧方；D：RLN 通过 ZT。甲状腺每侧叶分为上、中、下三个区域，2007 年 Yalcin 等将 ZT 在甲状腺的位置分为三种：甲状腺上 1/3、中 1/3 和下 1/3，大多数位于甲状腺中 1/3。笔者团队对 153 例行甲状腺全切除术的患者（甲状腺癌 121 例，甲状腺良性疾病 32 例）行回顾性分析发现，大多数患者中均可发现 ZT：右侧为 88.2%，左侧为 82.4%，两侧同时出现的为 76.5%。RLN 主要在 ZT 后方，即位于 ZT 与甲状腺腺体之间，右侧为 91.7%，左侧 94.7%。右侧 94.4%SP 在 ZT 的头侧 10 点和 11 点钟方向，左侧 92.6% SP 在 ZT 的头侧 1 点和 2 点钟方向。

（3）喉返神经与 Berry 韧带：Berry 韧带为甲状腺真、假被膜融合而成的白色致密结缔组织带，从环状软骨中下缘侧向甲状腺峡部走行，长度约 2~3 软骨环，左右各一，对称分布，向上与甲状腺悬韧带相延续，向前与气管前筋膜相延续，将甲状腺固定在气管软骨环后外侧。喉返神经多在 Berry 韧带后外侧上行，走行位置相对固定，常位于韧带外侧，一些分支可穿过 Berry 韧带的中间或后方。在甲状腺手术中，Berry 韧带是喉返神经损伤最常发生的部位。因此，熟悉喉返神经及其分支与 Berry 韧带的精细解剖关系，对术中识别与避免喉返神经损伤具有指导作用。Berry 韧带血供丰富，在甲状腺手术中，常在分离喉返神经与 Berry 韧带时引起出血，若盲目止血，往往要损伤到喉返神经。

韦岑等解剖 187 根 RLN 发现，85.6% 的 RLN 行走于 Berry 韧带侧边，即于外侧韧带后方通过，但也有少数RLN穿过Berry韧带或腺体；81.8%的RLN在入喉前未发现有分支，即以单支为多见。RLN入喉前有分支、RLN前支穿过Berry韧带、后支位于Berry韧带侧边的类型较为少见。但也有部分喉返神经穿过韧带而不是位于韧带后方的情况；Berry韧带处包埋喉返神经时需要注意，术中容易损伤神经。此外，Berry韧带由甲状腺周围被膜高度浓缩的纤维组织构成，而不是真正的甲状腺被膜，但该区域的甲状腺被膜混合了周边邻近的Berry韧带。甲状腺全切除术后偶可见该处残留少量甲状腺组织，导致术后甲状腺术区存在摄取。

Berry韧带高度致密和血供丰富、喉返神经在该水平存在多个分支，喉返神经入喉处存在折角，甲状腺组织和Berry韧带紧密相连，术中分离甲状腺组织和Berry韧带有一定困难。因此，慢而谨慎地解剖非常重要。若少量渗血建议使用纱布轻柔按压止血。充分暴露神经后也可使用双极电凝止血。推荐沿着Berry韧带而不是沿着甲状腺被膜寻找神经，盲目钳夹和烧灼将有可能导致神经损伤。

参考文献

[1] 高下，赵德安，黄维国，等．甲状腺切除病例喉返神经损伤的分析[J]．临床耳鼻喉杂志，2000，14(7)：315-316.

[2] SORMAZ I C，TUNCA F，ENYÜREK Y G. Bilateral patterns and motor function of the extralaryngeal branching of the recurrent laryngeal nerve [J]. Surg Radiol Anat，2018，40(9)：1077-1083.

[3] 何晓光，孙俊，叶聪俊，等．人喉返神经分支的应用解剖研究[J]．临床耳鼻咽喉头颈外科杂志，2000，14(9)：387-389.

[4] HENRY J F，AUDIFFRET J，DENIZOT A，et al. The non recurrent inferior laryngeal nerve：review of 33 cases，including two on the left side [J]. Surgery，1988，104(6)：977-984.

[5] AVISSE C，MARCUS C，DELATTRE J F，et al. Right non recurrent inferior laryngeal nerve and arterial us or i a：the diagnostic and therapeutic implications of an anatomic anomaly. Review of 17 cases [J]. Surg Radiol Anat，1998，20(3)：227-232.

[6] 张诚华，姚清勇，蓝少良，等．甲状腺手术喉返神经损伤原因分析[J]．中国普通外科杂志，2000，9(6)：564-565.

[7] 刘连新，武林枫，刘冰．显露喉返神经的甲状腺手术574例[J]．中国普通外科杂志，2004，13(5)：340-342.

[8] HENRY B M，VIKSE J，GRAVES M J，et al. Variable relationship of the recurrent laryngeal nerve to the inferior thyroid artery：a meta-analysis and surgical implications [J]. Head Neck，2017，39(1)：177-186.

[9] XING Y L，NICOLAS R S. Systematic review of variations of the recurrent laryngeal nerve [J]. Clin Anat，2016，29(4)：104-110.

[10] 冉建华,孙善全,赵俊,等. 与颈部手术相关的喉返神经的应用解剖[J]. 中国临床解剖学杂志,2003,21(5):460-463.

[11] GILMOUR J R. Gross anatomy of the parathyroid glands[J]. Pathol,1938,46:133-149.

[12] THOMPSON N W,GREENFIELD L J,MULHOLLAND M W,et al. Essentials of surgery: scientific principles[J]. Ann Surg,1997,230(6):835.

[13] PELIZZO M R,TONIATO A,GEMO G. Zuckerandl's tuberculum:an arrow pointing to the recurrent laryngeal nerve(constant anatomical landmark)[J]. J Am Coll Surg,1998,187(3):333-336.

[14] YALCIN B,OZAN H. Relationship between the Zuckerkandl's tubercle and entrance point of the inferior laryngeal nerve[J]. Clin Anat,2007,20(6):640-643.

[15] 刘岩岩,吴高松,马小鹏,等. Zuckerkandl 结节:甲状腺手术中一个重要的解剖标志[J]. 中华内分泌外科杂志,2010,4(2):90-91.

[16] 韦岑,吴训,农光耀,等. Berry 韧带与喉返神经的解剖及临床意义[J]. 局解手术学杂志,2020,29(4):329-333.

第三节 喉返神经损伤修复术

喉返神经损伤所致声带麻痹是甲状腺手术最常见的并发症之一,其中又以单侧损伤居多,往往引起不同程度的声音嘶哑、发声困难、进食呛咳、误吸等症状;若两侧喉返神经损伤可导致失声、呼吸困难甚至窒息,对患者的生活质量造成严重影响。由于喉返神经重要的生理功能,其节段性切除后的修复问题一直是业界的世界性难题之一。对单侧声带麻痹,目前最理想的治疗方式为喉返神经损伤修复术,术式包括喉返神经端端吻合、颈袢神经-喉返神经吻合、舌下神经-喉返神经吻合、游离神经移植术、颈袢神经肌蒂埋植或颈袢神经植入术,以及劈离式迷走神经-喉返神经吻合等。此外,对于神经受压的患者,喉返神经减压术也可作为一种补充治疗。每一种术式都有其各自的优缺点。

一、喉返神经端端吻合

该术式一般在术中即刻或术后 2 周内进行。喉返神经的外展和内收两种神经纤维常呈无规律排列,距入喉处 1cm 分别集合成束,然后入喉。目前,不可能将喉返神经劈开,分别行内收与外展神经吻合。因此,若直接将喉返神经两断端行端端吻合,可能产生声带的痉挛性静止或矛盾运动(即术侧声带在吸气时内收、呼气时外展,与对侧声带形成联带运动),这主要是再生神经轴突生长方向错乱导致,即外展神经纤维长入喉内收肌群,而内收神经纤维长入喉外展肌群,严重者甚至引起喉痉挛。虽然内收、外展神经纤维错向再生,使声带静止不动或矛盾运动。由于内收肌纤维成分较多且力量较强,声带常发生内收。随着声带肌恢复一定的张力和体积,声带振动的对称性得以恢复。因此,对于即刻或早期发现喉返神经断离,若可以无张力对位缝合,喉返神经端端吻合是一种较为有效的方法。

喉返神经端端吻合的手术要点:①在甲状腺手术中发现神经断裂伤应立即行端端吻合;②显微镜下行无张力对位吻合;③在显微镜下尽量按照神经束的形状、排列及外膜营养血管的走行等，将两断端对准后再吻合，避免扭转；④吻合时保持吻合口处良好的血供。

二、替代神经转位喉返神经吻合

喉返神经损伤病程≤3 年为宜。替代神经转位喉返神经吻合是将其他神经与喉返神经远心断端吻合以期恢复喉内肌的神经再支配，可利用的替代神经有膈神经、颈交感神经、副神经、舌下神经、迷走神经、颈袢神经等。由于颈袢神经主要支配带状肌，与喉内收肌同步放电，吻合后能促进声带内收，同时可恢复声带的肌张力，改善声带振动。颈袢神经的直径与喉返神经匹配、位置与喉返神经毗邻、损伤后对人体无较大影响等，因而成为单侧喉返神经损伤修复较为理想的供体神经。目前常用的手术方法是颈袢前根、颈袢主支或分支与喉返神经吻合，也可直接与喉返神经内收支吻合。颈袢主支比分支疗效好，郑宏良团队将颈袢主支喉返神经吻合应用于大量单侧声带麻痹患者，结果显示 98% 患者术后嗓音恢复正常或接近正常，效果优于颈袢分支喉返神经吻合。高颖娜等研究显示颈袢前根喉返神经吻合能使单侧声带麻痹患者的发音功能恢复正常，疗效满意。

颈袢喉返神经吻合术中要点：找到颈动脉鞘，颈袢神经一般走行于颈内动脉与颈内静脉之间的浅层。游离足够的长度后切断备用；尽量保留神经外膜的营养血管，保持良好的血液供应，同时做到无张力吻合；缝合前充分修剪两神经的断端至露出正常的神经轴突；显微镜下采用 10-0 或 11-0 prolene 缝线行外膜缝合；优先采用颈袢主支，若未找到颈袢主支或者颈袢主支已被破坏者，则寻找最粗大的分支与喉返神经进行吻合。

三、游离神经移植术

颈袢神经与喉返神经断端之间缺损太长时，无法行无张力吻合。若要进行神经修复术，须在两断端之间植入一段游离神经。该术式只适用于颈袢神经近心端与喉返神经远心端之间缺损较大、无法直接行无张力吻合者。游离神经一般来源于颈丛神经，尽量选择直径大小与颈袢神经、喉返神经相符的游离神经；游离神经的长度要合适。

四、颈袢神经肌蒂埋植术及颈袢神经植入术

颈袢神经肌蒂埋植术是用于治疗双侧喉返神经麻痹的一种手术。颈袢神经肌蒂埋植术将颈袢神经支配肩胛舌骨肌上腹或胸骨舌骨肌的分支神经肌蒂埋入同侧甲杓肌及环杓侧肌中。手术禁忌：双侧声带杓状软骨固定者；舌下神经襻至颈前带状肌已有损伤者，以及其他不能纠正的气道病变，即使神经再支配成功后也不能去除气管套管者。

颈袢神经植入术：在颈动脉鞘内找到颈袢神经，将颈袢神经支配肩胛舌骨肌上腹、胸骨舌骨肌及胸骨甲状肌的分支在靠近入肌点处切断，多点植入同侧的甲杓肌及环杓侧肌中。

五、劈离式迷走神经-喉返神经吻合

术中发现肿瘤侵犯喉返神经时，需要将受累的喉返神经进行节段性切除。喉返神经具有支配声带的重要生理功能，节段性切除后的修复方式一直是困扰业界的世界性难题。喉

返神经节段性切除后的修复方式很多，但存在缝合张力大、吻合端距离长、需要额外牺牲其他神经来进行移植或操作复杂等局限性。

1914 年 Chase 和 Ranson 发现犬喉返神经束位于迷走神经横切面的内侧，1967 年 Miehlke 将犬的迷走神经中的喉返神经束与喉返神经的外展支选择性地吻合，观察 12 个月后，术侧声带恢复外展功能；1974 年 Miehlke 将这种技术应用于甲状腺全切除术后双侧声带麻痹患者，术后 10 周术侧声带有外展运动。2010 年河南省人民医院刘宏建教授用剥离法及乙酰胆碱酯酶组织化学染色方法确定大鼠喉返神经支在颈部迷走神经中的位置，发现喉返神经束位于颈段迷走神经前内侧，其单独成束，直径为总干的 1/4。基于上述解剖学认识，笔者团队提出一种简单且效果明确的喉返神经损伤吻合修复方法：劈离式迷走神经-喉返神经吻合。

适应证：喉返神经节段性损伤，缺损较长，断端不能行无张力吻合。其优势：①解剖及电生理最佳匹配修复材料；②足够的游离长度；③充分利用正常的预留材料（喉返神经），相当于把折返的喉返神经拉直为非返性喉返神经。

具体方法：术中用神经监测仪识别及鉴定迷走神经支配声带的运动支（即迷走神经内喉返神经束），然后解剖游离足够长度，与喉返神经远心端吻合，有效解决了传统修复术的不足和局限，患者的声音嘶哑均在术后有不同程度的恢复。原发性甲状腺肿瘤或复发肿瘤侵犯并包绕喉返神经，可引起喉返神经损伤，针对术中发现的此类患者，笔者团队通常会在术中立即进行神经重建，其中 8 例患者行直接吻合，4 例患者行游离神经移植术，8 例患者行迷走神经-喉返神经吻合，17 例行劈离式迷走神经-喉返神经吻合，发现劈离式迷走神经-喉返神经吻合后患者嗓音改善，这是治疗甲状腺手术相关性永久性单侧声带麻痹的一种有效方法。

手术要点：在显微镜下修齐喉返神经远心端断端，显露神经纤维，术中用神经监测仪识别解剖游离迷走神经支配声带的运动支。观察喉返神经远心端及迷走神经支配声带的运动支，根据两端神经走行及表面末梢营养血管位置、神经纤维的排列与形状，尽可能做到神经对位且无张力吻合，避免缝合时发生扭转。使用 8-0 或 6-0prolene 缝线缝合 3~5 针，保证神经纤维被神经外膜完整包裹（图 7-18、图 7-19）。在 0.11~0.12mA 的刺激下，左侧迷走神经内

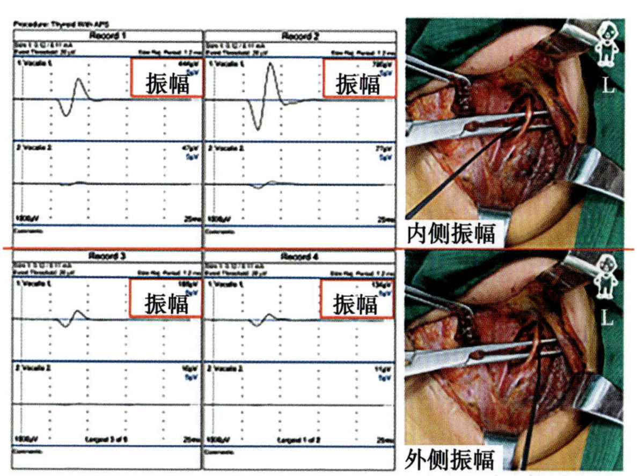

图 7-18　劈离式迷走神经-喉返神经吻合内外侧振幅

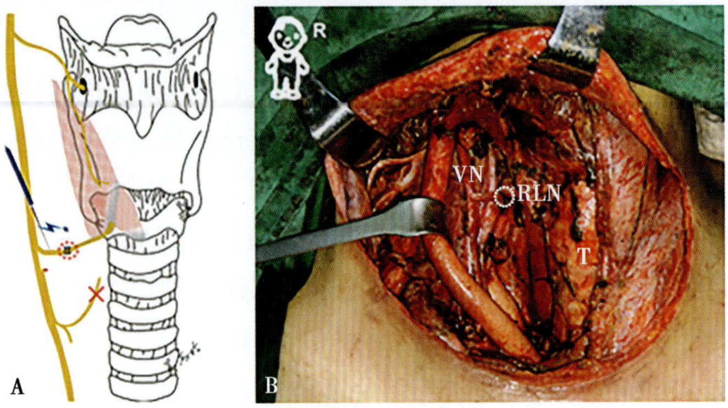

图 7-19 劈离式选择性迷走神经-喉返神经吻合

A. 示意图；B. 选择性迷走神经。

RLN. 右侧喉返神经；VN. 迷走神经；T. 气管。

侧部分的平均振幅为 620μV（图 7-18A）；左侧迷走神经外侧部分的平均振幅电压为 161μV（图 7-18B），而同侧内侧部分则选择性地进行迷走神经切断，并将其横断后吻合至 RLN 远端残端。

综上所述，术中发现神经损伤后应即刻进行修复，避免二次手术给患者带来不必要的痛苦和并发症；术后喉返神经损伤的修复有多种术式，每种术式都有优缺点。对于所有拟行神经修复术的声带麻痹患者，均建议术前行电子纤维喉镜检查排除环杓关节脱位引起的声带固定，以及行喉肌电图检查证实神经源性损伤。

六、喉返神经减压术

适用中误扎喉返神经或术后瘢痕血肿等形成粘连压迫喉返神经，且病程最好不超过 5 个月，于原甲状腺手术切口切开皮肤，找到喉返神经损伤处，在显微镜下进行操作。若有瘢痕粘连则去除瘢痕，松解喉返神经。若为缝线结扎，则仔细剪除缝线。

参考文献

[1] 李孟，郑宏良．甲状腺手术中喉返神经损伤修复术要点与技巧[J]. 中国实用外科杂志，2018，38(6)：613-615.

[2] CRUMLEY R L. Laryngeal synkinesis revisited[J]. Ann Otol Rhinol Laryngol，2000，109(4)：365-371.

[3] 郑宏良，周水淼，李兆基，等．单侧喉返神经损伤神经修复术式探讨[J]. 中华耳鼻咽喉科杂志，2002，37(4)：291-295.

[4] RINKER B，VYAS K S. Clinical applications of autografts，conduits，and allografts in repair of nerve defects in the hand：current guidelines[J]. Clin Plast Surg，2014，41(3)：533-550.

[5] 高颖娜，陈世彩，陈东辉，等．颈襻前根修复单侧喉返神经损伤的疗效分析[J]．中华耳鼻咽喉头颈外科杂志，2018，53(9)：655-660.

[6] WANG W，CHEN S，CHEN D，et al. Contralateral ansa cervicalis-to-recurrent laryngeal nerve anastomosis for unilateral vocal fold paralysis：A long-term outcome analysis of 56 cases[J]. Laryngoscope，2011，121(5)：1027-1034.

[7] 李孟，郑宏良，陈世彩，等．神经损伤病程对单侧声带麻痹患者颈袢喉返神经修复术效果的影响[J]．中华耳鼻咽喉头颈外科杂志，2016，51(1)：57-62.

第四节 神经功能完整性评估方法

一、喉返神经监测的适应证

喉返神经损伤是甲状腺手术的严重并发症之一，一侧损伤可引起声音嘶哑，双侧损伤可导致患者声门关闭窒息死亡。如何避免喉返神经损伤，一直是外科医师探索的课题。术中神经监测(IONM)技术将功能学与解剖学紧密结合，具有术中导航作用，可快速识别喉返神经走行，预测变异，保护喉返神经功能完整，进而降低喉返神经损伤发生率。《甲状腺及甲状旁腺手术中神经电生理监测临床指南(中国版)》推荐在复杂高风险甲状腺手术中运用IONM，适应证如下：①甲状腺肿物位于腺体背侧，可疑近期囊内出血或甲状腺癌者；②甲状腺功能亢进患者，术前超声提示腺体大且内部血供丰富者；③甲状腺恶性肿瘤需行颈部淋巴结清扫，尤其有中央区淋巴结肿大者；④甲状腺再次手术，解剖结构紊乱，组织粘连重者；⑤胸骨后甲状腺肿，巨大甲状腺肿物，考虑喉返神经有移位者；⑥术前影像学提示有内脏转位或锁骨下动脉变异，可疑非返性喉返神经者；⑦已有单侧声带麻痹，对侧叶需行手术治疗者；⑧需行甲状腺全切除术，特别是腔镜手术者；⑨喉返神经损伤后的修复术；⑩甲状旁腺手术；⑪对音质、音调有特殊要求，要求术中应用 IONM 的患者等。

二、IONM 原理及设备

IONM 由 Shedd 和 Flisberg 提出，是利用神经肌肉的电生理原理，通过电刺激运动神经，形成神经冲动并传导支配肌肉产生肌肉信号，形成可视化的肌电图，通过肌电图的波形来判断神经完整性。

基于喉返神经含有运动神经纤维，在术中应用探针直接刺激喉返神经。喉返神经传递电刺激使支配声带肌产生肌电信号。通过气管导管表面与声带接触的电极接收肌电信号。神经监测仪显示肌电波形并发出提示音。如探测点至神经支配肌肉端功能完整，可引起声带肌电反应。如喉返神经受损，声带肌电信号明显减弱。通过分析声带肌电信号波形、波幅、潜伏期变化，监测神经功能状态(图 7-20)。

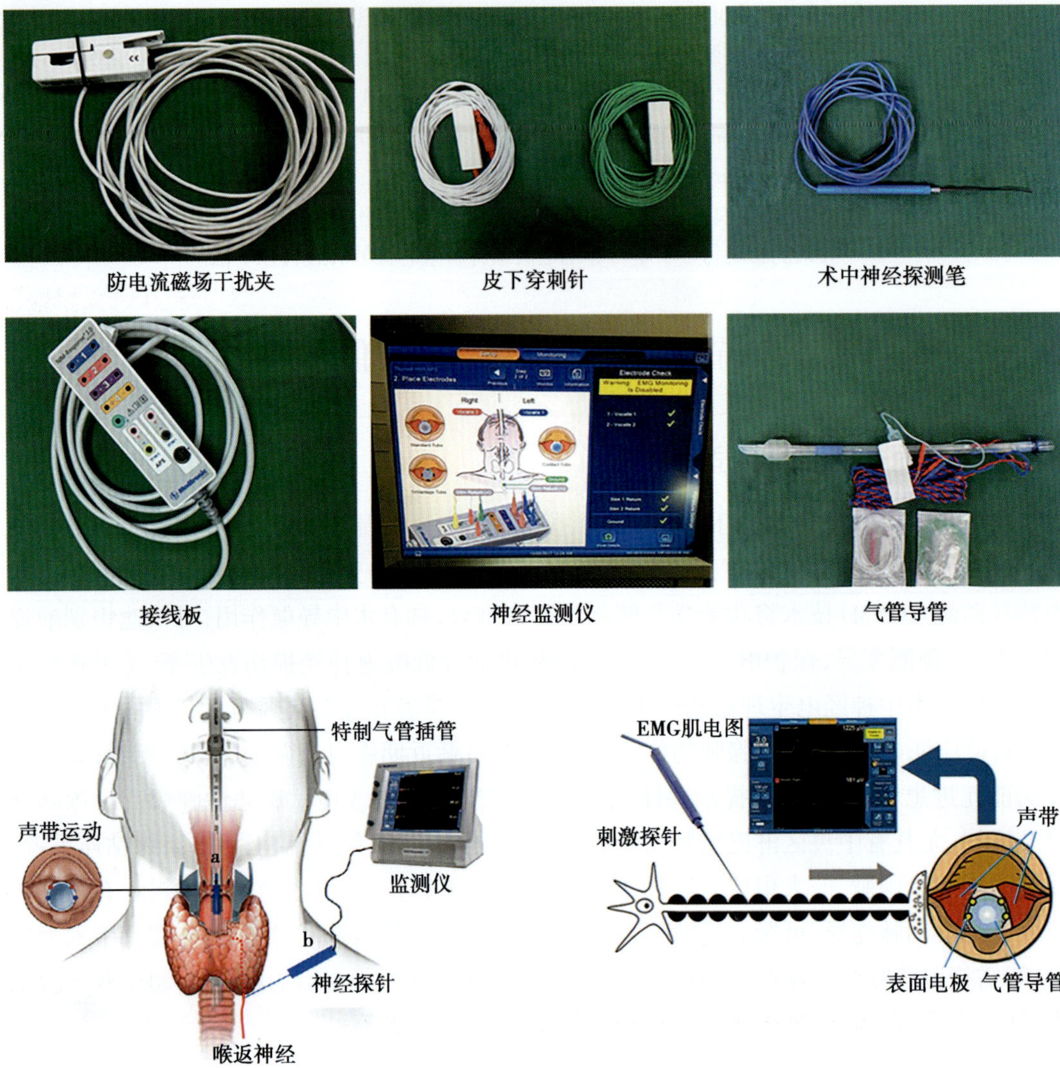

图 7-20 神经监测仪组件及原理

a. 特制的气管插管，有电极片放置在声带处；b. 蓝色的神经探针。神经探针触碰到红色的喉返神经，如果功能正常，声带就会运动，同时产生电流信号，a 和 b 端之间的电流回路会在监视器上显示数字信号。如果神经功能丧失，电流回路就会中断，监视器上无法显示数字信号。

三、IONM 标准化操作步骤

（一）四步法

在监测中运用四步法采集信号：①识别喉返神经前探测同侧迷走神经得到 V1；②定位喉返神经后获得 R1；③全程显露喉返神经后，暴露部位近端获得 R2；④术野止血后探测迷走神经得到 V2。

第一步，V1 信号：在甲状腺下极水平（B 点）探测同侧迷走神经获得明显的双相肌电信号（证明监测系统成功建立），如 B 点无信号，探测甲状腺上极水平迷走神经（A 点），A 点获得信号证实存在非返性喉返神经变异。

第二步，R1 信号：在显露喉返神经前，首先使用探针垂直气管定位其走行区，然后沿气管平行定位，采用“十字交叉法”进行精确定位。显露喉返神经后，记录肌电信号。

第三步，R2 信号：解离喉返神经过程中连续监测，实时比较信号变化，全程显露迷走神经后，探测显露部最近端获得的肌电信号。

第四步，V2 信号：术野彻底止血后，关闭切口前，探测迷走神经肌电信号（图 7-21）。

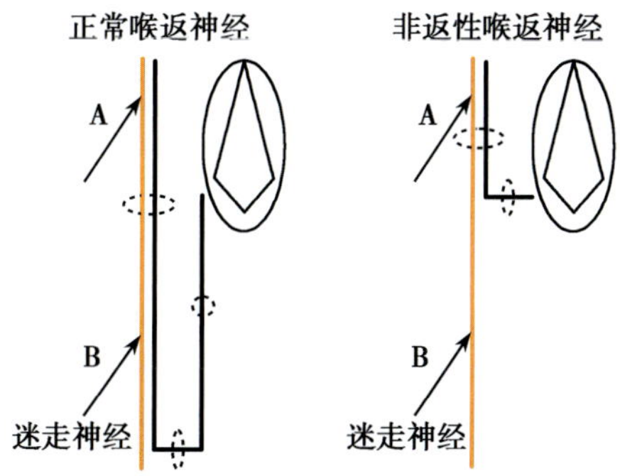

迷走神经监测结果	正常神经信号	非返神经信号
B点（甲状腺下极水平）	有信号	无信号
A点（甲状腺上极水平）	有信号	有信号

图 7-21　IONM 四步法

（二）六步法

2013 年中国医师协会外科医师分会甲状腺外科医师委员会编写的《甲状腺及甲状旁腺手术中神经电生理监测临床指南（中国版）》明确规定 IONM 的实践应用均应遵循标准化操作步骤，即标准化六步法。

L1：术前电子纤维喉镜检查；

V1 信号：在甲状腺区操作前，应用 3.0mA 电流探测甲状腺下极水平颈动脉鞘获得的肌电信号；

R1 信号：解剖游离 RLN 前，应用 1.0mA 电流探测 RLN 显露处获得的肌电信号；

R2 信号：RLN 全程解剖游离后，应用 1.0mA 电流探测 RLN 显露处最近端获得的肌电信号；

V2 信号：术野彻底止血后，关闭切口前，应用 3.0mA 电流探测迷走神经最近端获得的肌电信号；

L2：术后电子纤维喉镜检查。

如 R2、V2 信号较 R1、V1 信号未见明显减弱，提示神经功能完整；若 R2、V2 信号丢失或明显减弱，则提示手术操作中造成神经功能受损；术前及术后电子纤维喉镜检查声带运动情况，是判断 RLN 功能的金标准。

(三) 十步法

笔者单位进行改进,在六步法基础上提出十步法(表 7-1)。

表 7-1 十步法

步骤	具体操作	监测位点	刺激电流
L1	术前电子纤维喉镜检查		
V1	术前探测迷走神经		2mA
R1	识别探测喉返神经(负刺激)	(R1a1/a2;R1b1/b2……)	1mA
S1	游离甲状腺上极时识别喉上神经外支		0.2~0.5mA
S2	解剖完成后,刺激喉上神经外支		0.2~0.5mA
R2p	喉返神经全程显露后,在近心端刺激喉返神经		1mA
R2d	喉返神经显露后,在神经入喉处远心端刺激喉返神经		1mA
V2	彻底止血后,刺激迷走神经	与 V1 同位点	2mA
L2	术后电子纤维喉镜检查		
VHI	术后声音评分		

执行 IONM 标准化步骤可实时反映神经功能状态,在保障手术安全性方面具有重要作用。

(四) 间断神经监测与连续神经监测

喉返神经结构完整,但功能不一定正常。用于甲状腺手术的神经监测方法主要有间断术中神经监测(intermittent-IONM,I-IONM)和连续术中神经监测(continuous-IONM,C-IONM)两种。I-IONM 指应用刺激探针等设备,在术中对神经进行间断刺激,完成神经监测。该方法为最基础的神经监测方法,能起到神经定位、识别、功能判定等作用。I-IONM 未主动对神经进行刺激时,神经若受到牵拉或其他可能造成损伤的操作影响,则术者无法及时了解神经功能受损,如持续操作,可加重神经损伤,可能使可逆的暂时性神经损伤转变为不可逆的永久性神经损伤,导致术后永久性声音嘶哑。

C-IONM 的出现克服了间断监测的不足。C-IONM 需要将自动周期性刺激电极固定于同侧迷走神经上(游离 1~2cm),自动周期性刺激电极生成电流刺激同侧迷走神经,电流通过迷走神经传递到同侧喉返神经,喉返神经支配的声带肌肉发生收缩,再通过气管内与声带靠近的电极接收信号,在肌电图上显示,使术者能在术中全程实时掌握肌电信号变化,具有良好的预警和预防作用,及时发现喉返神经损伤,立即停止致伤性手术操作,使其可能在术中恢复或减轻损伤的严重程度,从而有效避免永久性神经损伤的发生。但 C-IONM 需将迷走神经进行完全解离后放置监测电极,此操作具有一定额外创伤的可能,且术中容易脱落。

(五) 评估神经功能完整性标准

随着术中神经监测设备的完善及临床应用,Shedd 和 Flisberg 提出,甲状腺手术中需要使用神经监测仪评估喉返神经功能完整性。2010 年《甲状腺术中喉返神经监测标准指南》

推荐执行标准化监测步骤，记录初始喉返神经肌电信号，术中实时关注肌电信号变化，当与初始喉返神经肌电信号相比下降>50% 时，评估喉返神经可能损伤。标准化术中神经监测要求初始肌电信号振幅>500μV 比较理想。当振幅下降至初始信号的 50% 左右时，及时停止手术操作，分析并解除损伤诱因，待肌电信号逐渐恢复后再精细化操作。多数研究将 100μV 作为肌电信号丢失的阈值，但近年来也有研究报道，200μV 或 280μV 可作为预测神经功能损伤的阈值。Genther 等总结，术中神经监测肌电信号振幅>200μV 预示声带运动良好。肌电振幅<200μV 时，术后声带麻痹风险约 72%。Pavier 等研究设定确保术后声带运动正常的阈值为 280μV；低于此阈值时声带麻痹风险约 50%。

【笔者研究】

喉返神经监测主要目的之一是术中评估喉返神经功能完整性，为手术范围提供决策：若发现一侧喉返神经损伤，原计划行双侧甲状腺切除术需改为单侧甲状腺切除术并行分期手术，以避免双侧喉返神经损伤导致患者窒息死亡。国际上有多种评估方法，比如《甲状腺及甲状旁腺手术中神经电生理监测临床指南（中国版）》提到的“与初始喉返神经肌电信号相比下降>50% 时，评估喉返神经可能损伤”，阳性预测值（预测喉返神经可能损伤的病例中真实损伤的比例）都较低，存在较多临床误判，导致双侧喉返神经损伤或行不必要的分期手术。随着喉返神经电生理监测研究的不断深入，近年来发表了多种喉返神经监测评估新标准，通过分析术中肌电信号与喉返神经功能完整性的相关性，极大提高了阳性预测值，可有效评估喉返神经功能完整性。

笔者团队的研究发现，甲状腺手术结束时的迷走神经刺激（V2）与手术过程中最远端 RLN 刺激（R2d）之间的变化，可以用于评估和预测术后声带麻痹。在选择术前 RLN 功能正常的患者时，手术结束时对近心端（R2p）和远心端（R2d）进行 2mA 电流刺激，并常规监测甲状腺下极水平面的迷走神经。研究发现，V2/R2d 幅度的降低百分比是喉返神经损伤的可靠且实用的预警指标。采用新算法，即 [（R2d−R2p）/R2d]×100%，若此值超过 63%，术者应考虑患者出现术后声带麻痹的可能性（图 7-22）。这一新的神经功能完整性评估方法提高了阳性预测值（从 31.0% 升至 81.8%），为手术决策提供了更为精准的依据。采用此方法，可有效保护喉返神经。该方法能将永久性喉返神经的意外损伤率从 1.5% 降至 0.1%，还能避免因双侧喉返神经损伤导致窒息死亡情况的发生。

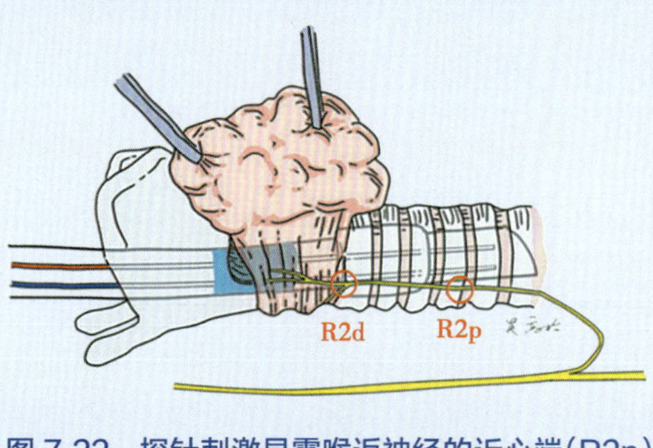

图 7-22 探针刺激显露喉返神经的近心端（R2p）和远心端（R2d）

参考文献

[1] 刘晓莉，孙辉，郑泽霖，等．甲状腺术中喉返神经监测技术的应用与进展[J]．中国普通外科杂志，2009，18(11)：1187-1190.

[2] 中国医师协会外科医师分会甲状腺外科医师委员会．甲状腺及甲状旁腺手术中神经电生理监测临床指南（中国版）[J]．中国实用外科杂志，2013，33(6)：470-474.

[3] 臧宇，田文，姚京．甲状腺术中神经监测信号缺失原因分析[J]．中国实用外科杂志，2017，37(10)：1173-1175．

[4] JEANNON J P，ORABI A A，BRUCH G A，et al. Diagnosis of recurrent laryngeal nerve palsy after thyroidectomy：a systematic review[J]. Int J Clin Pract，2009，63(4)：624-629.

[5] SCHNEIDER R，RANDOLPH G W，DIONIGI G，et al. International neural monitoring study group guideline 2018 part Ⅰ：Staging bilateral thyroid surgery with monitoring loss of signal[J]. Laryngoscope，2018，128(Suppl 3)：S1-S17.

[6] QUAN Q，WU G，HOU J，et al. Correlation between electrophysiological changes and outcomes of vocal cord function in 1 764 recurrent laryngeal nerves with visual integrity during thyroidectomy [J]. Thyroid，2019，30(5)：751-759.

[7] 中国医师协会外科医师分会甲状腺外科医师委员会，中国研究型医院学会甲状腺疾病专业委员会．中国甲状腺及甲状旁腺手术中神经监测指南(2023 版)[J]．中国实用外科杂志，2023，43(1)：23-33.

第八章

甲状旁腺手术

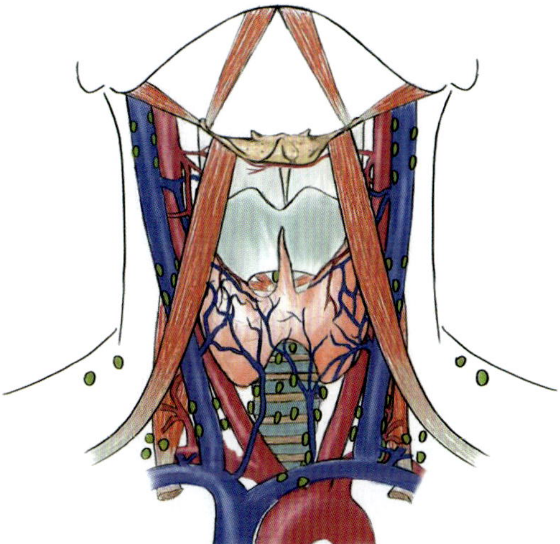

第一节 甲状旁腺解剖、分型与功能保护

一、甲状旁腺大小及位置

甲状旁腺紧附于甲状腺左、右两叶背面，常位于甲状腺固有被膜和外科被膜间的纤维囊内，一般情况下有4枚，上下两对，对称分布在两侧甲状腺背侧。甲状旁腺一般呈扁椭圆形，棕黄色，似黄豆大小，直径3~6mm。从胚胎学上看，甲状旁腺是由第3对和第4对鳃囊外侧端的内皮细胞分化增生而来，胸腺和下甲状旁腺起源于第3对鳃囊，上甲状旁腺起源于第4对鳃囊。甲状腺侧缘起源于后鳃体，由于第4对鳃囊毗邻后鳃体，故上甲状旁腺和甲状腺侧缘有着相对固定的解剖关系，位置比较恒定，位于甲状腺中、上1/3处的后面(图8-1)。当上甲状旁腺受重力作用而下降时，可以降至下甲状旁腺的下方，但如果是胚胎发育的原因，则可以降至纵隔的后部或中部，并多位于肺主动脉窗处；上甲状旁腺还可位于甲状腺上方的咽外侧壁内或其附近，并有独立的血液供应。而下甲状旁腺与胸腺来源相同，在随胸腺下移的过程中位置变异比较大。大多数(约80%)下甲状旁腺位于甲状腺下极与胸腺之间的区域，其余可位于甲状腺前面、气管前面、胸腺内、纵隔内及甲状腺实质内或颈动脉鞘内等区域。

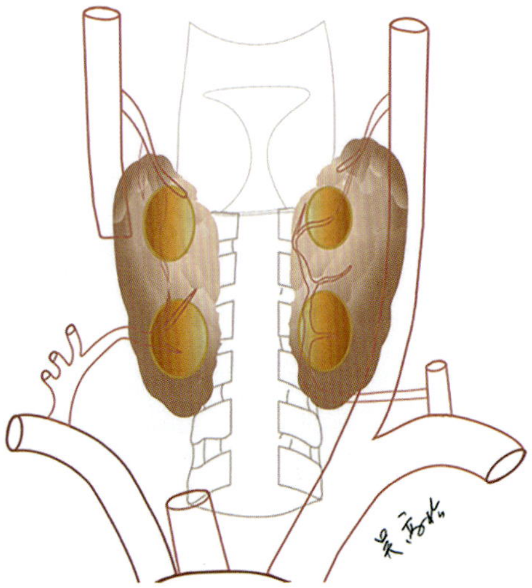

图8-1 甲状旁腺后面观

二、血供

约80%甲状旁腺血供来自甲状腺下动脉分支，仅有少数的上甲状旁腺的血供来自甲状腺上动脉后支或甲状腺上、下动脉的吻合支。在部分病例中，尤其是当甲状腺下动脉缺失(发生率为1%~6%)时，下甲状旁腺的血供可来源于甲状腺上动脉、甲状腺最下动脉，以及胸腺、纵隔、气管及食管等处动脉。甲状腺手术中，强调紧靠甲状腺下极的边缘分次结扎甲状腺下动脉分支，不结扎甲状腺下动脉主干，以免甲状旁腺缺血。

三、甲状旁腺分型

目前的主流观点认为只有当甲状旁腺由于机械性损伤、血供受损等原因不能原位保留或被误切时，才建议行甲状旁腺自体移植，而不是常规行甲状旁腺自体移植。但根据目前文献对于甲状旁腺分型的了解，有些类型的甲状旁腺在术中难以保留，因此熟悉甲状旁腺分型可以初步判断甲状旁腺原位保留的难易程度，根据分型，提前进行甲状旁腺自体移植。

1907 年 William Halsted 通过尸体解剖阐明了甲状旁腺的血供：甲状旁腺由甲状旁腺动脉供血，而上下甲状旁腺动脉通常来源于甲状腺下动脉及甲状腺上、下动脉吻合支；Halsted 依据甲状旁腺血供对甲状旁腺进行分型（图 8-2）。

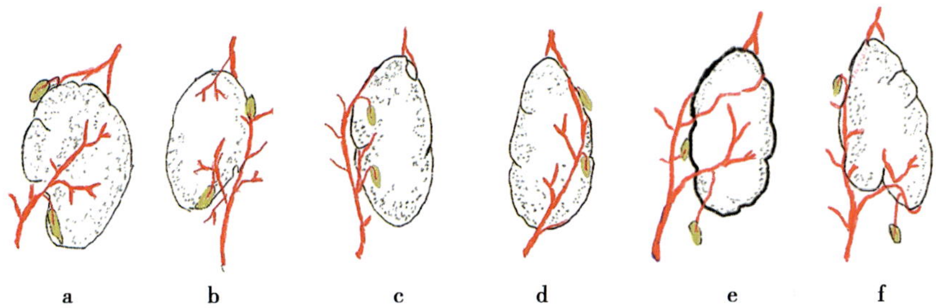

图 8-2　甲状旁腺分型

a、b. 甲状旁腺位于甲状腺叶外侧后缘，上甲状旁腺位于甲状腺上下极中点稍偏上，下甲状旁腺位于甲状腺下缘或附近；a. 下甲状旁腺血供来源于甲状腺下动脉外侧支的一个分支；c、d. 上甲状旁腺的血供来源于甲状腺上、下动脉走向甲状腺外侧缘的吻合支；c. 甲状旁腺血供来自下甲状旁腺一个分支；d. 甲状旁腺由甲状腺下动脉和甲状腺上动脉吻合支供血；e、f. 下甲状旁腺低于甲状腺下极，由甲状腺下动脉分支供血。

国内学者朱精强等根据甲状旁腺与甲状腺的位置关系及原位保留的难易程度，将甲状旁腺分为 A、B 两型。A 型为紧密型，即甲状旁腺与甲状腺的关系紧密、相对较难原位保留，其中又分为 3 个亚型（A1 型、A2 型、A3 型）。B 型为非紧密型，即甲状旁腺与甲状腺之间有自然间隙，比较容易原位保留，也分为 3 个亚型（B1 型、B2 型、B3 型）。因此，从理论上讲，B 型比 A 型更容易原位保留，A1 型比 A2 型更容易原位保留，A3 型不可能原位保留（图 8-3，表 8-1）。

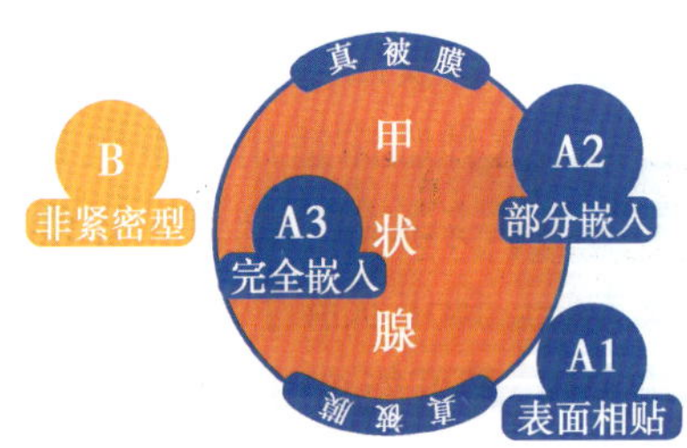

图 8-3　朱精强甲状旁腺分型

表 8-1　朱精强甲状旁腺分型

	A 型（紧密型）	B 型（非紧密型）
1 型	甲状旁腺与甲状腺表面平面相贴	甲状腺周围型，即除了 B2 型及 B3 型的所有 B 型
2 型	甲状旁腺部分或完全嵌入甲状腺内，但是位于甲状腺固有被膜外	胸腺内型，即甲状旁腺位于胸腺内
3 型	甲状旁腺完全位于甲状腺组织内，与 A2 型的区别是在甲状腺固有被膜内	由胸腺或纵隔的血管供血者

笔者团队根据甲状旁腺血供、回流及与甲状腺的关系，提出临床适用性甲状旁腺功能分型。

A 型:非依附型(安全型和胸腺型)。不依赖甲状腺的血供,具有独立血供及回流。A1 型位于甲状腺外,血供源于甲状腺上动脉(superior thyroid artery,STA)和甲状腺下动脉(inferior thyroid artery,ITA);A2 型位于甲状腺表面,血供源于甲状腺和 ITA;A3 型位于甲状腺外,血供源于 ITA。

B 型:部分依附型(需甄别型)。B1 型位于甲状腺表面,血供源于 ITA 和 STA;B2 型位于甲状腺表面,血供源于甲状腺、ITA 和 STA;B3 型位于甲状腺表面,血供源于甲状腺和 ITA。

C 型:完全依附型(危险型,需种植型)。完全依赖于甲状腺的血供及回流。C1 型位于甲状腺真被膜内,血供源于 ITA 和 STA;C2 型位于甲状腺真被膜内,血供源于 ITA;C3 型位于甲状腺外,血供源于走行于甲状腺内的 ITA。

在此基础上提出个体化甲状旁腺功能保护技术及带血管蒂的甲状旁腺原位保留技术,显著降低了永久性甲状旁腺功能减退症的发生率。不同类型有不同的临床对策:①非依附型。甲状旁腺具有独立血供及回流,若不进行中央区淋巴结清扫不会受损,若进行清扫需小心辨别保护。②部分依附型。部分依赖于甲状腺的血供及回流,可尝试从远端分离并保留甲状旁腺的血管,对静脉回流受阻淤血的甲状旁腺需剪开解压,或行远端部分甲状旁腺种植。③完全依附型。完全依赖于甲状腺的血供及回流,术中需行甲状旁腺自体移植。这种临床适用性甲状旁腺功能分型可为甲状旁腺的功能保护提供解剖学依据及方法。即甲状腺手术中,尽量原位保存甲状旁腺,若可能为 B2、B3 和 C 型,应部分或全部进行甲状旁腺自体移植(图 8-4)。该方法将永久性甲状旁腺功能减退症的发生率从 2.0% 降至 0.2%。

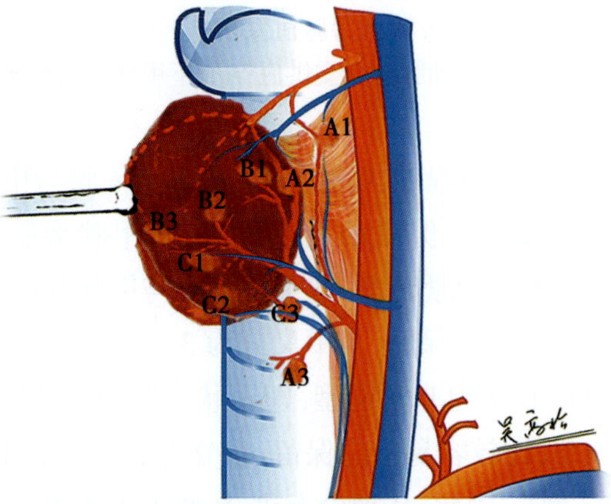

图 8-4 临床适用性甲状旁腺功能分型

四、术中甲状旁腺保护

1. 甲状旁腺负显影辨认保护技术 甲状旁腺损伤可引起永久性甲状旁腺功能减退症,导致患者出现全身麻木、手足抽搐等严重缺钙症状。保护甲状旁腺的先决条件是术中识别,需师承并接受长期严格的专科训练。临床上有很多术中辅助识别方法,如染色剂着色:术中经甲状腺下动脉穿刺注射亚甲蓝等染色剂使甲状旁腺蓝染,该方法需要精细操作且容易污染术野,现基本弃用;纳米碳或示踪用盐酸米托蒽醌注射液(复他舒)负染:纳米碳混悬液注射入甲状腺后,进入淋巴管网使甲状腺组织及周围淋巴结黑染,甲状旁腺因缺乏淋巴管网不被染色,通过色差负染效应可被识别;盐酸米托蒽醌注射液注射于组织间隙后,局部 pH 发生改变可使其逐渐析出纳米结晶,通过内皮细胞间隙和内皮细胞的吞噬作用进入毛细淋巴管,然后通过淋巴引流作用富集于区域淋巴结,并暂时滞留于淋巴结中,将淋巴结染成蓝色，发挥淋巴结示踪作用。荧光成像：术中将吲哚菁绿等荧光剂注射入外周静脉，经血液循环到甲状旁腺，激发出绿色荧光，可清楚直观定位甲状旁腺。自体荧光成像：甲状旁腺组织在近红外光下表现出增强的自体荧光，识别率可达 90% 以上，无须注射造影剂。

在两侧甲状腺叶选取 1~2 个点，使用 1ml 的皮试用注射器，将 0.1~0.3ml 的纳米碳示踪剂缓慢推注，为了避免使周围组织染色，应采取负压拔除法。随后用纱布按压注射部位 1 分钟以促进纳米碳局部扩散及防止外漏(图 8-5)。

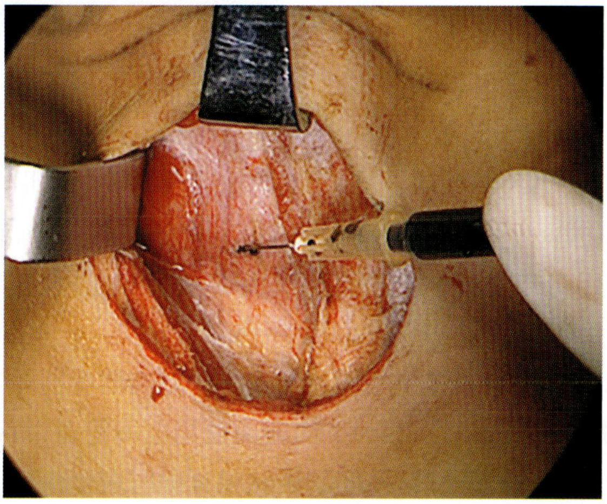

图 8-5　注射纳米碳

2. 甲状旁腺原位保护技术　甲状腺手术中甲状旁腺的保护技术主要有甲状旁腺原位保护技术与甲状旁腺切除加自体移植术。笔者提出甲状旁腺原位保护技术包括以下 3 个方面：甲状旁腺解剖定位及外观识别技术、精确被膜解剖技术、血供保护及精确止血技术。

(1) 甲状旁腺解剖定位及外观识别技术：根据解剖标志环甲间隙、Zuckerkandl 结节(Zuckerkandl tubercle，ZT)、甲状腺下动脉等解剖甲状腺侧叶背面，依据甲状旁腺的颜色、形态、血供等识别甲状旁腺，术中能够原位保留的甲状旁腺数量取决于术中能辨认出的甲状旁腺数量。辨认准确与否取决于术者对甲状旁腺形态学、解剖学的熟悉程度。另外，还应定位寻找并保护位置比较固定的上甲状旁腺。甲状旁腺最常见于甲状腺侧叶背面真假被膜间，一般直径为 3~6mm，浅黄色至棕红色，每一侧各两枚。上甲状旁腺位置多较固定，一般位于环甲间隙至甲状腺上中 1/3 之间，而下甲状旁腺变异较大，除了约 42% 位于甲状腺侧叶中下外，还可位于甲状腺下极至纵隔内、胸腺内，以及其他位置。ZT 系甲状腺外后侧缘最突出部分，一般认为环状软骨水平甲状腺侧后方增厚组织即为 ZT。从胚胎学上来看，甲状旁腺起源于第 4 对鳃囊，甲状腺侧方原基形成后腮体发育成甲状腺侧缘，而第 4 对鳃囊与甲状腺侧方原基后鳃体毗邻，故 ZT 与上甲状旁腺有着固定的解剖关系。上甲状旁腺更多地分布于 ZT 的头侧 5mm 范围内，右侧 SP 多分布于 ZT 头侧 10 点方位，左侧 SP 则主要分布于 ZT 头侧 2 点方位。

(2) 甲状旁腺精确被膜解剖技术：紧贴甲状腺真被膜使用神经剥离器推移甲状旁腺，或采用锐性刀具分离，避免使用电刀等对甲状旁腺及其周围组织直接操作，保存甲状旁腺与假被膜之间的黏附关系；高级能量平台的使用可能损伤甲状旁腺及其血供，故操作时注意尽可能避开甲状旁腺，必要时可用盐水纱布隔离，减少其损伤（图 8-6）。

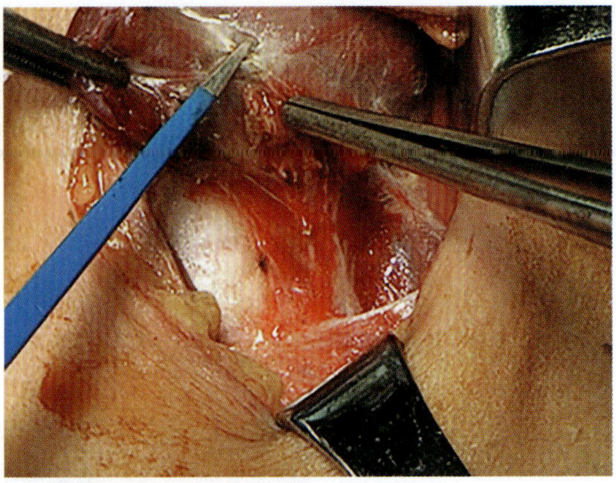

图 8-6 甲状旁腺精确被膜解剖技术

(3) 甲状旁腺血供保护：多数情况下，甲状腺上、下动脉各承担了甲状旁腺约 1/3 的血供，因此，术中应同等重视甲状腺上、下动脉的处理。术中避免集束结扎甲状腺血管，紧贴甲状腺真被膜切断甲状腺分支血管，以最大限度保护甲状旁腺的血供。另外，甲状旁腺的部分血供还来源于甲状旁腺与甲状腺假被膜间的血管蒂，因此在手术分离过程中应轻柔操作，尽量避免损伤甲状旁腺和假被膜之间的黏附关系。在术中还应注意避免甲状旁腺的人为损伤。

对于良性疾病的患者，笔者主张使用剥离子或神经剥离器等器械钝性分离，而对甲状腺癌患者，笔者建议使用超声刀或锐性刀具切除，避免使用电刀等对甲状旁腺有直接损伤作用的器械对甲状旁腺进行直接操作。此外，解剖甲状腺背侧时应操作精细，必要时采用显微器械，尽量减少对甲状旁腺的干扰；尽量避免使用电刀和强力吸引器，以减少甲状旁腺的热损伤和误吸。术中保护甲状旁腺越多，术后发生甲状旁腺功能减退症和低钙血症的风险就越低。应尽量原位保护 3 枚及以上的甲状旁腺，对误切的甲状旁腺术中行甲状旁腺移植术，术后预防性应用钙剂支持治疗，以减少术后低钙血症对患者造成的痛苦。

甲状旁腺精确止血技术：紧贴甲状腺真被膜凝闭或结扎甲状腺上、下动脉的二、三级分支，保护甲状旁腺血供，必要时采用显微技术及双极电凝精确控制甲状旁腺过程中的出血（图 8-7，视频 8-1）。

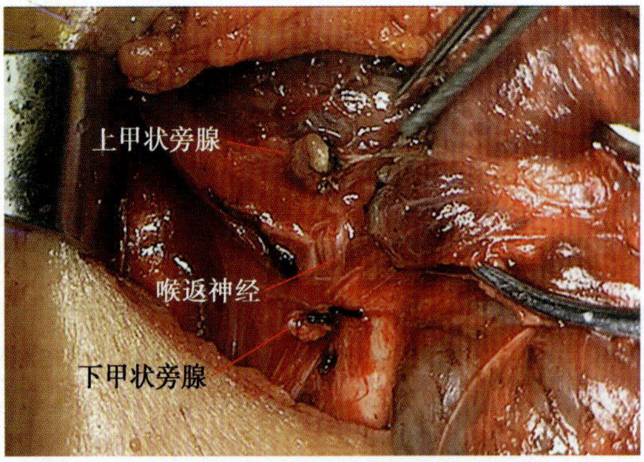

图 8-7 上、下甲状旁腺

视频 8-1
甲状旁腺保护

参考文献

[1] HALSTED W S, EVANS H M.I. The parathyroid glandules. Their blood supply and their preservation in operation upon the thyroid gland[J]. Ann Surg, 1907, 46(4): 489-506.

[2] 中国医师协会外科医师分会甲状腺外科医师委员会. 甲状腺手术中甲状旁腺保护专家共识[J]. 中国实用外科杂志, 2015, 35(7): 731-736.

[3] LI Y, JIAN W H, GUO Z M, et al. A meta-analysis of carbon nanoparticles for identifying lymph nodes and protecting parathyroid glands during surgery[J]. Otolaryngol Head Neck Surg, 2015, 152(6): 1007-1016.

[4] 吴高松, 马小鹏, 刘捷, 等. 甲状旁腺原位保护技术在甲状腺全切除术中的应用[J]. 中华耳鼻咽喉头颈外科杂志, 2010, 45(2): 120-123.

[5] WANG C. The anatomic basis of parathyroid surgery[J]. Ann Surg, 1976, 183(3): 271-275.

[6] YALCIN B, POYRAZOGLU Y, OZAN H. Relationship between the Zuckerkandl's tubercle and entrance point of the inferior laryngeal nerve[J]. Surg Today, 2007, 37(2): 109-113.

[7] SCHNEIDER R, RANDOLPH G, DIONIGI G, et al. Prospective study of vocal fold function after loss of the neuromonitoring signal in thyroid surgery: The International Neural Monitoring Study Group's POLT study[J]. Laryngoscope, 2016, 126(5): 1260-1266.

[8] OHANSSON K, ANDER S, LENNQUIST S, et a1. Human parathyroid blood supply determined by laser-Doppler flowmetry [J]. World J Surg, 1994, 18(3): 417-420; discussion 420-421.

第二节　甲状旁腺自体移植术

甲状旁腺损伤是甲状腺手术主要的并发症之一。暂时的低钙血症可通过补钙后缓解，一旦发生永久性甲状旁腺功能减退症，患者需终生补充钙剂，严重影响患者生活质量。1926年Lahey首次通过甲状旁腺即时自体移植的方式治疗甲状旁腺功能减退症并取得疗效以来，甲状旁腺即时自体移植术成为目前保护甲状旁腺、避免术后永久性甲状旁腺功能减退症的替代方法之一。甲状腺全切除术同时行中央区淋巴结清扫时更易发生甲状旁腺的损伤，甲状旁腺自体移植术是甲状腺术中保护失活甲状旁腺功能的重要补救措施。自体移植避免了排斥反应，操作简便。

一、自体移植适应证

自体移植主要用于：①甲状腺全切除术或次全切除术中甲状旁腺被误切时；②术中甲状旁腺血供受损估计甲状旁腺难以原位保留时；③继发性甲状旁腺功能亢进症的外科治疗；④高复发危险因素的甲状腺癌患者，为降低再次手术甲状旁腺功能低下风险的策略性甲状旁腺自体移植。

二、自体移植时机

从手术时机上，自体移植分为即时自体移植和延时自体移植。即时自体移植是在甲状旁腺全切除术后，选取颜色和形状接近正常，非结节样增生的甲状旁腺进行术中移植。延时自体移植是对切除的甲状旁腺组织进行冷冻保存，待术后发生持续甲状旁腺功能减退时再将其复苏、移植，常用于继发性甲状旁腺功能亢进症患者术后永久性甲状旁腺功能低下的治疗，其弊端是随着冻存时间的延长，甲状旁腺组织活性和功能下降。《慢性肾功能衰竭继发甲状旁腺功能亢进外科临床实践专家共识》推荐甲状旁腺冻存时间<2 年。

三、自体移植部位

甲状旁腺自体移植部位包括胸锁乳突肌、胸肌、斜方肌、三角肌及胫骨前肌等肌肉和前臂、腹壁及胸骨前等皮下组织，以及前臂腕屈肌前筋膜等。在开放手术中常选择胸锁乳突肌作为移植首选部位。皮下移植的最大优势是方便探查，对于继发性甲状旁腺功能亢进症患者进行甲状旁腺皮下移植后可根据甲状旁腺功能来调整。自体移植部位尚未确定，但考虑到便于监测且当移植物复发时可以在局部麻醉下取出，并且患者易于接受，越来越多的术者倾向于将移植部位选择在非瘘侧前臂皮下。

四、自体移植移植量

各研究中移植量差别较大，报道的效果及移植物复发率不尽相同，缺乏统一标准，尚需多中心随机对照研究。综合现有文献报道，建议移植量为 30~100mg。

五、自体移植方法

就移植方法而言，颗粒包埋法、匀浆注射法及带蒂血管甲状旁腺移植是目前甲状旁腺自体移植的主要方法。无论采用何种自体移植方法，移植成功的关键是充分剪（切）碎甲状旁腺组织，使移植物与周围组织之间有更大的接触面积，并将其分散放入（注入）移植部位。

（一）颗粒包埋法

文献建议先除去附着在甲状旁腺上的脂肪组织，然后将甲状旁腺切成<1mm 的颗粒状，分 2~3 处种植于患者分离的胸锁乳突肌的囊袋中，取不可吸收缝线标记缝合，以便以后可能再次手术时的辨认。颗粒包埋法最常选择的肌肉移植部位是胸锁乳突肌，其他肌肉移植部位还包括带状肌、斜方肌、三角肌等。制作囊袋过程中使用组织剪分离，分离过程中避免血肿的形成。血肿将阻碍甲状旁腺颗粒周围的血管生成，同时机体清除吸收血肿时必将殃及甲状旁腺组织，导致移植失败。电刀、超声刀等高能量平台对肌肉组织的灼伤会破坏局部血供的生成。

（二）匀浆注射法

将甲状旁腺组织剪碎（<0.5mm），用生理盐水混匀后近似匀浆吸入注射器内，注射于前臂肌肉内。注射时，须注意注射深度，多点注射，相比于颗粒包埋法，匀浆注射法不易形成血

肿，种植时也很少粘在器械上，因而更加简洁，且提高了种植成活率。根据笔者的经验，取甲状旁腺组织于 4℃生理盐水保存，制成组织混悬液（平均组织大小 2mm×2mm×2mm），与 0.5ml 生理盐水混合；使用 16G 针头于皮下或肌内注射种植，以术后移植侧和非移植侧前臂头静脉血 PTH 对比超过 1.5 倍为成活依据。移植的甲状旁腺在术后第 1 个月内即可恢复分泌功能（图 8-8A）。

甲状旁腺自体移植术是甲状腺术中保护失活甲状旁腺功能的重要补救措施，但自体移植存活率仅 50.8%。近年来，研究发现脂肪干细胞在低氧条件下通过果蝇眼缺失同源物 1（eyes absent homologue 1，EYA1）调节血管生成因子的表达和释放，促进血管生成，进而促进自体移植甲状旁腺的存活；EYA1 不仅能够调节血管生成因子的表达释放，并且在一定程度上参与脂肪干细胞向甲状旁腺样细胞的诱导分化过程，证实脂肪来源干细胞能够诱导分化为类甲状旁腺细胞样细胞。基于此，笔者团队提出带脂肪组织的甲状旁腺自体移植术，机制类似于带土壤的花木移栽，将甲状旁腺自体移植存活率提高至 84.5%（图 8-8B）。

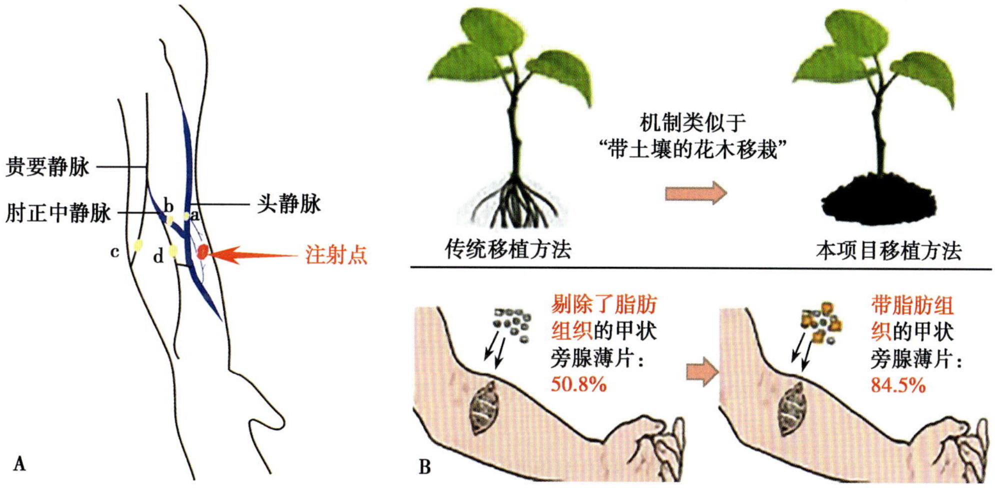

图 8-8　甲状旁腺自体移植

A. 甲状旁腺移植部位；B. 带脂肪组织的甲状旁腺自体移植。
c、d 点是传统部位，a、b 点是自体甲状旁腺移植的新部位，笔者团队研究发现注射部位 a、b 点同传统部位 c、d 点相比更具有优势。

国际上判断前臂移植甲状旁腺存活的标准是：移植一个月后从双臂肘正中静脉采血，自体移植侧前臂与非移植侧前臂的血 PTH 比值>1.5。但因移植部位的不确定性，移植甲状旁腺的存活率及分泌功能易被低估，而个体化甲状旁腺移植位点技术，将甲状旁腺移植在前臂静脉采血点周围，可提高评估移植物存活和分泌功能的敏感度。

（三）带蒂血管甲状旁腺移植

带蒂血管甲状旁腺移植指的是保留甲状旁腺血管蒂，移植时一同包埋于肌肉组织中，见于继发性甲状旁腺功能亢进症时甲状旁腺移植，因此手术时需仔细游离并保护甲状旁腺血管，但由于甲状旁腺血管纤细，操作困难，加之有研究者指出不带血管蒂的甲状旁腺自体移植同样有较好的效果，因此，在临床上少有应用。

六、移植后效果评价

移植后的甲状旁腺在新移植部位长出新生血管往往需要2~4周，一般来说2~3个月可发挥功能，其功能评估主要根据临床症状和生化指标（如PTH、维生素D、Ca^{2+}）水平。对于移植于前臂肱桡肌的甲状旁腺，可通过检测双侧肘正中静脉血PTH水平来评估移植物功能，一般认为移植侧和非移植侧肘正中静脉血PTH比值在1.5~2.0即表示所移植甲状旁腺发挥功能。有研究者指出，术后要常规复查血Ca^{2+}、PTH等指标，以评估甲状旁腺功能恢复情况，术后是否需要补钙及补钙的量需要根据患者的临床表现及血Ca^{2+}水平决定，因此，一般建议复查周期为术后1个月、3个月、6个月和12个月。

参考文献

[1] LAHEY F H. The transplantation of parathyroids in partial thyroidectomy [J]. Surg Gynecol Obstet, 1926, 62 (13): 508-509.

[2] 乔楠，付庆锋，李鸿博，等．继发性甲状旁腺功能亢进外科治疗中甲状旁腺自体移植现状[J]．中国实用外科杂志，2019，39（4）：379-381.

[3] 中国医师协会外科医师分会甲状腺外科医师委员会，中国研究型医院学会甲状腺疾病专业委员会．慢性肾脏病继发甲状旁腺功能亢进外科临床实践中国专家共识（2021版）[J]．中国实用外科杂志，2021，41（8）：841-848.

[4] 李浩，李华玉，李蓬，等．腕屈肌前筋膜超声引导匀浆注射移植术与肌肉内移植术治疗继发性甲状旁腺功能亢进疗效的比较[J]．中华普通外科杂志，2021，36（2）：127-131.

[5] 夏宝莹，木尼热・阿不都外力，刘阳，等．甲状腺手术中甲状旁腺自体移植及体外保存[J/OL]．中国普外基础与临床杂志，2021，28（9）：1227-1231.

[6] CUI Q, KONG D, LI Z, et al. Parathyroid autotransplantation at a novel site for better evaluation of the grafted gland function: study protocol for a prospective, randomized controlled trial [J]. Trials, 2019, 20 (1): 96.

[7] MONSIVAIS J J, CORDTS P R, O'HAIR K C, et al. Vascularized and non vascularized parathyroid gland transfer a comparative study [J]. Microsurgery, 1992, 13 (5): 262-267.

[8] 向俊．甲状旁腺自体移植术发展历程及展望．中国实用外科杂志，2018，38（6）：687-689.

[9] 中国医师协会外科医师分会甲状腺外科医师委员会．甲状腺手术中甲状旁腺保护专家共识[J]．中国实用外科杂志，2015，35（7）：731-736.

第三节　甲状旁腺同种异体移植术

甲状旁腺移植主要用于长期明显低钙血症且药物治疗无效的永久性甲状旁腺功能减退症患者，依照移植物的供体来源可分为自体移植、同种异体移植和异种移植。同种异体移植的组织来源主要是胚胎甲状旁腺（难点在于供体很难获取）及成年人甲状旁腺（难点在于强烈的排斥反应）。同种异体移植术主要的移植方式有：带血管蒂甲状旁腺移植、组织薄片移植及细胞输注移植等。

一、移植物预处理

目前对移植物预处理的常用方法如下：

（1）组织、细胞培养：培养方法包括普通空气环境培养（95% 空气 +5% CO_2）和高氧环境培养（95% O_2+5% CO_2）。部分学者认为高氧环境对血细胞没有氧毒作用，能保存腺体的实质细胞，选择性地杀死移植物中的过客淋巴细胞，使组织存活时间延长。亦有学者报道高氧环境下不能延长移植物存活时间。

（2）^{60}Co 照射及裸鼠过渡：此方法 1990 年由 Sollonger 提出。国内学者陈国锐、刘仁斌等用同种方法进行观察，获得良好效果。此方法的理论依据是：经过裸鼠过渡后，引起排斥反应的过客细胞可能死亡或离开了移植物；同时增殖能力强的细胞（如淋巴细胞、血管内皮细胞等）对 ^{60}Co 辐射有较大敏感性，而相对稳定的细胞群（如 PTC 细胞）对辐射的敏感性较小。

（3）低温冷冻技术：该技术可使移植物长期保存，且可以减少人类白细胞抗原（human leucocyte antigen，HLA）的表达，减弱免疫原性，对于需多次移植的患者实用性更强。液氮冻存技术可使移植物的保存时间达 4 年以上，但对移植组织有较大损伤。

二、移植部位选择

文献有甲状旁腺组织或细胞移植于腹腔、腹股沟区、肝脏、胸腺、肾上腺、脑室、睾丸、子宫内膜及肾脂肪囊等报道。不同部位移植报道的病例不多，因此仍难以区别何处部位为最优。

三、移植方式

目前，移植方法主要有：带血管蒂甲状旁腺移植术、甲状旁腺组织薄片移植、甲状旁腺细胞输注移植或微囊化细胞移植四种。

（一）带血管蒂甲状旁腺移植术

1981 年，陈国锐等率先开展带血管蒂甲状旁腺移植术。切取一侧的甲状腺、甲状旁腺，连同甲状腺上动静脉及锁骨下动静脉，移植于受体的股三角区，将锁骨下动脉与旋股内或外动脉行端端吻合，将锁骨下静脉与大隐静脉行端端吻合，其后移植于腹腔内。该方法的优点是移植的腺体可以获得充足的血液供应，移植物可较快发挥功能。

（二）甲状旁腺组织薄片移植

为常用方法，供体多采用成人甲状旁腺腺瘤组织，甲状旁腺腺瘤组织具有高分泌甲状旁腺素的功能，少量组织即可达到治疗目的，且较易获得。但腺瘤组织必须经病理证实为良性，若病理诊断为癌，则不可应用。具体方法为：取下异体甲状旁腺，放入消毒的冷肝素生理盐水液中进行漂洗，去除甲状旁腺周围的脂肪和非腺体组织，将甲状旁腺切成 1mm×2mm 薄片，在无菌操作下移植于体表肌床内。术后间歇测定血钙值及观察有无低钙血症，监测有无排斥。

（三）甲状旁腺细胞输注移植

甲状旁腺细胞输注移植发展较快，经证实该方法安全、有效，并可多次重复进行。Nawrot 等将甲状旁腺细胞进行 6 周的体外培养和冷冻后，对 85 例患者进行 116 次甲状旁腺细胞输注移植，50% 以上的细胞在移植 2 个月后仍可保持正常的内分泌功能。该移植方法的可行性虽得到临床验证，但仍缺乏长期大样本临床试验，移植细胞能否长期保持活性及内分泌功能尚不明确。

（四）微囊化细胞移植

移植排斥反应是异体移植必然面临的问题。应用免疫抑制剂会造成全身免疫功能抑制，理想方案应该是将移植物保护起来免受排斥反应的攻击而不是全身应用免疫抑制剂。微囊化包被技术通过制备具有组织相容性的选择性半透膜功能的小球囊，将功能组织或细胞包裹于球囊内，从而对移植物起到保护作用。微囊内的组织或细胞可以透过微囊膜与外界进行物质交换，吸收必需的氧和营养物质并排出代谢产物，而大分子的免疫球蛋白等物质不能通过，从而避免囊内移植物受到免疫排斥反应的损伤。目前应用最成熟的微囊制备材料是海藻酸和多聚赖氨酸，具有组织相容性好、小分子物质通透性好等优点。1994 年，Hasse 等的研究表明，海藻酸钠微囊化组 DA 大鼠在第 26 周血清甲状旁腺素仍有较高水平，而无微囊化组 Lewis 大鼠在术后第 2 周后血清甲状旁腺素水平即降为零。1997 年，Hasse 等首次将微囊化细胞移植应用于临床，结果显示在接受移植后，2 例术后永久性甲状旁腺功能减退症患者可维持血钙及血甲状旁腺素正常浓度达 12 周。

微囊化细胞移植的临床应用进一步加强了细胞移植的稳定性，减少了免疫抑制剂的应用，并证实较组织移植具有优势。但仍存在一定的局限性，如：在甲状旁腺细胞的提取及微囊的制备过程中会丢失、损伤部分细胞；微囊材料会对周围组织产生作用而使周围组织发生纤维化，最终发生移植失败。近年来，微囊化细胞移植发展迅速，但在移植物功能与寿命的延长、移植的密度与最大生物效应、移植后微囊和囊内细胞的最终归宿，以及其不良后果等方面还有待进一步研究。

四、移植效果判定

目前判定移植效果的方法主要有：临床症状，体征观察，血钙、血磷、血镁的测定，还有特殊物理和实验室检查。以临床表现来判断效果是比较简单而实用的方法。主要的监测项目有:感觉异常情况,Chvostek 征、Trousseau 征及抽搐情况;实验室检查包括血钙、血磷、血镁及的血 PTH 测定等;根据这些监测项目的变化判断移植效果和成功与否。此外,影像学检查有彩超、CT、MRI、放射性核素及选择性动脉造影等。

【笔者研究】

经过武汉大学中南医院伦理委员会讨论批准招募永久性甲状旁腺功能减退症患者 20 例,供体采用无血液型传染病等符合条件的继发性甲状旁腺手术患者切下的甲状旁腺腺瘤,在双方患者知情同意后行甲状旁腺同种异体移植术(甲状旁腺组织薄片移植)。将腺体切成 1mm×1mm×1mm 组织块,用 0℃生理盐水反复漂洗,然后移植在受体前臂皮下。术后观察,患者需要每天服用泼尼松抑制排斥反应,慢慢停药后出现排斥反应,移植失败,停止招募,提前结束临床试验。

参考文献

[1] SOLLINGER H W, MACK E, COOK K, et al. Allotransplantation of human parathyroid tissue without immunosuppression 1,2 [J].Transplantation, 1983, 36:559~602.

[2] 陈国锐,刘仁斌 . 胎儿甲状旁腺在裸鼠体内培养的研究[J]. 北京实验动物科学, 1992, (04):77.

[3] 刘仁斌,陈国锐 . 经 60 钴照射及裸鼠过渡的胚胎甲状旁腺同种移植四例[J]. 中华器官移植杂志,1998,19(1):42-44.

[4] 王克诚 . 甲状腺外科学[M]. 郑州:河北科学技术出版社,1998:287-288.

[5] 陈国锐,林勇杰,刘奕山,等. 带血管的甲状腺甲状旁腺同种异体移植治疗甲状旁腺缺如症一例成功报告[J]. 中华器官移植杂志,1980,0(1):46-48.

[6] 刘力伟,叶国超,管国华,等 . 11 例同种异体甲状旁腺移植体会[C],浙江省抗癌协会头颈肿瘤外科专业委员会成立大会暨第一届学术会议 .

第四节　原发性甲状旁腺功能亢进症手术

原发性甲状旁腺功能亢进症(primary hyperparathyroidism, PHPT)简称原发甲旁亢,为甲状旁腺原发病变(甲状旁腺腺瘤、增生和癌)引起的甲状旁腺激素分泌过多,增加肾脏对钙的重吸收和对磷的排泄,促进 1,25-二羟维生素 D, [$1,25\text{-}(OH)_2D$]合成,增加骨吸收,导致的一系列临床症候群,包括高钙血症、肾结石、低磷血症、高钙尿症、高磷尿症、高 PTH 症。PHPT 的病变甲状旁腺可分为腺瘤、增生和腺癌三种类型,其中 85% 的 PHPT 由单发腺瘤引起。

一、适应证

PHPT 治疗最有效的方法是甲状旁腺切除术。PHPT 手术指征包括：①出现肾脏、骨骼、胃肠道或神经系统等相关表现，或肌无力、功能障碍、睡眠障碍等不典型症状的患者；②血钙水平高于正常上限 0.25mmol/L（1mg/dl）者；③有无症状性肾结石、肾钙质沉着症、高钙尿症（24 小时尿钙>400mg/dl）或肾功能受损（肾小球滤过率<60ml/min）等任一肾脏受累客观证据者；④有骨质疏松证据（任何部位骨密度降低 2.5 个标准差）和/或出现脆性骨折影像学证据者；⑤年龄<50 岁；⑥难以进行随访观察的 PHPT 患者。

二、术前评估

（一）定性诊断

原发性甲状旁腺功能亢进症患者甲状旁腺分泌过多 PTH，PTH 的靶器官主要是肾脏和骨骼系统。对肾脏的作用：增加肾脏 1，25-二羟维生素 D 的合成，后者作用于肠道，增加肠钙的吸收，进一步导致肾小球滤过的钙增多，尿钙增多；抑制近端和远端肾小管对磷的重吸收，促进尿磷的排泄，使血磷降低。对骨骼系统的作用：主要使破骨细胞活动增强，加速骨基质溶解，将骨钙释放到细胞外液中，导致血钙浓度升高、骨量减少及骨质疏松。

临床上表现为高钙血症、高钙尿症、低磷血症和高磷尿症。因此，除了全身麻醉常规准备外，还需完善 PHPT 相关检查：全段甲状旁腺激素（intact PTH，iPTH）、血钙、血磷、碱性磷酸酶（alkaline phosphatase，ALP）、1，25-二羟维生素 D、尿钙、尿磷等。

（二）定位诊断

甲状旁腺手术成功实施的关键在于术前精确定位。常用的术前定位方法包括超声、锝-99m-甲氧基异丁基异腈（^{99m}Tc-methoxyisobutylisonitrile，^{99m}Tc-MIBI）单光子发射计算机断层成像（singlephoton emission computed tomography，SPECT）、生长抑素受体 PET、颈部与纵隔 CT 及 MRI 等。

超声＋核素扫描，两者均具有较高的敏感性和特异性，被多个相关指南推荐为 PHPT 影像学检查方法。超声引导下甲状旁腺穿刺可获得组织用于病理学检查，同时抽吸液测 PTH 有助于判断病灶是否为甲状旁腺来源，适用于术前检查定位不明确和再次手术的患者。但超声的准确性依赖于操作者的经验，且易受肺内气体和骨性结构的影响，对纵隔较低处及咽后等深部异位病灶的灵敏度不足 50%，极易漏诊。

常用的甲状旁腺显像剂为 ^{99m}Tc 标记的 MIBI。^{99m}Tc-MIBI 双时相显像为功能显像，受解剖位置影响较小，但对活性较低、病灶较小及位置较深的咽后异位病灶及增生性病变结果易呈假阴性，其定位诊断的灵敏度为 26.4%~89%。而 ^{99m}Tc-MIBI SPECT/CT 利用功能显像联合 SPECT 和 CT 断层，提供放射性浓聚灶的形态、密度、位置及与其他组织的毗邻关系，弥补了平面显像的不足，显著提高诊断的灵敏度，SPECT/CT 与 MIBI 的结合可以显著提高病变甲状旁腺的定位准确性。

MRI 在 PHPT 的定位作用中具有无辐射和无须静脉造影的优势，^{18}F-PET/CT 在定位较难的 PHPT 方面具有一定的优势，尤其是对于疑似甲状旁腺癌的患者。动态对比增强四维 CT（four-dimensional computed tomography，4D-CT）可提供更加精细的解剖信息。4D-CT 对于较隐匿的深部病灶，如纵隔、咽后、椎前病灶，以及多腺体增生性异位甲状旁腺功能亢进症的检测有明显优势。主要缺点是过多的辐射暴露有增加肿瘤的潜在风险。此外，生长抑素受体 PET 对于异位甲状旁腺腺瘤的定位诊断具有独特优势。

两种或两种以上检查方法联合应用可提高功能亢进腺体的阳性预测值，如超声与 MIBI、MIBI 与 SPECT/CT、超声与 4D-CT、SPECT/CT 与 MRI 等。建议术前结合不同影像学检查定位 PHPT。

（三）受累靶器官评估

1. 泌尿系统评估　由于尿钙和尿磷排出增加，磷酸钙、草酸钙等钙盐沉积而形成肾结石、肾钙化，易有尿路感染、肾功能损伤，晚期可发展为尿毒症。肾结石和肾钙盐沉积症是有症状 PHPT 患者最常见的临床表现，PHPT 患者应常规进行泌尿系统评估。常用的实验室检查包括 24 小时尿钙、血肌酐、泌尿系统彩超和腹部 X 线片检查，必要时进行泌尿系统 CT 平扫。

2. 骨骼系统评估　高 PTH 通过上调破骨细胞活性导致骨密度降低，同时通过促进成骨细胞活性增加血清碱性磷酸酶，进而引发一系列骨骼病变，包括骨骼畸形、脆性骨折和纤维囊性骨炎（棕色瘤）等。因此，所有 PHPT 患者均应采集骨病病史，同时进行骨密度测定。

3. 消化系统及神经精神系统等评估　高浓度 Ca^{2+} 可刺激促胃液素分泌，胃壁细胞分泌胃酸增加，形成高胃酸性多发性胃十二指肠溃疡；高浓度 Ca^{2+} 还可激活胰腺管内胰蛋白酶原，引起自身消化，导致急性胰腺炎。评估患者有无食欲减退、恶心呕吐、消化不良、便秘和反复性消化道溃疡等病史。对于高钙血症患者出现腹痛、腹泻等消化道症状时需要行肝胆胰脾彩超检查，排除胆囊结石、胰腺炎等并发疾病。神经精神系统的评估主要了解患者有无认知功能障碍、精神异常及记忆力减退等。

三、病例

（一）典型病例 1

患者，男性，60 岁，20 年来反复肾结石就诊，多次行碎石治疗，治疗效果不佳；患者因双侧肾结石，右侧肾积水伴输尿管结石，泌尿外科住院期间发现 PTH 升高一周转入甲状腺外科。骨密度相关检查提示骨质疏松，甲状腺 CT 平扫 + 增强、甲状腺 ^{99m}Tc-MIBI 示右侧叶下部甲状旁腺腺瘤或增生可能性大。术前血钙 3.54mmol/L↑（2.11~2.52mmol/L）；血磷 0.81mmol/L↓（0.85~1.51mmol/L）；PTH 615.00pg/ml↑（14.5~87.5pg/ml）。

甲状旁腺超声：右侧甲状腺下极背侧可见一个大小约 2.7cm×0.7cm 的低回声光团，轮廓尚清晰，内部回声不均匀。考虑甲状旁腺增生性病变（图 8-9A）。

甲状旁腺 ^{99m}Tc-MIBI：甲状腺右叶下极可见放射性分布浓聚影，其大小约 2.3cm×1.4cm，考虑为功能亢进的甲状旁腺组织（图 8-9B）。

原发性甲状旁腺亢进症的诊断分为两个步骤。第一定性诊断；第二定位诊断。根据病

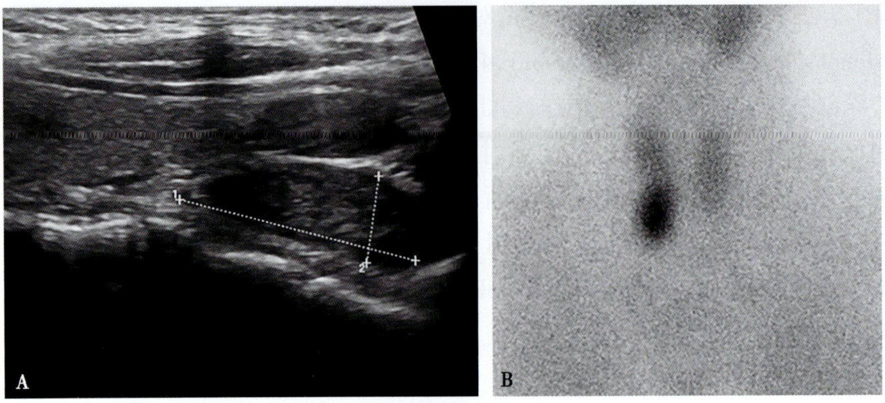

图 8-9 甲状旁腺影像学检查

A. 超声；B. ^{99m}Tc-MIBI。

史、泌尿系统结石等临床表现，以及高钙血症和高甲状旁腺激素血症并存可作出定性诊断。定性诊断明确后，可通过超声、放射性核素、颈部和纵隔 CT 等有关定位检查了解甲状旁腺病变的部位完成定位诊断。目前术前超声和 MIBI 定位一致，遂在全身麻醉下行右侧甲状旁腺切除术。

大体标本：可见灰黄灰褐色组织，表面包膜完整，临床已部分切开，切面灰黄，可见直径 0.5cm 囊腔（图 8-10）。病理检查结果示：右侧甲状旁腺腺瘤。

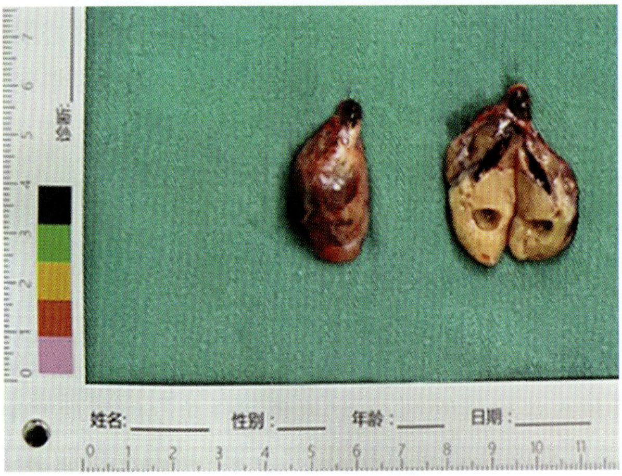

图 8-10 大体标本

（二）非典型病例 2

患者，男性，31 岁，体检发现肾结石及血钙增高，2023-01-28 在外院行超声发现：甲状腺右叶背侧实质性结节；甲状腺双叶囊性结节（TI-RADS 2 类），门诊以“甲状旁腺肿瘤？”收入院。

入院检查：血钙 2.90mmol/L↑（2.11~2.52mmol/L）；血磷 0.64mmol/L↓（0.85~1.51mmol/L）；

PTH 221.00pg/ml↑(14.5~87.5pg/ml)。

甲状腺 CT：甲状腺右叶后下缘可见软组织密度结节，大小约 15mm×12mm×22mm（甲状旁腺增生可能）。

甲状旁腺超声：甲状腺右叶中下部背侧可见一个大小约 2.2cm×1.3cm 的低回声光团（可见血流），甲状腺右叶下极下方可见一个大小约 0.8cm×0.8cm 的稍高回声光团（可见血流）。甲状腺右叶中下部背侧低回声结节（甲状旁腺增生？），甲状腺右叶下极下方稍高回声结节（甲状旁腺？）。

甲状腺 ^{99m}Tc-MIBI：甲状腺右叶下极位置可见一明显的椭圆形放射性浓聚病灶，其大小约 2.3cm×1.5cm。甲状腺右叶背侧软组织结节伴放射性浓聚（考虑为功能亢进的甲状旁腺组织）。

术前讨论：根据甲状腺影像学检查初步认为右侧甲状旁腺增生，但超声显示两处病灶，遂行颈部探查（右侧探查）+ 甲状旁腺腺瘤切除术。

术后病理：（右侧甲状旁腺肿块 1）右侧甲状旁腺腺瘤；（右侧甲状旁腺肿块 2）右侧甲状旁腺腺瘤；（甲状腺右下极肿块切除标本）结节性甲状腺肿（图 8-11）。

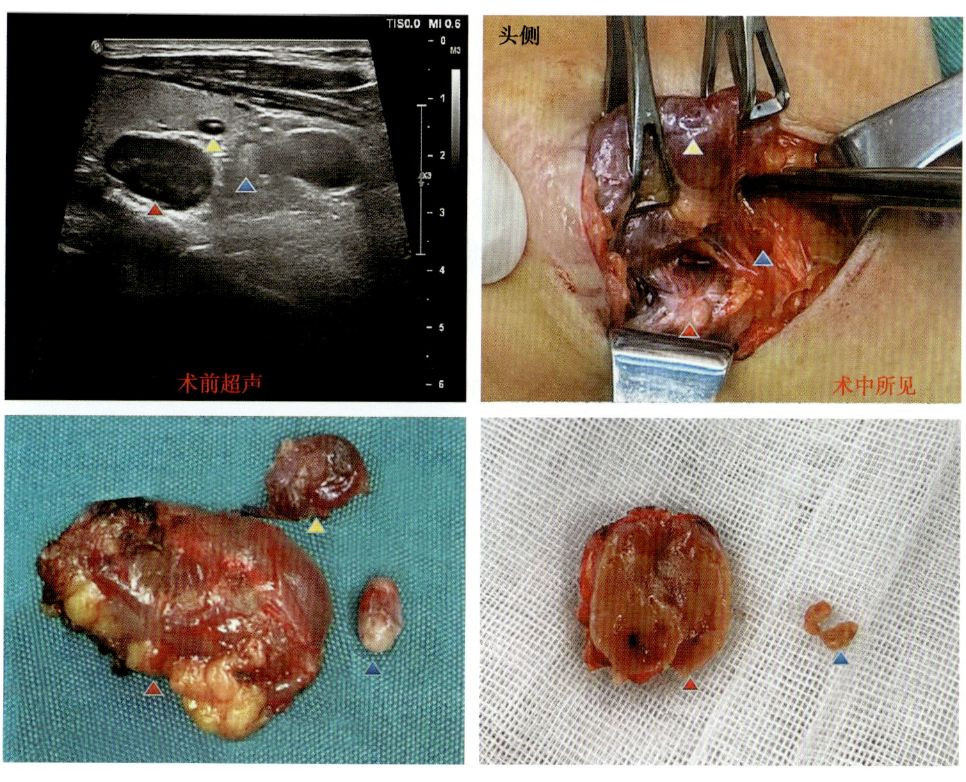

图 8-11　术后病理

红色箭头示右侧甲状旁腺肿块 1；蓝色箭头示右侧甲状旁腺肿块 2；黄色箭头示甲状腺右下极肿块切除标本。

四、手术步骤

以病例 2 为例，手术步骤如下：

1. 参照甲状腺手术行皮肤切开与颈阔肌切开。

2. 分离颈阔肌层下的皮瓣后，经中线切开颈白线，将舌骨下肌群向两侧牵开，暴露甲状腺。

3. 甲状旁腺探查　术前影像学定位怀疑为病变的部位（本例为右侧下极），探查过程中，先确认喉返神经与甲状腺下动脉交叉点。上甲状旁腺通常位于交叉点之上背邻喉返神经，下甲状旁腺通常位于标记点和喉返神经腹侧的下方。确认喉返神经后，在甲状腺下极 2cm 的“热区内”探查。甲状旁腺发生腺瘤或增生改变后，因重量关系，向阻力最小处移动。若在正常位置不能探查到甲状旁腺，则需考虑常见的异位处。上甲状旁腺异位多在甲状腺实质内、咽部及食管后；下甲状旁腺多与甲状腺相接，但偶可稍远离甲状腺而位于气管前脂肪组织内或胸腺内、前纵隔等处。

4. 术中所见　右侧上甲状旁腺因重力作用，位于甲状腺中部，大小约 2.5cm×1cm（影像学显示增生的甲状旁腺），下甲状旁腺触及质地稍硬（超声显示高密度处），大小约 0.8cm×0.6cm，遂行右侧上下甲状旁腺切除术。

5. 手术要点　术中探查寻找病变的甲状旁腺时，既要熟悉甲状旁腺的正常解剖位置，又要知晓可能的变异部位。必须按顺序仔细耐心查找。如果在正常位置或颈部区域找不到病灶，必须探查前纵隔或胸腺。通常分三个解剖区域探查：颈部甲状腺区；胸骨柄后区；上纵隔区（需劈开胸骨探查胸腺）。亦可循上、下甲状旁腺胚胎期发生过程的变异部位寻找。

6. 注意事项　有条件的单位可行术中甲状旁腺快速病理切片检查及术中 PTH 检测。较常采用的采血时间点为：切除病变腺体前（作为基础值），切除病变腺体后 10 分钟、20 分钟及 30 分钟。根据 PTH 测定结果决定是否终止手术或者进一步颈部探查。术中 PTH 诊断标准：即腺体切除 10 分钟后血 PTH 下降值超过切除腺体前最高 PTH 值 50%。

参考文献

[1] 中华医学会骨质疏松和骨矿盐疾病分会，中华医学会内分泌分会代谢性骨病学组．原发性甲状旁腺功能亢进症诊疗指南[J]．中华骨质疏松和骨矿盐疾病杂志，2014，7(3)：187-198.

[2] WILHELM S M，WANG T S，RUAN D T，et al. The American Association of Endocrine Surgeons Guidelines for definitive management of primary hyperparathyroidism [J]. JAMA Surg，2016，151(10)：959-968.

[3] MOHEBATI A，SHAHA A R. Imaging techniques in parathyroid surgery for primary hyperparathyroidism [J]. Am J Otolaryngol，2012，33(4)：457-468.

[4] 中华医学会外科学分会甲状腺及代谢外科学组，中国研究型医院学会甲状旁腺及

骨代谢疾病专业委员会．原发性甲状旁腺功能亢进症围手术期处理中国专家共识(2020版)[J]．中国实用外科杂志，2020，40(6)：634-638.

[5] 郑荆洲，童传明，谭庆丰，等．原发性甲状旁腺功能亢进症定性诊断与手术方式探讨[J]．现代生物医学进展，2014，14(22)：4277-4279，4311.

[6] 杨帆，李平，朱大龙．原发性甲状旁腺功能亢进症诊治中的焦点问题[J]．国际内分泌代谢杂志，2021，41(6)：553-556，561.

[7] 殷德涛，唐艺峰．原发性甲状旁腺功能亢进的手术探查策略[J]．临床外科杂志，2018，26(6)：405-407.

第五节　继发性甲状旁腺功能亢进症手术

继发性甲状旁腺功能亢进症(secondary hyperparathyroidism，SHPT)指由各种原因引起的高磷血症、低钙血症长期刺激甲状旁腺(大多数情况下会累及全部甲状旁腺)，致使甲状旁腺增生肥大，机体过度代偿，甲状旁腺分泌过量的甲状旁腺激素，进而导致的一组临床症候群(图8-12)。SHPT是慢性肾病患者常见的并发症之一，可导致皮肤、骨骼及心脑血管等多系统疾病，约50%的慢性肾衰竭患者死于血管异位钙化引起的心脑血管疾病。外科手术是最有效的治疗方法，但SHPT患者常伴有严重的心脑血管疾病、骨代谢异常、凝血功能障碍及严重的术后低钙血症等，手术风险高，围手术期管理难度大。因此，SHPT外科治疗需要多学科协作(multidisciplinary team，MDT)。

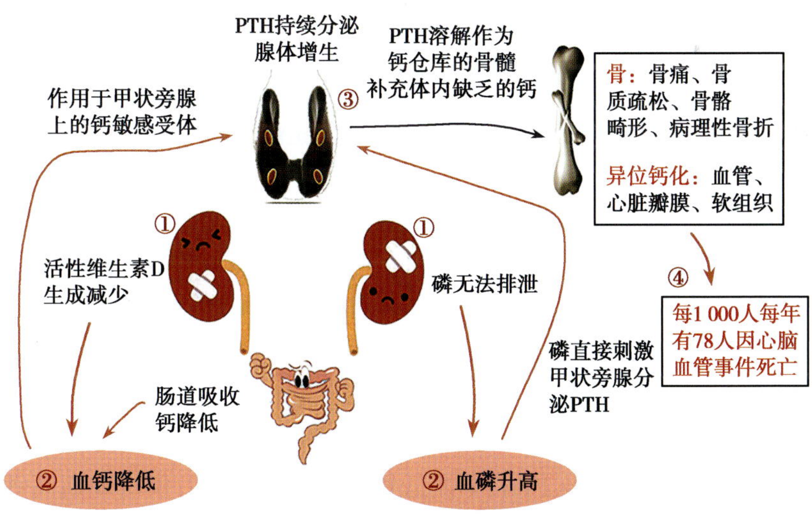

图8-12　继发性甲状旁腺功能亢进症机制图

PTH. 甲状旁腺激素。

甲状旁腺激素(PTH)作用于破骨细胞，促使骨钙释放入血，会对多个系统产生不良影响。骨骼系统：引发骨痛、身高降低、骨骼畸形(如狮面征)、骨质疏松及病理性骨折等问题。循环系统：致使心血管和心肌组织发生异位钙化，进而导致心功能下降，严重时甚至引发心力衰竭。神经及精神系统：表现为周围神经炎、失眠、注意力不集中、抑郁、脑电波异常、认知能力下降及情绪易激惹等。造血系统：出现中重度贫血及凝血功能异常等情况。其他方面：出现异位钙化，如钙化防御、皮肤及软组织肿瘤样钙化、心血管钙化等。患者可有皮肤瘙痒及营养不良等症状。早期最常见的症状是关节痛、皮肤瘙痒、肌无力、失眠，病情发展到晚期，则可能出现严重的骨骼畸形，如狮面征、退缩人综合征等（图 8-13）。

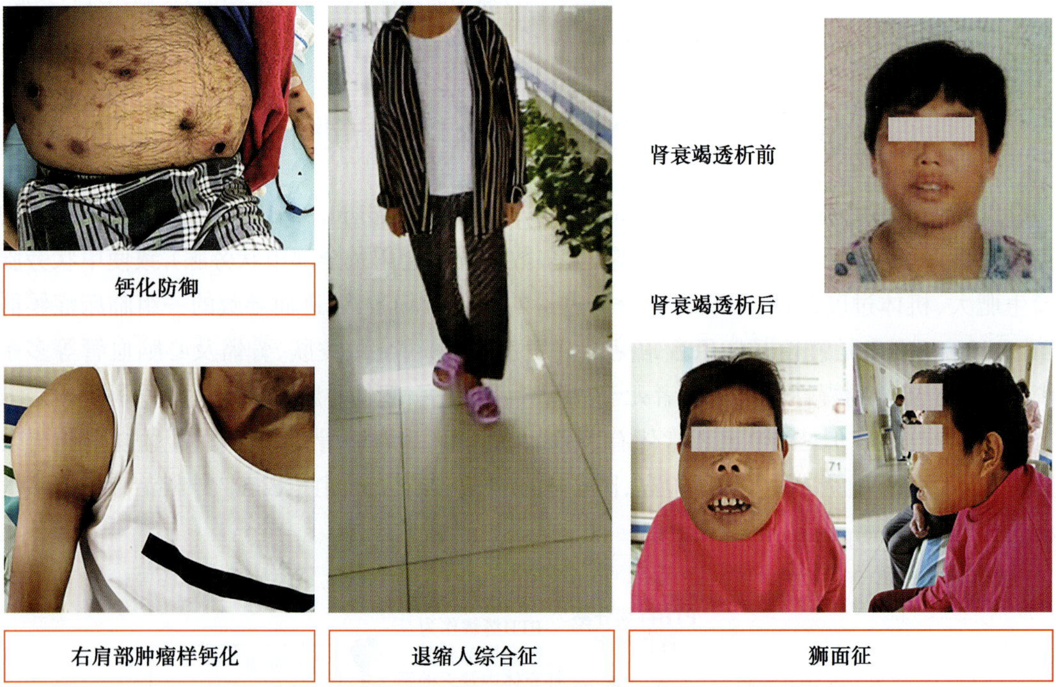

图 8-13 继发性甲状旁腺功能亢进症临床表现

SHPT 的诊断包括定性诊断和定位诊断。

（一）定性诊断

结合患者病史、临床症状及实验室检测 PTH 可作出 SHPT 的定性诊断。

1. 病史　主要由慢性肾功能不全引起，其他因素包括：维生素 D 缺乏、妊娠哺乳期或长期服用影响钙磷代谢的药物等。

2. 实验室检查

（1）血生化检查：血钙、磷及 PTH；早期低钙血症、高磷血症，疾病晚期高钙血症、高磷血症。

（2）骨代谢指标：ALP、骨特异性碱性磷酸酶、骨钙蛋白（osteocalcin，OC）、骨钙素等，其中骨特异性碱性磷酸酶不受血液透析及患者肾功能影响。

（二）定位诊断

1. ^{99m}Tc -MIBI 双时相平面显像与 SPECT/CT 同机断层融合显像　MIBI 平面作为一种功能性显像方法，对甲状旁腺病变的诊断及发现异位甲状旁腺均有极高价值，但易受甲状旁腺体积，合并囊性变、纤维化、出血坏死等病理学及功能状态等影响，有一定的假阴性率和假阳性率。结合 SPECT/CT，可获取精确解剖位置，提高诊断的敏感度及精确度。

2. 高频超声　可通过超声确定病变甲状旁腺的位置、体积、形态、血供及与周围组织的关系等，同时评估甲状腺是否存在恶性病变。超声引导下甲状腺结节或颈部可疑结节细针穿刺细胞学检查联合洗脱液 Tg 或 PTH 检查可用于甄别甲状腺结节和淋巴结性质，定性颈部的异位甲状旁腺或复发移植物，协助制订手术方案。超声检查的局限性主要体现在难以发现体积较小（直径<5mm）及异位至胸骨后或纵隔等部位的甲状旁腺，难以鉴别病理学改变，如甲状旁腺增生还是甲状旁腺腺瘤等。《慢性肾脏病继发甲状旁腺功能亢进外科临床实践中国专家共识（2021 版）》建议将高频超声联合 ^{99m}Tc-MIBI SPECT/CT 核素显像作为初次手术或 SHPT 复发或持续状态再次手术术前定位诊断的首选方法。

3. 其他　MRI 具有良好的软组织分辨率，能显示清晰的解剖结构，且没有电离辐射。甲状旁腺在 T_1 加权像中常表现为等信号或稍低信号，在 T_2 加权像中则表现为高信号或高低混杂回声信号。SPECT/CT、PET/CT 与 PET/MR 兼具功能和解剖学影像的优点，可获取精确解剖位置，提高诊断的敏感度及精确度，对 SHPT 再次手术定位病变甲状旁腺价值更高。

4. 薄层或强化 CT、四维 CT 等　CT 成像速度快，分辨率高，采用薄层扫描结合重建技术可获取甲状旁腺病变的立体影像，显示甲状旁腺与周围组织的解剖关系，有助于术前获取精确定位，但易受周围淋巴结等密度相当组织的影响造成假阴性。

一、适应证与禁忌证

1. 适应证　①临床表现：出现骨痛、骨质疏松、肌痛或皮肤瘙痒等严重影响生活质量的症状；②对钙敏感受体激动剂、维生素 D 及其类似物等药物抵抗，内科治疗无效的高钙血症或高磷血症；③持续性血 PTH>800ng/L；④超声检查提示至少 1 枚甲状旁腺增大且直径>1cm 或最大体积>500mm^3。其中，①、②、④伴持续性血 PTH>600ng/L，或同时具备②、③、④均建议进行手术治疗。

2. 禁忌证　①严重骨骼畸形无法显露颈部术区者；②合并严重心、肺、脑功能障碍，肿瘤等全身性疾病不能耐受麻醉者；③严重凝血功能障碍；④未能控制的严重高血压。

二、SHPT 的术前管理

（一）术前多学科会诊

包括外科、心内科、肾内科、麻醉科、重症医学科、超声科及手术室等多个科室，共同商讨手术的流程及注意事项，制订个体化手术方案。

（二）术前检查

1. 生化检查　血液检验包括凝血功能、血常规、心肌酶谱、心肌肌钙蛋白、甲状腺与甲状旁腺功能，以及血生化检查（如钙、磷、钾等电解质水平）。

2. 术前评估　心脏和腹部超声、胸部 X 线片、心电图及肺功能检查等常规术前检查。

3. 骨代谢标志物及骨密度测定。

4. 胸廓畸形患者需要做肺功能检查。

(三) 心肺功能评估

血液透析的患者多存在左心室肥大，可导致心力衰竭。详细的病史采集与体格检查有助于发现慢性肾脏病患者合并心脏疾病的病因线索与评估严重程度；根据胸部 X 线片、肺功能检查及血气分析等结果，积极控制肺部炎症并调整肺功能状态；术前血压控制在收缩压≤180mmHg（1mmHg=0.133kPa）和舒张压≤90mmHg；根据心肌梗死血清标志物、心电图、心脏彩超检查全面评估心功能状态，积极改善充血性心力衰竭和/或缺血性心脏病；整个围手术期采用限制高钾饮食、优化液体的管理策略，避免透析间期体重增长过多，血容量过大导致心力衰竭。国内外相关指南均指出，血液透析患者术前 24 小时内应行透析治疗，同时评估电解质，并严格控制液体量及给予低钾饮食。

(四) 情绪管理

加强术前宣教，缓解部分 SHPT 患者焦虑、抑郁、易激惹等恐慌情绪。

(五) 夹心饼式透析

对于血液透析患者，选择透析间歇期进行手术，术前 24 小时常规行 4 小时血液透析，透析抗凝改用普通肝素抗凝，手术当天可选择不透析，或进行无肝素透析、枸橼酸盐透析。术前存在高钾血症的患者，建议适当增加透析剂量予以纠正，避免水负荷过多导致心力衰竭，教育患者低钾饮食，以减少术中或术后发生高钾血症的风险。建议术前排空透析液，并进行常规腹膜透析；术后更换为正常钙浓度的腹膜透析液。

三、手术方式

对于 SHPT 的手术方式，目前尚未规范统一，常见术式主要包括甲状旁腺次全切除术（subtotal parathyroidectomy，SPTX），甲状旁腺全切除术（total parathyroidectomy，TPTX），甲状旁腺全切除术 + 甲状旁腺自体移植术（total parathyroidectomy with auto transplantation，TPTX+AT）三种。

(一) 甲状旁腺次全切除术

SPTX 即切除 3.5 枚甲状旁腺，保留少部分相对正常甲状旁腺。SPTX 为 1960 年由 Stanbury 等首次提出，支持行 SPTX 的学者认为，相对于其他术式，SPTX 术后低钙血症的发生率较低，同时也能明显改善患者的临床症状。Sharma 将 150 例接受 SPTX 的 SHPT 患者与非手术患者进行病例对照研究发现，SPTX 能够降低 33% 的心血管疾病死亡风险和 37% 的总死亡风险。但是该术式保留了部分甲状旁腺，术后 3 年复发率高达 17.8%，并且复发后颈部再次手术较为困难。

(二) 甲状旁腺全切除术

TPTX 是指术中不做原位保留或移植甲状旁腺组织，将探查到的所有甲状旁腺均完整切除，不予保留。术后患者症状缓解明显，然而持续性甲状旁腺功能低下、低钙血症及无动力性骨病的发生率高，安全性较低。术后可能导致永久性甲状旁腺功能减退症和无动力性骨病，可能需要长期补充钙剂、骨化三醇，如患者有肾移植意愿，不宜选择 TPTX。

(三) 甲状旁腺全切 + 甲状旁腺自体移植术

TPTX+AT 即切除全部甲状旁腺，术中留取体积最小且非结节状增生的甲状旁腺组织 30~60mg，切成 1mm×1mm×1mm 颗粒种植于患者胸锁乳突肌或非造瘘的前臂肱桡肌。1968 年 Alveryd 在 TPTX 基础上进行了改良，提出了 TPTX+AT，该方法在甲状旁腺全切除术的基础上，选择较为正常的部分甲状旁腺，移植于身体其他部位，理论上既能有效缓解症状，又能避免术后持续甲状旁腺功能减退及低钙血症，且便于复发时再次手术。但术中肉眼难以精确辨别移植腺体是否呈结节状增生，移植物的量也尚无统一标准，并且无法保证移植物存活。

三种方式各有优劣，尽管手术方法不同，但都能有效缓解患者症状，降低血 PTH 水平，尚无明确的循证医学证据证明哪种术式最优。大多数临床专家将 TPTX+AT 作为手术治疗 SHPT 的首选方法。

随着腔镜技术的发展，出现了腔镜甲状旁腺切除术(endoscopic Para thyroidectomy，EPTX)。EPTX 远期疗效与开放手术相当，且操作安全，具有术后疼痛轻、恢复快的优势，同时更为美观，缺点在于目前腔镜无法处理胸骨后异位甲状旁腺。对于影像学可见甲状旁腺增生，不能耐受手术或者不愿接受手术治疗患者，还可考虑甲状旁腺消融术。

【笔者研究】

笔者团队对继发性甲状旁腺功能亢进症手术方式相关文献进行 meta 分析显示，甲状旁腺次全切除术与甲状旁腺全切除术联合甲状旁腺自体移植术在效果上差异无统计学意义。目前，是否在甲状旁腺次全切除术(SPTX)基础上联合甲状旁腺自体移植术仍存在争议，尚未达成统一意见。考虑到术后补钙剂量与患者的依从性，应寻找一种更适合中国国情的手术方式决策。笔者团队在现有手术方式基础上进行了改良，提出了甲状旁腺次全切除术 + 自体移植术(subtotal parathyroidectomy with auto transplantation，SPTX+AT)方案，并探讨 SPTX+AT 治疗 SHPT 的安全性及有效性。发现 SPTX+AT 治疗 SHPT 疗效确切，具有可行性；术后低钙血症发生率较低，复发后再次手术相对简单，手术安全性较好，相较于现有术式有一定优势。通过原位保留少量甲状旁腺，降低低钙血症的发生率，同时，出现移植物复发后，可将移植物切除(移植物放置在锁骨下 2 横指皮下组织内)，解决术后复发再次手术困难的问题。既往研究中，SPTX 和 TPTX+AT 保留和移植的甲状旁腺多为 30~200mg，本研究将重量换算为更方便测量的体积，采取保留 30mm^3，移植 60mm^3 的方案。54 例患者均手术顺利，骨痛、皮肤瘙痒等自觉症状术后较前好转，PTH、血钙、血磷水平均有所下降，手术有效率达 94.4%。所有患者未出现严重术后并发症，仅 8 例(14.8%)患者术后血钙低于正常，且其中 2 例术前存在低钙血症。复发 4 例，复发率 7.4%，通过局部麻醉手术切除移植物均得以缓解(图 8-14)。

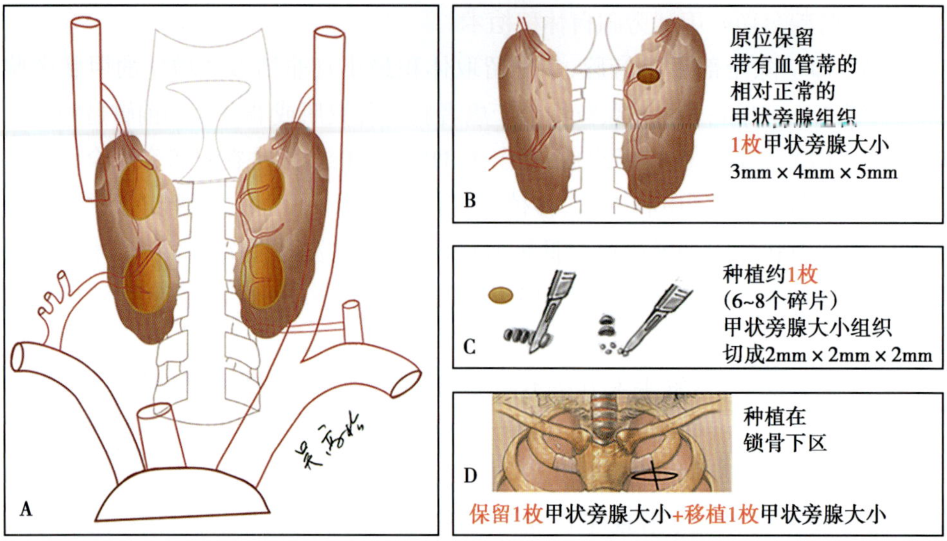

图 8-14 甲状旁腺次全切除术 + 自体移植术

A. 甲状旁腺体;B. 原位保留正常大小;C. 切碎种植;D. 种植位置。

四、手术步骤

1. 麻醉与体位 常规甲状腺手术体位,SHPT 患者由于肾功能不全或长期接受透析治疗,多合并多系统病变,如凝血机制障碍、低蛋白血症、肾性贫血、高血压等,手术麻醉风险大,术中应加强监护。由于术中输液量过多会加重心脏负荷,有诱发心力衰竭的风险,应加强输液管理,严密监测生命体征。

2. 手术探查 常规探查 4 枚甲状旁腺,若术中探查少于 4 枚甲状旁腺,或术中甲状旁腺激素检测结果提示有残留甲状旁腺,除探查甲状旁腺的正常解剖位置外,还需探查有无异位甲状旁腺。应注意气管后方、胸腺、食管周围、颈动脉鞘、甲状腺腺体内及前纵隔等异位好发部位。据文献报道,胸腺是最常见的甲状旁腺异位位置,胸腺内异位甲状旁腺发生率为 14.8%~45.3%,如术中未探查到或未切除所有甲状旁腺时可以选择切除胸腺。切除甲状旁腺时要确保甲状旁腺被膜完整,必要时可同时切除部分周围纤维脂肪组织,以防止术区种植。术中切除甲状旁腺后常规送快速冷冻切片病理学检查,确定切除组织是否为甲状旁腺,以及是否合并肿瘤。手术结束后生理盐水冲洗创面,防止术区种植。

3. 异位甲状旁腺的处理 异位甲状旁腺的处理建议由 MDT 团队分析 ^{99m}Tc-MIBI、SPECT/CT 显像及超声检查定位结果,结合患者的个体情况选择合理的手术方式。异位的上甲状旁腺如术前定位准确,通常可经颈部手术切口切除。上纵隔是下甲状旁腺最常见的异位位置,部分位置靠下的胸腺内甲状旁腺无法经颈部手术切口完成者,可以选择联合胸外科经剑突下入路在腔镜行全胸腺切除。

4. 术中辅助手段 目前术中识别甲状旁腺主要依赖术者的经验,根据甲状旁腺的解剖位置、颜色、质地,有无包膜、血管等结合术前影像学结果进行判断,但有时难以与肿大淋巴结、胸腺及脂肪组织区分。术中快速冷冻切片病理学检查在临床中也较为常用,但耗时长、费用高,且存在组织结果无法判断仍需等待常规病理检查的可能。同时切除组织后会失去原位保留的机会,进行病理检测后也无法再用于自体移植。术中核素扫描定位 γ-探测仪,虽然临床实际应用中对寻找异位及复发甲状旁腺应用价值高,但因涉及放射危害和防护问题已较少使用。目前常采用甲状旁腺显影技术,包括纳米碳负显影、盐酸米托蒽醌、亚甲蓝显影以及近红外荧光成像等技术。

(1) 纳米碳负显像:纳米碳具有安全、使用方便等特点,在甲状腺内注射可清晰区分甲状腺和甲状旁腺,目前在甲状腺切除术中用于识别和保护甲状旁腺。可术前行超声引导下或术中在甲状腺腺体内注射 0.1ml 纳米碳,用于区分甲状旁腺、淋巴结或甲状腺结节。此外,纳米碳还可用于再次手术或可疑甲状旁腺术前定位标记。

(2) 术中甲状旁腺激素(intraoperative parathyroid hormore assay,IOPTH):IOPTH 是甲状旁腺手术中的一种功能性诊断方法,可协助判断有无残留甲状旁腺并预测手术是否成功。目前临床上普遍使用的是第二代免疫测定技术检测 PTH,但第二代免疫测定技术检测 PTH 受 7~84 PTH 为主的片段 PTH 影响,因此,IOPTH 判定 SHPT 手术成功及预后的标准尚存争议。

在人体内,PTH 由甲状旁腺特异性分泌,且分子量小,半衰期短,在体内呈断崖式分布,因此可以通过检测组织内的 PTH 含量来区分甲状旁腺与非甲状旁腺组织。1986 年临床上使用氨基酸 PTH 放射免疫法测定甲状旁腺激素,但结果不够精确,时间花费较长,常超过 24 小时。之后出现放射免疫定量法,但该种方法使用 ^{125}I 作为标记物,存在放射性,对人体有一定危害。发展到现在,通过免疫层析测定法,PTH 与抗体结合形成免疫复合物,形成检测线,仅需 10 分钟,无放射性危害,敏感度高,使用便携小型 PTH 检测仪就能够实现,可在手术室内应用,满足了术中 PTH 快速检测的需求。2000 年,Perrier 等将该项技术用于术中甲状旁腺识别并证实其安全有效,特异度和敏感度极高。在这之后,国内外也有一些研究报道了其可行性,并初步讨论了对于甲状腺手术的意义。

笔者中心采取甲状旁腺次全切除术 + 自体移植术的手术方案,术中以 1ml 注射器对可疑甲状旁腺组织反复穿刺抽吸 3~5 次,取 1ml 生理盐水反复冲洗抽吸后的注射器,冲洗次数为 3~5 次。将 PTH 检测试剂测试卡取出,标记样本编号,按照仪器屏幕箭头提示方向插入分析仪内,10 分钟左右即显示结果(图 8-15)。PTH 检测结果以 65pg/ml 为标准,≥65pg/ml 判断为阳性,<65pg/ml 判断为阴性。然后原位保留体积较小、形态较为正常的部分甲状旁腺组织,并取部分组织切碎后植入胸壁皮下,其余术中切除组织均送常规病理学检测。本研究纳入的 54 例患者均顺利完成手术,所有患者术后均未出现低钙血症、声音嘶哑等严重并发症,误诊率为 0,漏诊率为 0.5%,准确率为 99.6%,进一步证实了术中细针穿刺组织洗脱液测定 PTH 识别甲状旁腺组织可行,识别率高,快捷方便。分析本研究中出现假阴性结果的原因,可能是由于术中穿刺抽吸的对象实为甲状旁腺周围脂肪组织,并未真正穿刺到甲状旁腺组织。FNAC 洗脱液 PTH 测定快速、简单、准确、高效,有助于术者识别甲状旁腺组织,具有较高临床意义,其准确率与术中快速冷冻切片病理学检查相当,但费用更低,更为便捷,且检

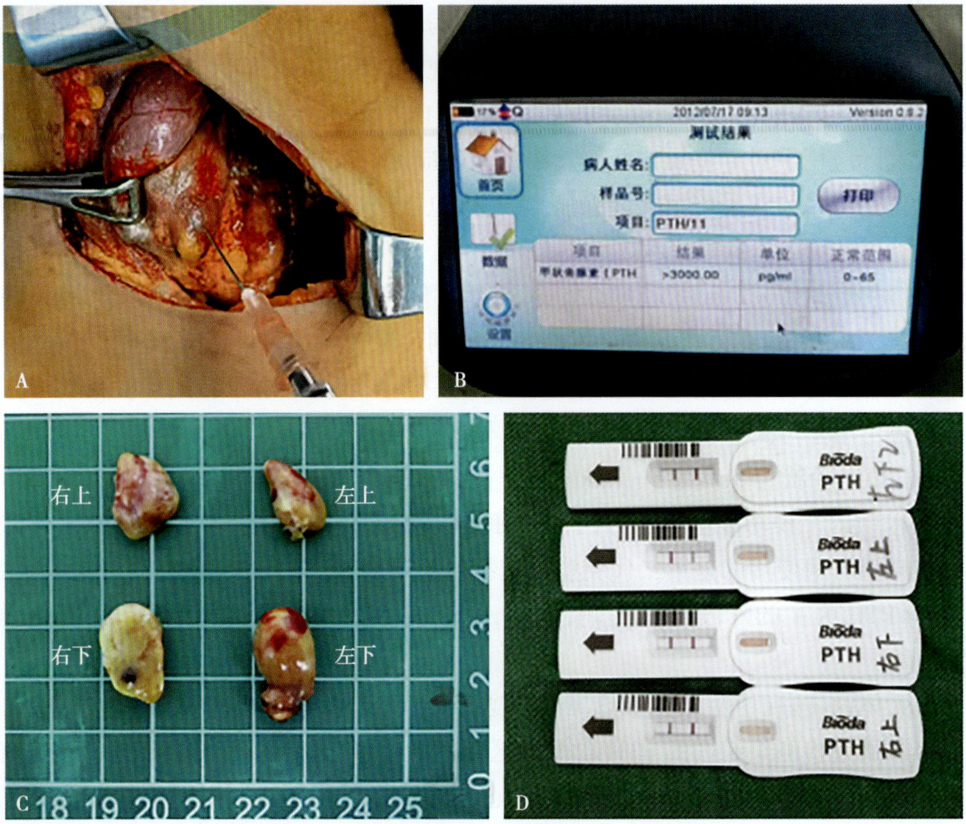

图 8-15 术中穿刺甲状旁腺激素快速检测

A. 对可疑甲状旁腺组织穿刺抽吸;B. 分析仪检测;C. 术中切除甲状旁腺;D. 检测结果。

测后的组织尚可用于自体移植,有助于确保甲状旁腺切除术中保留或自体移植的甲状旁腺组织具有内分泌功能,能够进一步保证甲状旁腺切除术效果,有一定的应用价值。

五、SHPT 的术后管理

术中穿刺测定每一枚甲状旁腺的 PTH,决定个体化手术方案,详细记录(图 8-16)。

1. 补充钙剂 + 活性维生素 D　维持血清总钙水平在 1.8~2.2mmol/L。当血钙< 1.8mmol/L,且患者出现手足麻木抽搐症状时,3 次/d 静脉注射,连续使用 3 天,逐渐过渡到口服,骨化三醇,2 次/d,每次 0.25μg;合理高钙饮食:增加食用奶、奶酪、海鲜、豆类、坚果、芝麻糊和肉类等。

2. 术后低磷血症　术后维持血磷≥1mmol/L。当血磷<1mmol/L 时,给予高蛋白、高磷饮食;若血磷持续低于 0.8mmol/L,不利于骨重建并会出现骨痛,可补充磷酸盐制剂,直至血磷>0.8mmol/L。

3. 术后 PTH 监测　术后 PTH 水平维持在正常值上限的 2~9 倍均可,最理想的范围是 150~300pg/ml。术后 6 个月内,PTH>600pg/ml 为持续性甲状旁腺亢进,患者可能存在 4 枚以上甲状旁腺;6 个月后 PTH>800pg/ml 为复发性甲状旁腺亢进,需将移植物取出,若 PTH 持

武汉大学中南医院甲乳外科
继发性甲状旁腺功能亢进症患者信息表

编号		手术时间	
姓名		年龄	
联系方式		透析龄	
患者来源			
甲状旁腺消融（时间地点部位）		肾移植时间	
临床表现（诱因、持续时间、特点）			
主诉（骨痛皮痒失眠、口干手僵便秘）:			
骨骼系统		神经及精神系统	
骨痛（部位/分级）		失眠	
		周围神经炎（手僵/手麻）	
骨骼畸形（身高变矮、狮面征、驼背等）		易激惹	
骨折		抑郁	
循环系统		其他	
胸闷心慌		皮痒（部位/评分）	
呼吸困难		皮肤及软组织肿瘤样钙化	
消化系统		口干	
便秘		中重度贫血	
恶心呕吐		麻木抽搐	
实验室检查			
血生化检查	数值（检查时间）	骨代谢指标	数值
PTH		ALP	
Ca			
P			

影像学检查（旁腺位置及大小）				
	左上	左下	右上	右下
^{99m}Tc-MIBI				
超声				
心脏彩超（报告结果）				
手术指征（以下任一　√）				
持续性 PTH>800ng/L				
内科治疗无效的血清钙>4mmol/L 或血清磷>1.94mmol/L				
严重临床症状影响生活质量				
手术禁忌证：(1) 严重骨骼畸形和骨质疏松；(2) 合并严重心、肺、脑功能障碍等全身性疾病；(3) 严重凝血功能障碍。				
手术术中数据				
术中旁腺（cm）	左上	左下	右上	右下
长				
宽				
高				
穿刺测 PTH 值				
保留否				
体积 mm^3				
保留旁腺大小				
移植旁腺大小				
术中特殊情况（是否有异位旁腺、是否有多于或少于 4 枚旁腺）				

图 8-16　术中患者信息

续升高可以对保留的部分甲状旁腺进行消融，也可应用骨化三醇进行冲击治疗。

4. 无动力性骨病　术后出现难以缓解的不明原因骨痛、低磷血症、高钙血症，可能与甲状旁腺亢进术后持续性低 PTH 有关，处理如下：①降低钙负荷：减少或停用所有含钙药物；②外源性补充人工 1-34PTH（特立帕肽）；③可以尝试使用依降钙素（严格监测血钙水平），促进钙磷沉积，间接刺激 PTH 分泌；④随访：为这部分患者提供个体化全程全方位全天候终身管理，及时发现并处理顽固性低钙血症，术区、移植物和/或异位复发。

六、病例

患者，男性，51 岁，慢性肾衰竭透析 10 年，下肢变形 3 年，大腿酸胀 1 个月，皮肤瘙痒 10 年，身高缩短约 10cm，偶有恶心呕吐，右肩部可触及一钙沉积包块；2017 年 12 月曾于外院行甲状旁腺消融，具体不详；2019 年 7 月 17 日心脏彩超示：射血分数 29.9%；双下肢股动脉粥样硬化斑块形成，PTH 2 755pg/ml，血钙 2.23mmol/L，血磷 2.29mmol/L，ALP 529U/L。术前 MDT 会诊，2018 年 8 月 8 日肝素透析；2019 年 8 月 9 日行甲状旁腺手术；术中探查 4 枚甲状旁腺，保留右侧上甲状旁腺，移植部分左下甲状旁腺（图 8-17、图 8-18）。

术中甲状旁腺	左上	左下	右上	右下
长	22.100	11.500	3.120	5.300
宽	9.700	10.800	2.400	4.800
高	10.800	8.200	4.500	5.300
保留否			是	
体积 /mm^3	2 315.196	1 018.440	33.696	134.832
保留旁腺大小		右上全部		
移植旁腺大小 /mm		左上	3×4×5	
穿刺 PTH	183.690	141.740	445.480	125.820

图 8-17 术中甲状旁腺保留及移植情况

PTH. 甲状旁腺激素。

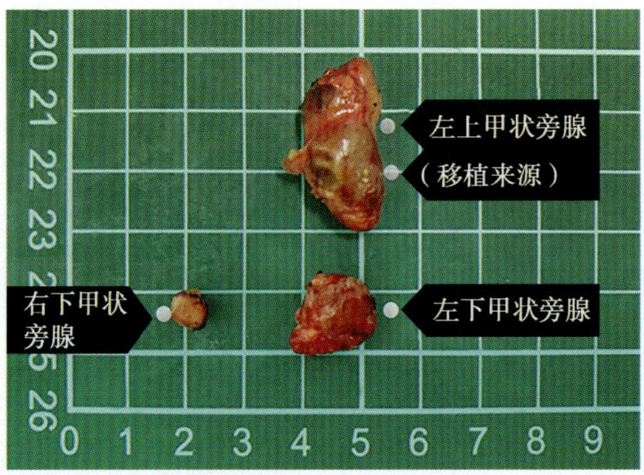

图 8-18 术中标本

术后骨痛明显缓解、皮肤瘙痒及失眠好转，手部僵硬及乏力部分缓解，无口干便秘；术后第 1 天 PTH 降为 84.8pg/ml，血钙 1.61mmol/L↓，血磷 2.05mmol/L↑。静脉补 5% 葡萄糖酸钙：每次 2g，3 次/d。口服补钙：碳酸钙 D3 片，3 次/d，每次 1.2g；骨化三醇，2 次/d，每次 0.25μg。

术后口服补钙 2 个月至今，血钙维持正常（低剂量钙片）（表 8-2）。

表 8-2 术后恢复情况

时间	甲状旁腺激素/pg/ml	血钙/mmol/L	血磷/mmol/L	碱性磷酸酶/(U/L)
术前	2 755	2.23	2.29	529
术后即刻		2.29	2.05	605
术后 1 天	84.8	1.61	2.05	605
术后 3 天	110	1.66	1.41	
术后 5 天		1.38	1.28	
术后 8 天	100.94	1.14	1.56	786
术后 14 天		1.56	1.4	842
术后 2 个月	104.81	2.05	0.56	
术后 4 个月	89.6	1.94	0.81	

参考文献

[1] 武晴文,李静,李荣山,等．影响血液透析患者长期生存率的相关因素分析[J]. 中国血液净化,2019,18(8):543-546.

[2] 国家肾脏疾病临床医学研究中心．中国慢性肾脏病矿物质和骨异常诊治指南概要[J]. 肾脏病与透析肾移植杂志,2019,28(1):52-57.

[3] 中国医师协会外科医师分会甲状腺外科医师委员会,中国研究型医院学会甲状腺疾病专业委员会．慢性肾脏病继发甲状旁腺功能亢进外科临床实践中国专家共识(2021版)[J]. 中国实用外科杂志,2021,41(8):841-848.

[4] STANBURY S W,LUMB G A,Nicholson W F. Elective subtotal parathyroidectomy for renal hyperparathyroidism [J]. Lancet,1960,275(7128):793-798.

[5] SHARMA J,RAGGI P,KUTNER N,et al. Improved long-term survival of dialysis patients after near-total parathyroidectomy [J]. J Am Coll Surg,2012,214(4):400-407.

[6] 徐栋,费梦嘉,王家东．继发性甲状旁腺功能亢进行甲状旁腺切除并前臂移植方法的对比分析[J]. 临床耳鼻咽喉头颈外科杂志,2020,34(5):428-432.

[7] OGG C S. Total parathyroidectomy in treatment of secondary(renal) hyperparathyroidism[J]. Br Med J,1967,4(5575):331.

[8] ALVERYD A. Parathyroid glands in thyroid surgery. I. Anatomy of parathyroid glands. Ⅱ. Postoperative hypoparathyroidism--identification and autotransplantation of parathyroid glands [J]. Acta Chir Scand,1968,389:1-120.

[9] 葛益飞,任海滨,刘佳,等．甲状旁腺全切除加前臂移植术治疗尿毒症继发性甲状旁腺功能亢进症[J]. 中华肾脏病杂志,2013,29(1):16-20.

[10] YUAN Q,LIAO Y,ZHOU R,et al. Subtotal parathyroidectomy versus total parathyroidectomy with autotransplantation for secondary hyperparathyroidism:an updated systematic review and meta-analysis [J]. Langenbecks Arch Surg,2019,404(6):669-679.

[11] 王红鹰,黄骏文,邹强,等．甲状旁腺全切除加前臂自体移植术治疗肾性继发性甲状旁腺功能亢进的长期疗效[J]. 外科理论与实践,2018,23(6):523-527 .

[12] CLARK O H,GOODING G A,LJUNG B M. Locating a parathyroid adenoma by ultrasonography and aspiration biopsy cytology [J]. West J Med,1981,135(2):154-158.

[13] 宋青竹,魏玉龙．慢性肾功能不全患者甲状旁腺素测定的临床意义[J]. 河北联合大学学报(医学版),2014,16(1):70.

[14] 孟迅吾,刘书勤,周学瀛．氨基端PTH放射免疫法测定正常人、甲状旁腺机能减退、原发性和继发性甲状旁腺机能亢进者血甲状旁腺激素的浓度[J]. 中华内分泌代谢杂志,1986,25(2):68.

[15] PERRIER N D,ITUARTE P,KIKUCHI S,et al. Intraoperative parathyroid aspiration and parathyroid hormone assay as an alternative to frozen section for tissue identification [J]. World J Surg,2000,24(11):1319-1322.

[16] 吕远,杜峻峰,王旭,等．甲状腺手术中细针穿刺免疫层析法快速检测甲状旁腺组织的应用研究[J]. 中华普外科手术学杂志(电子版),2019,13(1):44-47.

[17] 黄海燕,李浩,林少建,等．甲状腺术中应用抽吸组织测定甲状旁腺激素的临床意义[J]. 中华耳鼻咽喉头颈外科杂志,2013,48(11):934-938.

[18] 廖亦秦，袁芊芊，郑乐葳，等．甲状旁腺近全切加自体移植治疗肾源性甲状旁腺功能亢进初步疗效研究[J]．临床外科杂志，2021，29(8)：757-760.
[19] 袁芊芊，吴高松，田文．2022 年《美国内分泌外科医师学会继发性和三发性甲状旁腺功能亢进症外科治疗指南》解读[J]．中国实用外科杂志，2022，42(12)．1367-1371.

第六节 甲状旁腺危象

甲状旁腺危象是由于甲状旁腺功能亢进引起的一种急性代谢性紊乱性疾病。甲状旁腺功能亢进，过度分泌甲状旁腺激素，导致血钙水平升高，引起一系列代谢性紊乱，包括脱水、电解质紊乱、肾脏功能受损、神经系统症状等。甲状旁腺危象的临床表现包括恶心呕吐、腹泻、多尿、脱水、心律失常、高血压、精神状态改变等，严重的甚至会导致昏迷和死亡，需要及时诊断和治疗。

一、临床表现

1. 消化系统 食欲减退，恶心呕吐最常见。胃肠蠕动缓慢、高钙刺激可促进胃液素分泌，导致胃酸增多，可伴有胰岛胃泌素瘤，出现顽固性消化道溃疡，钙盐沉着致胰管阻塞，表现为慢性胰腺炎反复发作。

2. 泌尿系统 高钙产生溶质性利尿，患者口渴、多饮、多尿明显。长期高尿钙可致尿路结石，可有肾绞痛、血尿、尿路感染。反复发作及肾实质钙沉积可致肾功能不全，进而发展为尿毒症。脱水、氮质血症常见。

3. 神经系统 神志改变，淡漠，精神错乱，幻觉，嗜睡，昏迷。

4. 心血管系统 高血钙增强心肌收缩，影响传导，可有心动过速或过缓，传导阻滞等，心电图示 Q-T 间期缩短。

5. 其他 钙盐沉积引发的组织器官损害。钙可沉积于肾实质、角膜、软骨、胸膜、心肌、肺、关节和皮肤等处，并出现相应症状。如骨关节疼痛(伴明显压痛)、骨质疏松、骨畸形、多发性病理性骨折、肌萎缩、肌张力低、腱反射亢进。

二、实验室检查

1. 血钙>3.75mmol/L，血磷低，但当肾衰竭时血磷升高。
2. 尿钙 24 小时常超过 250mg，尿磷排泄增多。
3. 血碱性磷酸酶可增高。
4. 高血钙致肾功能损伤，可见尿素氮升高、低钾血症。
5. 血 PTH 升高。
6. 血气分析示低钾低氯性碱中毒。
7. 心电图：血钙增高致心肌迷走神经兴奋性增高，Q-T 间期缩短。

三、治疗

1. 输液利尿

(1) 静脉输注足量生理盐水，既可补充血容量，又能抑制钙吸收，使尿钙排出增加。一般每2~4小时静脉滴注1L生理盐水，注意监测心、肾功能。同时监测血电解质水平，及时补钾。必要时测定血气分析，随时纠正电解质紊乱。

(2) 充分补液后，可给予呋塞米以进一步利尿排钙，噻嗪类利尿剂可增加肾小管对钙的重吸收，忌用噻嗪类利尿剂。必要时行腹膜透析或血液透析，可迅速降低血钙水平。

2. 补液利尿后，若血钙仍高可应用降血钙制剂

(1) 降钙素：主要作用于骨和肾，对骨的作用是直接抑制骨盐溶解，抑制原始细胞转变为破骨细胞，同时加速破骨细胞向成骨细胞转化，使溶解过程减弱。可在数分钟内通过破骨细胞受体降低骨钙和羟磷灰石的释放。①鲑鱼降钙素，50~100IU/d，肌内注射；②鳗鱼降钙素，10IU/d，肌内注射。

(2) 糖皮质激素：抑制肠钙吸收，降低血钙，对50%患者有效。氢化可的松静脉滴注400mg/d。泼尼松(prednisone)40~80mg/d，口服。

3. 减少骨钙吸收　帕米膦酸二钠(Pamidronate Disodium)是一种新型焦磷酸盐类似物，作为破骨细胞介导骨质吸收抑制剂，是第二代双膦酸盐。用于治疗高钙血症时应同时注意补充生理盐水，使每天尿量大于2L。双膦酸盐可以通过胎盘屏障，妊娠期患者禁用。

【笔者研究】

甲状旁腺功能亢进是高钙危象最常见的原因，血钙高于3.5mmol/L时未及时治疗可发生致命性心律失常甚至心搏骤停。Gasparri等认为在原发病灶未切除的情况下，通过内科治疗缓解病情十分困难，手术治疗可打断病理性连锁反应，建议在48小时内行急诊手术干预。Yu等也认为在诊断明确后，内科降钙治疗无效时，需要48小时内行急诊手术治疗。因此，PHPT伴高钙危象尽早行手术治疗是有必要的。吴一丹等回顾14例经过非手术及手术降钙治疗的PHPT伴高钙危象患者，发现与非手术治疗相比，手术治疗的降钙幅度(1.4±0.7mmol/L vs.0.4±0.6mmol/L)更显著，且效果更优(t=2.893，P=0.013)。但由于长期高血钙对心肌的抑制，患者常伴左心功能不全，急诊手术易发生心律失常或心搏骤停而死亡，此时需要非手术治疗将血钙水平维持在相对安全的范围内，保持生命体征平稳，为安全实施甲状旁腺切除术提供条件。

笔者团队发现微波消融序贯甲状旁腺腺瘤切除术是治疗原发性甲状旁腺功能亢进症伴高钙危象的一种新型安全有效的方法。对于原发性甲状旁腺功能亢进症伴高钙危象且存在急诊手术禁忌证的患者，采用微波消融灭活甲状旁腺腺瘤，可显著降低血钙和甲状旁腺激素水平，为限期手术创造条件，序贯手术治疗可显著改善症状和降低甲状旁腺激素水平。对内科治疗不能显著降钙及改善临床症状的原发性甲状旁腺

功能亢进症伴高钙危象的患者，可在局部麻醉下进行消融治疗，以灭活甲状旁腺肿瘤，改善甲状旁腺高钙危象引起的症状，纠正内环境紊乱，为手术治疗创造条件及提供最佳时机，微波消融序贯手术治疗原发性甲状旁腺功能亢进症伴高钙危象是一种安全有效的可选择的治疗方式。

参考文献

[1] 魏莹，于明安，王淑荣，等．原发性甲状旁腺功能亢进热消融治疗专家共识（2021版）[J]．中日友好医院学报，2021，35(5)：259-264.

[2] 王辰，帅学军，朱宇清．帕米磷酸二钠在治疗原发性甲状旁腺功能亢进合并高钙危象中的作用[J]．中华急诊医学杂志，2014，23(3)：325-329.

[3] GASPARRI G，CAMANDONA M，MULLINERIS B，et al. Acute hyperparathyroidism：our experience with 36 cases[J]. Ann Ital Chir，2004，75(3)：321-324.

[4] YU H，LOU S，CHOU Y，et al. Hyperparathyroid crisis：the timing of surgery[J]. Asian J Surg，2011，34(4)：147-152.

[5] PENG C Z，CHAI H H，ZHANG Z X，et al. Radiofrequency ablation for primary hyperparathyroidism and risk factors for postablative eucalcemic parathyroid hormone elevation [J]. Int J Hyperthermia，2022，39(1)：490-496.

第九章

甲状腺热消融术

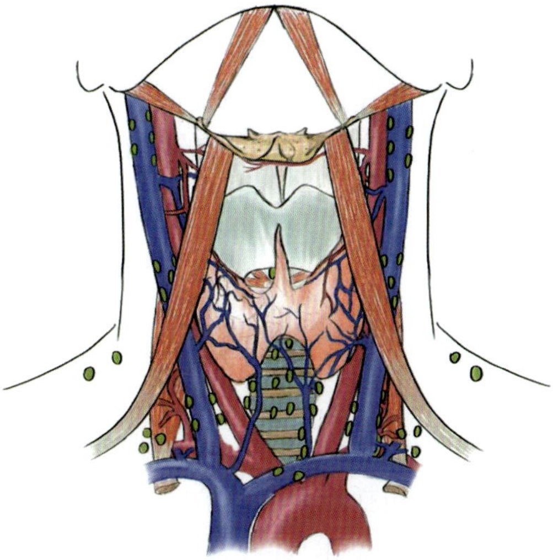

甲状腺分泌的甲状腺素是人体重要的代谢调节激素，能够调节机体的生长发育和新陈代谢。同时，它对心血管系统、消化系统、神经系统，以及电解质的代谢具有一定的调节作用。在切除甲状腺后，可使用人工合成药物来替代其功能。然而，甲状腺作为一个复杂的内分泌腺，不仅分泌甲状腺素，还分泌降钙素等其他激素。此外，寒冷等环境因素也可以影响下丘脑-垂体-甲状腺轴，从而调节甲状腺素的分泌。关于药物是否能够完全替代甲状腺分泌的所有激素，以及是否能够适应环境因素的改变并动态调节甲状腺素的分泌，仍是一个需要深入研究的课题。因此，甲状腺不能简单地一切了之，应在治疗疾病的同时，最大程度保留甲状腺本身的功能。症状型良性甲状腺结节的手术范围存在争议，手术范围的选择应满足解除症状、减少复发、保留功能的目的。甲状腺热消融术是一种治疗甲状腺结节或甲状腺肿瘤的方法，相比于完全切除甲状腺，消融可以在一定程度上保留甲状腺的功能。

2012年，韩国甲状腺放射学会发布了相关共识，强调对于不适合手术且放射性碘治疗效果欠佳的复发性甲状腺癌患者，热消融可作为一种替代治疗方法。后来，美国甲状腺协会也在其指南中纳入了这一观点。2017年，韩国甲状腺放射学会对2012年《关于RFA治疗甲状腺良性结节和复发性甲状腺癌的专家共识和建议》进行了更新，扩大了消融的适应证范围，包括对于拒绝或不能接受手术的甲状腺微小乳头状癌(papillary thyroid microcarcinoma，PTMC)和晚期甲状腺癌患者的姑息性治疗。2021年6月，ETA/欧洲心血管介入放射学会发布《甲状腺癌微创治疗的临床实践指南》，强调微创治疗甲状腺癌的时代已经来临。自2015年以来，我国各学会陆续发布了多份关于良性甲状腺结节、微小癌和颈部转移淋巴结热消融治疗的专家共识和操作指南。在严格遵循医学伦理和诊疗原则的基础上，国内学者开展了一系列探索性的临床研究，为循证医学提供了一定的依据。2013年《甲状腺结节和分化型甲状腺癌诊治指南》推荐对于进行性增大、有压迫症状、影响外观或思想顾虑过重影响正常生活，且不愿意接受手术的良性甲状腺结节患者，消融治疗是一种可选择的治疗方法。

甲状腺热消融术主要适用于良性甲状腺结节，对于微小乳头状癌，长期疗效还需要多中心大样本前瞻性研究进一步探索。应理性对待热消融术，既不能视之为洪水猛兽，一概排斥，也不能盲目扩大适应证。“少即是多”，在保障患者生存及不增加复发风险的前提下，要合理减少干预及降低干预程度，保证患者最大获益。遵循功能保护性甲状腺外科理念，治疗甲状腺疾病的同时，尽可能保留甲状腺自身功能，保障甲状腺周围组织器官的功能完整，降低术后并发症，提高患者生存质量。

一、分类与原理

甲状腺热消融术是借助影像技术引导对部分甲状腺结节开展的微创治疗，是一种局部热疗方式，通过在靶组织内短暂地升高温度(通常为50~80℃)来实现肿瘤灭活，其产生的热能导致结节发生凝固性坏死，凝固的坏死组织细胞被水解酶溶解液化，再由淋巴细胞和血管吸收，表现为消融区域逐渐减小，甚至完全消失。主要包括射频消融术(radiofrequency ablation，RFA)、微波消融术(microwave ablation，MWA)、激光消融术(laser ablation，LA)和高强度聚集超声(high intensity focused ultrasound，HIFU)，与RFA和LA相比，HIFU疗效较差，费用较高，仅考虑将其用于不适合或拒绝其他消融术或参与相关临床研究的患者。1990年意大利学者 Rossi 和 Me Gahan 等最先将 RFA 运用于动物肝脏组织；2000 年意大利学者 Pacella 等首次尝试将 LA 应用于甲状腺结节；2001 年美国学者 Dupuy 等行超声引导下 RFA 治疗 8 例复发的甲状腺癌；2006 年韩国学者 Kim 等将 RFA 用于良性甲状腺结节疾病的治疗，发现 RFA 可有效减小甲状腺结节（特别是囊实性结节）的体积，改善局部症状，在良性甲状腺结节的治疗中安全有效。Kim 等开启了 RFA 治疗良性甲状腺结节的先河，此后国内外多家临床中心将 RFA 作为良性结节的一种治疗方式；近些年，超声引导下经皮热消融术逐渐应用于良性甲状腺结节的治疗，并成为良性甲状腺结节非手术治疗的一种选择。

（一）射频消融术

在超声引导下将消融电极植入病灶内，并施以频率<30MHz 的高频交变电流，激发组织内离子极速振荡摩擦生热，当温度达到 60℃以上时组织细胞发生不可逆性坏死，坏死组织被机体自主吸收，从而达到原位灭活病灶的目的。RFA 可作为手术治疗的替代方案，用于有症状的良性甲状腺结节治疗，其安全性和有效性已通过许多随机对照试验及荟萃分析得到证实，因此已广泛应用于临床。

RFA 也可用于复发的甲状腺恶性肿瘤。Dupuy 等于 2001 年首次将 RFA 用于分化型甲状腺癌颈部复发灶的治疗，随访 10.3 个月未发现治疗部位再次复发，初步肯定了 RFA 治疗分化型甲状腺癌术后局部复发灶的有效性及安全性。RFA 主要用于经规范手术治疗后出现的、不适合再手术的复发灶，是手术治疗的一个补充，其在清除病灶，以及降低 Tg 水平、消融治疗后转移率及复发率方面，与手术治疗相似。RFA 用于分化型甲状腺癌的初始治疗，目前稍有争议。争议点：①PTMC 只代表肿瘤最大直径≤1.0cm，并不代表是早期癌。部分 PTMC 患者诊断时即出现气管、RLN 侵犯，颈部中央区及侧方淋巴转移甚至远处转移。以局部结节消融为目的的 RFA 治疗难以确保原发灶清除的彻底性。对于颈部转移淋巴结，摘草莓式的消融势必会导致转移淋巴结的残留。②甲状腺癌乳头状癌具有多灶性特点，增加了病灶残留的可能。甲状腺解剖位置复杂，与周围重要器官组织（如迷走神经、交感神经、颈内静脉、颈总动脉等）关系密切，制约消融安全边缘的建立，如原发灶邻近甲状腺被膜、RLN、气管等周围组织器官，RFA 既不能将癌组织尽可能地完全清除，也不能保证 RLN、气管等周围组织的安全。③RFA 术后造成的组织水肿、粘连及纤维化，涉及喉返神经、甲状旁腺、气管、食管、动静脉等邻近组织，明显增加再手术的难度。热消融后的改变与肿瘤浸润的表现极其相似，术中较难区分，将严重影响手术安全性及彻底性。

目前，RFA 不被推荐作为分化型甲状腺癌的初始治疗，只有当患者病情较重无法手术和身体条件无法耐受手术时，才作为可选方案。甲状腺结节无论良恶性，凡具有手术指征，均应将手术作为首选治疗方案。

（二）微波消融术

基本原理与射频消融术相似，即利用水分子在高频电磁场（频率主要为 915MHz 或 2 450MHz）下激烈振动产生的高温效应致使靶组织内细胞凝固性坏死。因微波消融是使组织直接加热，与射频消融相比，受血液灌注冷却影响小，组织受破坏范围更广且均匀。

MWA 在良性甲状腺结节的治疗上同样也得到临床广泛证实和认可。尤其对于体积较大(≥3cm)的实性或实性为主的混合性良性结节,采用移动消融法进行微波消融治疗可能成为一种趋势。MWA 通过灭活局部组织,模拟外科手术近全切除甲状腺的原理。通过科学合理地毁损大部分腺体,减少甲状腺素的合成和分泌,理论上也能治愈甲状腺功能亢进。临床上,MWA 对部分甲状腺功能亢进患者具有一定的有效性。虽然在治疗原发性甲状腺功能亢进具有潜在的优势,但目前国内外相关研究尚处于初步探索阶段,缺乏规范的操作流程和循证医学证据,需要进一步扩大样本量并延长随访时间来验证。

(三) 激光消融术

LA 是将辐射到目标组织的光能转化为组织分子动能振动摩擦,通过高温使局部组织蛋白质发生凝固性坏死、炭化、气化甚至蒸发的技术。根据病灶大小和形状设计插入光纤的路径及数目,通过反复抽回、改变方向进行多次照射以将目标病变完全消融。与上述两种消融治疗相比,LA 在良性甲状腺结节治疗上引进较晚,临床应用不多,可能与消融效率低、成本高、结节缩小不明显等因素有关。而 2020 欧洲甲状腺学会《影像引导下良性甲状腺结节热消融治疗临床实践指南》推荐 LA 和 RFA 作为良性结节一线治疗方式。MWA 是患者不适合或拒绝接受其他热消融术时的二线治疗方式,或可被用于临床研究。

二、适应证与禁忌证

(一) 良性甲状腺结节

1. 适应证 需同时满足 1~3 条并满足第 4 条之一者。

(1) 超声提示良性,FNAC 细胞病理学 Bethesda 报告系统提示为Ⅱ类,或术前组织病理学检查证实为良性结节;

(2) 患者无儿童期放疗史;

(3) 患者充分知情情况下要求微创介入治疗,或拒绝外科手术及临床观察;

(4) 同时需满足以下条件之一:①自主功能性结节引起甲状腺功能亢进症状者;②存在与结节明显相关的自觉症状(如异物感、颈部不适或疼痛等)或影响美观,要求治疗者;③术后残余复发结节,或结节体积明显增大者。

2. 禁忌证 符合下列任意一条即排除。

(1) 巨大胸骨后甲状腺肿或大部分甲状腺结节位于胸骨后方(对无法耐受手术及麻醉者,可考虑分次消融或姑息性治疗);

(2) 对侧声带功能障碍;

(3) 严重凝血功能障碍;

(4) 重要脏器功能不全。

(二) 甲状腺微小乳头状癌

没有足够的循证医学证据证明热消融对原发性甲状腺微小乳头状癌治疗的有效性,故不推荐将热消融治疗作为甲状腺微小乳头状癌治疗的常规手段。当患者不适合或者拒绝进行手术及积极监测时,可考虑行热消融治疗。对符合以下条件的患者,在严格遵循医学伦理，尤其是患者充分知情的情况下，不反对开展前瞻性的临床探索性研究（研究性项目需通过伦理审查）。2018 年，中国抗癌协会甲状腺癌专业委员会发布了《甲状腺良性结节、微小癌及颈部转移淋巴结热消融治疗专家共识》，明确提出热消融治疗甲状腺微小乳头状癌的适应证和禁忌证。

ETA/欧洲心血管介入放射学会《甲状腺癌微创治疗的临床实践指南》及 2021 年《射频消融及相关超声引导下消融技术治疗良恶性甲状腺疾病：国际多学科共识》亦支持采用 LA、RFA 及 MWA 治疗低危 PTMC。鉴于证据不足与技术受限，目前不推荐 HIFU 治疗 PTMC。

1. 适应证　需同时满足以下 8 条。

(1) 非病理学高危亚型；

(2) 建议选择肿瘤直径≤5mm（对肿瘤四周均未紧贴包膜者可放宽至直径≤1cm），且结节距离内侧后包膜>2mm；

(3) 无甲状腺被膜受侵且无周围组织侵犯；

(4) 癌灶不位于峡部；

(5) 无甲状腺癌家族史；

(6) 无青少年或童年时期颈部放射暴露史；

(7) 无淋巴结或远处转移证据；

(8) 经医护人员充分告知后，仍拒绝外科手术，也拒绝密切随访者。

2. 禁忌证　符合下列任意一条即排除。

(1) 颈部或远处发现转移；

(2) 癌灶短期内进行性增大（6 个月内增大超过 3mm）；

(3) 病理学高危亚型（高细胞亚型、柱状细胞亚型、弥漫硬化型、实体 / 岛状型、嗜酸细胞亚型）；

(4) 对侧声带功能障碍；

(5) 严重凝血功能障碍；

(6) 重要脏器功能不全。

（三）颈部转移淋巴结

1. 适应证　颈部转移淋巴结需同时满足以下条件：

(1) 根治性治疗后，颈部淋巴结再次复发转移者；

(2) 影像学提示转移性，FNAC 证实转移淋巴结者；

(3) 经评估，存在手术困难且自身条件不能耐受外科手术或主观意愿拒绝外科手术治疗者；

(4) 转移淋巴结 ^{131}I 治疗无效或主观意愿拒绝 ^{131}I 治疗者；

(5) 转移淋巴结能够与大血管、重要神经分离且有足够安全的操作空间者。

2. 禁忌证　符合下列任意一条即排除：

(1) 病灶位于Ⅵ区的转移淋巴结，其病灶对侧声带功能不正常；

(2) 严重凝血功能障碍；

(3) 重要脏器功能不全。

(四) 原发性甲状腺功能亢进

热消融治疗甲状腺功能亢进主要指格雷夫斯病、TMNG、TA 这三种疾病。目前原发性甲状腺功能亢进热消融治疗的常用器械主要有三种：微波、射频和激光。微波消融治疗的特点主要是灭活靶组织快且范围大、消融时间短、易于达到近全甲状腺消融的目的。射频消融同样体积靶组织所需要的时间会长于微波消融，激光消融时间则更长。《原发性甲状腺功能亢进症热消融治疗专家共识及操作规范(2022 年版)》推荐微波消融，尤其适合腺体较大甲状腺功能亢进的消融手术。射频消融可以用于腺体较小的甲状腺功能亢进或传统甲状腺切除术后甲状腺功能亢进复发病例的消融手术，而激光消融治疗甲状腺功能亢进主要针对甲状腺功能亢进手术后残留腺体不多的复发病例及特殊部位(如喉返神经旁的残留腺体或高功能腺瘤)的消融治疗，可能更有优势。

1. 格雷夫斯病热消融术适应证与禁忌证

(1) 适应证

1) 经内科规范治疗效果不佳及复发者；

2) 对 ATD 产生严重不良反应或过敏者；

3) 不宜行 ^{131}I 治疗或 ^{131}I 治疗效果不佳或复发者；

4) 不接受传统外科手术切除甲状腺功能亢进腺体者；

5) 患者希望行消融手术治疗缩短疗程，迅速改善甲状腺功能亢进症状，包括轻、中、重度的患者；

6) 中到重度活动性格雷夫斯眼病；

7) 妊娠中期。

(2) 禁忌证

1) 全身情况差，如伴有严重心、肝、肾等器质性病变，或合并有恶性疾病终末期等消耗性疾病；

2) 妊娠早、晚期；

3) 胸骨后甲状腺或甲状腺腺体大部分在胸骨后方(相对禁忌，分次治疗可考虑)；

4) 电子纤维喉镜检查有一侧声带功能不全；

5) 严重凝血功能障碍；

6) 合并恶性突眼，术后有可能加重的患者；

7) 青少年患者；

8) 有明显的气管受压，需要紧急解除压迫症状的甲状腺功能亢进患者。

2. TMNG 或 TA 热消融术适应证和禁忌证　TMNG 及 TA 均为热消融术治疗的适应证，选择热消融术前需权衡的因素与格雷夫斯病的手术治疗禁忌证类似。

(五) 原发性甲状旁腺功能亢进症

1. 适应证

(1) 有症状的 PHPT 患者；

(2) 无症状的 PHPT 患者合并以下任一情况：血 PTH 高于正常值；高钙血症，血钙高于正常上限 0.25mmol/L；骨骼及肾脏受累者（肌酐清除率低于 60ml/min；任何部位骨密度值低于峰值骨量 2.5 个标准差和/或出现脆性骨折）；患者不能/不愿意接受常规随访或药物治疗效果欠佳；

(3) 核素和超声均可见 PHPT 病灶，或核素未显示但超声及超声造影显示典型 PHPT 病灶影像学特征；

(4) 术前有明确病理诊断，或无病理诊断但有典型良性 PHPT 病灶影像学特征；

(5) 超声评估有安全进针入路。

2. 禁忌证

(1) 精神异常或意识障碍未得到有效纠正，不能配合治疗者；

(2) 严重凝血功能障碍或口服抗凝药未达停药时间者；

(3) 严重心肺功能不全无法平卧配合手术者；

(4) 有明显恶性征象：病灶直径>3cm，生长速度快，回声不均匀，形态不规则，被膜不光滑，边缘浸润，周围异常肿大淋巴结等。恶性影像学特征为相对禁忌证。

（六）继发性甲状旁腺功能亢进症

1. 适应证

(1) 慢性肾功能不全合并 SHPT；

(2) 药物抵抗或顽固性高钙血症/高磷血症；

(3) 经充分透析或药物治疗后，血清 iPTH>500pg/ml；或血清 iPTH<500pg/ml 合并高钙血症/高磷血症，有典型临床症状；

(4) 超声示至少 1 枚 SHPT 病灶，最大径>0.6cm；

(5) 核素扫描早期和延迟期浓聚，或核素扫描阴性但有典型超声影像学特征；

(6) 术前有明确病理诊断，或无病理诊断但有典型良性 SHPT 病灶影像学特征；

(7) 超声评估有安全进针入路。

2. 禁忌证

(1) 精神异常或意识障碍未得到有效纠正，不能配合治疗者；

(2) 严重凝血功能障碍或口服抗凝药未达停药时间者；

(3) 严重心肺功能不全无法平卧配合手术者；

(4) 有明显恶性征象。

甲状腺结节无论良恶性，凡具有手术指征，均应将手术作为首选治疗方案，目前，关于消融术与手术两种治疗方式的疗效对比尚无循证医学证据，无客观、有效的评价体系，因此，临床中应严格把握消融术的应用指征，重视结节性质，遵循合理选择、规范应用的原则，使甲状腺疾病诊疗更加规范化。不推荐将热消融术作为甲状腺功能亢进治疗的初始治疗手段。对符合条件的患者，严格遵循医学伦理，尤其是患者充分知情的情况下，不反对开展前瞻性临床探索性研究，但研究性项目需通过伦理审查并符合行业规范。

笔者在临床实践中发现有部分原发性或继发性甲状旁腺功能亢进症患者无法或不愿行

传统的外科手术(如存在严重的心肺功能障碍、无法耐受全身麻醉及曾反复行颈部手术等),为控制病情,超声引导下经皮甲状旁腺热消融术成为患者的另一个选择。笔者建议理性评价甲状腺热消融术,下列情况可采用消融:①影响生活质量、外观或导致心理压力较大的良性甲状腺结节;②MDT评估有手术禁忌证(手术无法切除/不能耐受手术或麻醉)的甲状腺癌;③复发性肿瘤,手术难度大,^{131}I治疗无效;④纯囊性结节应用无水乙醇消融术;⑤可手术或可随访观察的甲状腺微小乳头状癌不主张热消融治疗;⑥高功能腺瘤不主张热消融治疗。

三、操作方法

(一) 术前准备

1. 影像学检查 超声或超声造影等。以详细了解甲状腺结节的位置、形态、大小,内部、周边血供情况,以及结节与周边结构的关系,确定最佳进针部位和途径;可在消融前、消融中、消融后分别进行病灶的影像学检查,推荐以超声造影检查作为消融手术即刻、消融术后观察及疗效随访的主要评价指标。

2. 心电图检查 对于合并心肺疾病者,检查超声心动图、24小时动态心电图及肺功能。

3. 血液化验 血常规、凝血功能、甲状腺功能、血钙等。

4. 穿刺活检 术前在超声引导下穿刺活检获取病灶标本以获得明确病理诊断,或在术中微波消融治疗前行穿刺活检。

5. 签署手术知情同意书 遵循知情同意原则,治疗前向患者或家属说明病情并介绍热消融术的意义,治疗过程中和治疗后可能发生的并发症及其应对措施。

(二) 操作技巧

1. 液体隔离技术 甲状腺周围液体隔离带的位置通常在甲状腺的前间隙、后间隙、外侧间隙、内侧间隙,可根据结节的不同位置,视情况进行必要的隔离。为减轻TA术中疼痛,术前在超声引导下向皮肤、颈前肌群和甲状腺前包膜注射2%利多卡因溶液进行局部麻醉。位于甲状腺被膜、气管和/或颈动脉附近的结节,需要局部注入盐水或5%葡萄糖溶液形成至少5mm的液体屏障,以将目标区域与附近的关键结构隔离,防止损伤颈部重要结构。对于甲状腺功能亢进患者,每侧局部麻醉药用量应限制在20ml以内。通常不隔离甲状腺后包膜间隙,避免因甲状腺与周围粗大血管粘连导致强行隔离撕裂出血。

2. 根据结节大小、位置、风险的不同还可采用少量残留、分次消融等方法。为了增强消融的有效性、避免消融穿刺过程中发生出血等情况,对于血供丰富的结节可采用血供阻断法,即阻断血供后再进行结节的消融。

3.《甲状腺良性结节、微小癌及颈部转移性淋巴结热消融治疗专家共识(2018版)》推荐采用峡部入路(减少对周围关键结构的意外热损伤)和移动消融技术(遵循先深后浅、由远及近的原则,逐点、逐层消融,最终覆盖整个结节),对良性大体积病灶使用移动消融技术,对小体积病灶或恶性病灶使用固定消融技术。

4. 热消融(射频、微波、激光)输出功率一般需要由小至大逐步调节,具体范围及启停时间需根据具体热消融形式、病灶大小、病灶周围毗邻、设备厂家推荐值等情况酌情控制。对于甲状腺功能亢进患者，MWA 适合于大多数甲状腺功能亢进患者。

5. 当实时超声显示病灶完全被热消融产生的强回声所覆盖，停止热消融；有条件的可在消融后行超声造影评估热消融情况，以判断是否消融完全。

四、甲状腺热消融术并发症

1. 穿刺损伤　穿刺活检及消融进针过程中导致的血管、气管或食管损伤等。

2. 颈部灼热感及疼痛　是常见并发症，有时会放射至头、牙、双肩，一般于术中出现，可能与消融突破甲状腺后被膜刺激颈丛感觉神经有关，降低功率或终止治疗即刻缓解，无须用药。

3. 发热　少见，主要是机体对微波高温的反应性发热及对坏死组织的吸收热，对症治疗即可消退。

4. 出血　甲状腺外血肿多于 1 个月内消失，穿刺及消融过程中发生甲状腺内、甲状腺周围及颈部软组织出血时，可采用局部压迫或出血点消融法进行止血。

5. 消融后颈部软组织水肿　消融区软组织肿胀于术中就开始出现，消融区局部水肿一般无须特殊处理，会在 48 小时左右明显吸收，必要时给予硫酸镁湿敷。

6. 神经损伤　较严重的并发症，原因可能为微波消融的功率过大、时间过长。在对甲状腺疾病进行射频消融治疗时，应根据肿瘤大小采用小功率（20W）、短时（150 秒）、多点多平面的治疗方式。参数调整不应超过 30W 和 180 秒。对于邻近气管和大血管的结节和肿瘤，需特别注意，可以通过液体隔离带的方式来避免严重并发症的发生。在热消融治疗过程中，声音嘶哑如发生在首次消融一侧时，应即刻终止手术。后期根据电子纤维喉镜评估结果行二次消融治疗或使用放射碘治疗。

7. 暂时性甲状腺功能亢进　少见且轻微，无须用药，一般术后 1 周出现，1 个月后检查即恢复正常。

8. 其他并发症　如穿刺部位感染、甲状腺消融部位红肿热痛，及时给予抗菌药、伤口换药，对于形成脓肿者，早日穿刺引流。

9. 甲状腺危象　甲状腺功能亢进患者要注意甲状腺危象的发生。

五、病例

（一）病例 1

患者，女性，29 岁；体检发现右侧甲状腺结节 2 个月，有明显压迫感，吞咽困难。甲状腺 B 超（2019-05-06）示：左侧甲状腺叶内 6.2cm×4.3cm×2.8cm 囊实性混合回声结节；FNAC（2019-05-21）示：良性病变（胶质结节可能）；临床症状影响生活质量。患者在充分知情同意情况下要求消融治疗（视频 9-1）。

视频 9-1
良性甲状腺结节消融

点评：患者存在与结节明显相关的自觉症状（明显压迫感），要求治疗。

(二) 病例 2

患者，女性，29 岁；体检发现右侧甲状腺结节 1 月余；甲状腺 B 超（2019-04-20）示：甲状腺右叶低回声结节伴钙化（TI-RADS 5 类）；甲状腺峡部低回声结节（TI-RADS 4a 类），患者患有特发性血小板减少性紫癜。

点评：目前，国际上各相关指南并未推荐将 RFA 作为 PTMC 的一线治疗。美国甲状腺协会和韩国甲状腺放射学会均建议，拒绝手术或无法行手术治疗的原发性甲状腺癌患者可行 RFA。（病例特点：PTMC 伴凝血功能障碍）

(三) 病例 3

患者，男性，61 岁；2018-03-01 行甲状腺全切除术 + 双侧喉返神经探查 + 中央区淋巴结清扫术；术前声音嘶哑，术中发现肿瘤侵犯喉返神经，左中央区淋巴结肿大融合固定，与食管、动脉等完全没有界限。手术减轻肿瘤负荷，改善了生活质量，提高了生存期。2018-11-05 行 ^{131}I 治疗，现发现颈部不适，1 个月前出现咯血；甲状腺彩超（2019-05-18）示：甲状腺左叶区低回声结节伴钙化（请结合临床，建议进一步检查），右侧气管旁低回声（淋巴结可见）。

点评：复发性肿瘤，手术无法切除 +^{131}I 治疗无效考虑热消融。热消融减轻肿瘤负荷减缓生长速度，提高生存期。

(四) 病例 4

患者，女性，45 岁；因“恶心 1 个月，呕吐 1 周”收入当地医院，但因高钙血症不能耐受手术，遂转入我院。入院实验室检查示：血钙 3.96mmol/L↑（参考值 2.11~2.52mmol/L），血磷 0.83mmol/L↓（0.85~1.51mmol/L），PTH 256pg/ml ↑（14.5.0~87.1pg/ml）。

甲状旁腺显像（^{99m}Tc-MIBI）示：甲状腺右叶下极组织结节伴显像剂异常浓聚（考虑为功能亢进的甲状旁腺组织）。

甲状腺超声示：甲状腺右叶下极可见一范围约 1.9cm×1.1cm 的低回声，甲状腺右叶下部后方异常回声（甲状旁腺增生可能）。

视频 9-2
右侧甲状旁腺消融术

2023-03-07 行甲状旁腺消融术（视频 9-2）。

消融术后第一天：血钙 2.3mmol/L（参考值 2.11~2.52mmol/L），血磷 0.87mmol/L（0.85~1.51mmol/L），PTH13.9pg/ml↓（14.5.0~87.1pg/ml）；

消融术后第二天：血钙 2.44mmol/L（参考值 2.11~2.52mmol/L），血磷 0.83mmol/L↓（0.85~1.51mmol/L），PTH 23.6pg/ml（14.5.0~87.1pg/ml）；

2023-03-13 拟行右侧甲状旁腺切除术。

术后第一天：血钙 2.31mmol/L（参考值 2.11~2.52mmol/L），血磷 1.06mmol/L（0.85~1.51mmol/L），PTH 59.4pg/ml（14.5.0~87.1pg/ml）；

术后病理示：右下甲状旁腺腺瘤（最大径约 1.1cm）。

点评：手术切除是症状型 PHPT 的经典治疗手段，治愈率为 95%~98%。但高钙血症为手术禁忌证，需待血钙水平维持在相对安全的范围内，且患者生命体征平稳后，才能在准确定位的基础上给予甲状旁腺切除术。微波或射频消融治疗 PHPT 作为局部麻醉下微创治疗的主要手段，可有效灭活病变的甲状旁腺结节，降低 PTH，纠正钙磷代谢紊乱，改善临床症状。对内科治疗无效且存在手术禁忌证的 PHPT 伴高钙血症患者，甲状旁腺热消融治疗是一种可选择的改善临床症状及高钙血症的治疗方式。本例患者为原发性甲状旁腺功能亢进症伴高钙血症，因患者高钙血症不能耐受手术，遂行原发性甲状旁腺消融术，待血钙正常，拟行手术。

笔者团队纳入内科治疗效果不显著且有手术禁忌证的原发性甲状旁腺功能亢进症伴高钙血症病例 11 例，在诊断高钙血症后行甲状旁腺热消融治疗，血钙降至正常范围后行开放手术治疗，并对甲状旁腺热消融后甲状旁腺激素、血钙、血磷水平的变化数据进行分析，总结实验室检查结果降至正常后的最佳手术时机，研究热消融及手术对患者及血钙血磷等实验室检查结果的影响。研究发现患者接受甲状旁腺热消融术后 6 小时血清甲状旁腺激素测值显著下降，热消融治疗前血钙水平为（3.49 ± 0.16）mmol/L，热消融治疗后血钙降至（2.39 ± 0.63）mmol/L。术后 2 天血钙降至安全范围趋于平稳。术后 1 天血清甲状旁腺激素、血钙较术前降低，血磷比术前明显升高（$P<0.01$），5 例（45.5%）患者在术后 2 天内发生低钙血症，补钙（口服和静脉）后 2 天内血钙水平恢复正常；心率较术前明显下降、精神状况明显好转，关节疼痛、骨痛及恶心呕吐等症状在术后 1 周内明显改善。因此，对内科治疗效果不显著的原发性甲状旁腺功能亢进症伴高钙血症的患者，可应用局部麻醉下热消融治疗灭活甲状旁腺肿瘤，改善高钙血症引起的症状，纠正内环境紊乱，为开放手术治疗创造条件及提供最佳时机，热消融联合开放手术治疗原发性甲状旁腺功能亢进症伴高钙血症是一种安全有效的可选择的治疗方式。

参考文献

[1] PACELLA C M，BIZZARRI G，GUGLIELMI R，et al. Thyroid tissue：US-guided percutaneous interstitial laser ablation-a feasibility study［J］. Radiology，2000，217（3）：673-677.

[2] FENG B，LIANG P，CHENG Z，et al. Ultrasound-guided percutaneous microwave ablation of benign thyroid nodules：experimental and clinical studies［J］. Eur. J. Endocrinol.，2012，166（6）：1031-1037.

[3] SANDHU A，NGUYEN D T. Forging ahead：update on radiofrequency ablation technology and techniques［J］. J Cardiovasc Electrophysiol，2020，31（1）：360-369.

[4] 陈建发，杨雪丰，陈引香，等 . 超声引导下经皮穿刺微波消融术治疗 Graves 病 30 例效果观察［J］. 广东医科大学学报，2017，35（5）：528-531.

[5] 彭晓琳，赵璐，宋牧 . 超声引导下热消融治疗甲状腺疾病的研究进展［J］. 中国微创外科杂志，2022，22（2）：170-174.

[6] 张雅，徐书杭，刘超 . 2020 欧洲甲状腺学会《影像引导下良性甲状腺结节热消融治疗临床实践指南》解读［J］. 国际内分泌代谢杂志，2022，42（1）：87-90.

[7] 中国医师协会甲状腺肿瘤消融治疗技术专家组，中国抗癌协会甲状腺癌专业委员会，中国医师协会介入医师分会超声介入专业委员会，等．甲状腺良性结节、微小癌及颈部转移性淋巴结热消融治疗专家共识(2018 版)[J]．中国肿瘤，2018，27(10)：768-773.

[8] PAPINI E，MONPEYSSEN H，FRASOLDATI A，et al. 2020 European Thyroid Association clinical practice guideline for the use of image-guided ablation in benign thyroid nodules[J]. Eur Thyroid J，2020，9(4)：172-185.

[9] 中国医师协会介入医师分会超声介入专业委员会，中国医师协会介入医师分会肿瘤消融治疗专业委员会，中国医师协会甲状腺肿瘤消融治疗技术专家组，等．原发性甲状腺功能亢进热消融治疗专家共识及操作规范(2022 年版)[J]．中华内科杂志，2022，61(5)：507-516.

[10] 陈莹，倪文婧，陈国芳，等．基于复发危险因素探讨 Graves 病治疗的新策略[J]．国际内分泌代谢杂志，2022，42(4)：260-263.

[11] ROSS D S，BURCH H B，COOPER D S，et al. 2016 American Thyroid Association guidelines for diagnosis and management of hyperthyroidism and other causes of thyrotoxicosis [J]. Thyroid，2016，26(10)：1343-1421.

[12] 许敏，赵齐羽，蒋天安．热消融在甲状腺癌治疗中的应用现状与争议[J]．中华超声影像学杂志，2021，30(11)：1007-1012.